U0245419

CLINICAL HANDBOOK
OF NEUROMEDICINE

北 京 天 坛 医 院
神经医学临床工作手册

北京天坛医院神经医学临床工作手册

脑血管病

总 主 编　赵继宗　王拥军

主　　编　王　硕　赵性泉　缪中荣

主编助理　廖晓凌　陈晓霖　罗　岗

人民卫生出版社
·北 京·

编　委 （以姓氏汉语拼音为序）

曹　勇　神经外科学中心　脑血管病 1 病区

陈　鑫　神经外科学中心　脑血管病 1 病区

陈玮琪　神经病学中心　血管神经病学科

陈晓霖　神经外科学中心　脑血管病 1 病区

邓晓峰　神经外科学中心　脑血管病 1 病区

丁则昱　神经病学中心　血管神经病学科

冯　皓　神经病学中心　血管神经病学科

高　峰　神经病学中心　介入神经病学科

龚浠平　神经病学中心　血管神经病学科

冀瑞俊　神经病学中心　血管神经病学科

姜朋军　神经外科学中心　脑血管病 1 病区

焦玉明　神经外科学中心　脑血管病 1 病区

荆　京　国家神经系统疾病临床医学研究中心

李　昊　神经外科学中心　脑血管病 2 病区

李　宁　神经病学中心　血管神经病学科

李晓青　神经病学中心　介入神经病学科

李子孝　神经病学中心　血管神经病学科

连腾宏　神经病学中心　认知障碍疾病科

廖晓凌　神经病学中心　血管神经病学科

刘　健　神经外科学中心　脑血管病 3 病区

刘慧慧　国家神经系统疾病临床医学研究中心

吕　明　神经外科学中心　脑血管病 3 病区

罗　岗　神经病学中心　介入神经病学科

马　宁　神经病学中心　介入神经病学科

缪中荣　神经病学中心　介入神经病学科

莫大鹏　神经病学中心　介入神经病学科

曲　辉　神经病学中心　血管神经病学科

隋滨滨　国家神经系统疾病临床医学研究中心

王　昊　神经外科学中心　脑血管病 1 病区

王　硕　神经外科学中心　脑血管病 1 病区

王文娟　神经病学中心　血管神经病学科

王伊龙　神经病学中心　血管神经病学科

吴　俊　神经外科学中心　脑血管病 1 病区

杨新建　神经外科学中心　脑血管病 3 病区

于　洮　神经外科学中心　脑血管病 2 病区

张　东　神经外科学中心　脑血管病 2 病区

张　谦　神经外科学中心　脑血管病 2 病区

张　岩　神经外科学中心　脑血管病 2 病区

张义森　神经外科学中心　脑血管病 3 病区

赵性泉　神经病学中心　血管神经病学科

编写秘书　李　宁

编委单位　首都医科大学附属北京天坛医院

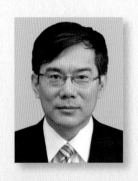

王 硕 首都医科大学神经外科学院副院长，主任医师、教授，博士研究生导师。中华医学会神经外科学分会主任委员，中国卒中学会脑血管病外科分会主任委员，国家神经系统疾病临床医学研究中心 PI。主要从事脑血管疾病及颅内肿瘤的外科治疗和研究工作，率先在国内建立比较完善的微创神经外科技术平台；同时还从事一系列脑血管病发病机制的研究，包括颅内动脉瘤的形成和破裂机制、脑血管畸形的分子病理学研究。以第一或通信作者身份发表 SCI 论文共 130 余篇，累计影响因子达 600 余分。先后主持和完成多项国家"十三五"重点研发计划、国家"十二五"支撑计划、国家自然科学基金、北京市科委重点项目。现主持 1 项国家自然科学基金项目、1 项"十四五"国家重点研发计划——"常见多发病防治"项目和 1 项"太湖人才计划"的"顶尖专家团队"项目。获国家科学技术进步奖二等奖 3 项，省部级科学技术进步奖 9 项。先后获得"北京市跨世纪优秀人才""北京市'十百千'计划人才""卫生部有突出贡献中青年专家""'卫生部抗生素临床合理应用全国普及计划'核心专家""卫生部人才中心全国领域专家"等荣誉称号，以及吴阶平医学研究奖 - 保罗·杨森药学研究奖，并于 2011 年获国务院政府特殊津贴。

赵性泉　首都医科大学附属北京天坛医院神经病学中心主任，主任医师、教授、博士研究生导师。中华医学会神经病学分会秘书长、中国医师协会神经内科眩晕专业委员会主任委员，中国卒中学会卒中与眩晕分会主任委员，国家卫生健康委脑卒中防治专家委员会出血性卒中内科专业委员会主任委员，北京医学会神经病学分会副主任委员，北京脑血管病防治协会副会长兼秘书长。长期致力于脑血管病、眩晕、神经重症、社区流行病学等领域的研究，以第一或通信作者发表 SCI 论文的累计影响因子达 800 余分。承担参与并组织诸多科研工作，包括"十一五""十二五""十三五"国家重点专项，以及中国医学科学院医药协同科技创新研究、国家自然科学基金、北京市医院管理局"使命""登峰"人才计划等课题。获得专利 7 项，荣获国家科学技术进步奖二等奖 2 项，省部级科学技术进步奖 7 项。先后获得"北京学者""北京市卫生系统高层次卫生技术人才学科骨干""学科带头人"荣誉称号；入选"国家百千万人才工程"，并获得"有突出贡献中青年专家"等荣誉称号；获国务院政府特殊津贴。

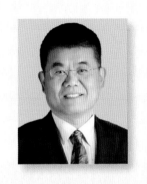

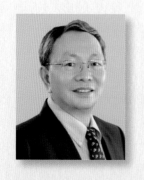

　　缪中荣　首都医科大学附属北京天坛医院神经病学中心副主任，介入神经病学科主任，中国卒中学会常务理事，中国卒中学会神经介入分会主任委员，中国医师协会神经介入专业委员会副主任委员，中国科学技术协会全国神经介入脑血管病介入治疗学首席科学传播专家。从事缺血性脑血管病血管内治疗的临床工作，迄今为止累计完成缺血性脑血管病血管内治疗手术 5 000 余例。为全国各地培养神经介入专业人才 500 余人。主持并完成国家重点研发计划"重大慢性非传染性疾病防控研究"——"急性缺血性卒中再灌注治疗关键技术与流程改进研究（Endovascular Treatment Key Technique and Emergency Work Flow Improvement of Acute Ischemic Stroke，ANGEL-ACT）"，该研究填补了我国取栓真实世界研究空白，共转化出 16 篇高质量急诊取栓 SCI 论文；主持北京市科技计划"绿色通道"专项——"北京市卒中院前院内一体化协同救治系统示范建设"项目。组织编写多部专家共识及指南。在 *Lancet*、*NEJM* 等期刊以第一作者或通信作者发表学术论著 300 余篇，累计影响因子 630 分。

丛书序言

2023 年 5 月，国家卫生健康委、国家中医药管理局联合印发《改善就医感受提升患者体验主题活动方案（2023—2025 年）》，要求进一步解决人民群众看病就医的急难愁盼问题，改善全过程的就医感受，保障人民群众享有公立医院高质量发展成果。其中，神经医学作为诊治发生在中枢、周围和植物神经系统，表现为感觉、运动、意识、植物神经功能障碍等疾病的学科，其诊疗模式与诊疗技术都得到了迅猛的发展，与人民群众的健康息息相关。神经医学相关临床科室主要包括神经内科和神经外科，主要诊治涉及神经系统（脑、脊髓和周围神经）及其附属机构（颅骨、脑膜、脑血管等）的损伤、炎症、肿瘤、畸形和某些功能紊乱疾患（如神经痛、癫痫等）的各类疾病，以及研究与病因、病理、症状、诊断与防治相关的各项理论和技术。

首都医科大学附属北京天坛医院是一所以神经外科为先导，以神经科学集群为特色，集医、教、研、防为一体的三级甲等综合医院，是亚洲神经外科临床、科研、教学基地，设立国家神经系统疾病临床医学研究中心等机构，是中国临床神经医学的引领者。在以患者为中心的服务理念的指导下，北京天坛医院打破原有的同一神经疾病分别在神经内科和神经外科诊治的状况，建立以神经系统疾病为中心的联合诊疗模式，整体提升医疗服务的舒适化、智慧化、数字化水平。

为了积极响应国家政策的导向、满足人民群众就医的需求和顺应神经医学的发展，北京天坛医院充分发挥在神经疾病联合诊疗领域的丰富经验以及居国内领先地位的各项诊疗技术水平的优势，举全院之力，组织神经内、外科一线专家联合撰写《北京天坛医院神经医学临床工作手册》系列丛书，以期充分体现目前国际推行的疾病新诊疗理念，展示北京天坛医院对神经系统疾病真实的诊治流程及诊治水平。

本系列丛书作为一套神经科的工具书，内容突出实用，撰写框架符合临床诊疗流程及习惯，贴近临床、实用性强，对临床实践的诊疗指导性强，相信对我国的神经内、外科临床医师全面掌握各种神经系统疾病的临床表现、诊断方法，以及治疗措施大有裨益。同时，希望本系列丛书能够对推进建立神经系统疾病为中心的联合诊疗模式发挥作用，改进诊疗流程，减少不必要的多次门诊就诊，提升患者门诊就诊的体验。

中国科学院　院士

国家神经系统疾病临床医学研究中心　主任

2023 年 9 月

丛书总前言

近年来，随着医学研究的进步与临床实践工作的发展，完全传统依靠单一学科的诊疗方式已无法满足许多疾病的临床需求，打破原有的同一疾病内外科分别治疗的现状，针对一个系统疾病，相关内外科（包括介入等）共同协作治疗的联合诊疗模式已越来越成为一种医疗趋势。神经系统疾病亦是如此，如脑血管病、癫痫、帕金森病等都越来越需要神经内外科的综合协作诊疗，发挥各自的优势，协同互补。因此，能够体现"联合诊疗"这一理念的神经医学临床工作手册具有重要的指导价值。

首都医科大学附属北京天坛医院的神经医学临床工作在国内一直稳居领先地位。神经外科中心是国内规模最大、亚专科最齐全的神经外科临床诊疗、教学和科学研究中心，涵盖所有神经外科亚专科，包含脑血管病（开放及介入手术）、儿童神经外科、颅脑创伤、脊髓脊柱、颅内肿瘤、颅底脑干、颅内外沟通肿瘤、功能神经外科、神经内镜、周围神经外科、意识障碍等。神经病学中心是全国规模最大、学科建设最为齐全的神经内科学科之一，包括血管神经病学科、神经重症医学科、介入神经病学科、运动障碍性疾病科、认知障碍性疾病科、神经感染与免疫疾病科、神经肌肉病学科、癫痫科、头痛科九个亚专科。在神经系统疾病的联合诊疗领域，北京天坛医院具有丰富且处于国内领先水平的临床经验和工作基础。

在此背景下，我们组织了北京天坛医院神经内外科等专业的专家联合撰写了《北京天坛医院神经医学临床工作手册》丛书，希望能够突出北京天坛医院特色、反映北京天坛医院对神经系统疾病真实的诊治流程及诊治水平。本套丛书内容紧扣目前国际推行的疾病新诊疗理念撰写框架，同时注意符合临床诊疗流程及习惯，突出实用性，旨在对临床医生提供真正的帮助。本套丛书计划分为以下12个分册：脑血管病、脑肿瘤、运动障碍疾病、癫痫疾病、神经系统感染和自身免疫性疾病、脊髓脊柱疾病、周围神经及肌肉疾病、颅脑创伤、认知障碍性疾病、小儿神经系统疾病、头痛头晕和神经心理性疾病、神经心脏疾病，陆续出版。

希望本套丛书对全国从事神经医学相关临床工作的同道起到良好的参考指导作用，推动神经医学诊疗工作的进步。

首都医科大学附属北京天坛医院　院长

2023 年 9 月 20 日

脑血管病是神经系统疾病领域最常见的疾病，具有高发病率、高致残率、高复发率和高死亡率等特点。近些年来，脑血管病的诊治飞速发展，如静脉溶栓的广泛推广和动脉取栓技术的逐步普及，已经造福了千百万脑梗死患者；脑血管病介入的各种新材料和新技术层出不穷，介入适应证不断拓宽和改进；复合手术的出现为多种复杂疑难脑血管病的治疗提供了新的思路，极大地提高了手术成功率和手术效率。

脑血管病专业是北京天坛医院神经内外科（含介入专业）的传统优势专业，无论是脑血管病的临床、科研还是教学，都稳居国际一流和国内领先位置。目前神经外科学中心和神经病学中心共有神经外科脑血管病病区（含神经介入，含 3 个病区）、血管神经病学科病区（含 3 个病区）和介入神经病学科病区等共 7 个脑血管病专业病区，另外神经内外科急诊、神经重症病区等也同时收治许多急重脑血管病患者。北京天坛医院收治脑血管病患者的总数量、脑血管病种的丰富性、脑血管病例的疑难危重程度等，在国内均为领先地位。

与此同时，北京天坛医院一直非常重视脑血管病领域的神经内外科（包括介入）的共同协作及联合诊疗，已先后成立了各种形式的联合协作模式，如脑血管病联合中心建设、缺血性卒中绿色通道共建、蛛网膜下腔出血绿色通道共建、脑出血绿色通道共建、脑血管病复合手术开展、脑血管病联合门诊会诊、病房疑难危重脑血管病会商等，积累了丰富的脑血管病联合诊治经验，并通过不断地改进与提高，极大地促进了北京天坛医院脑血管病诊疗水平。

　　《脑血管病》为《北京天坛医院神经医学临床工作手册》系列丛书的分册之一，遵循本套丛书的总体指导原则，由北京天坛医院神经内外科（包括神经介入）脑血管病专业各病区联合撰写，主笔各章节的均为各病区临床经验丰富的骨干医师。内容及风格均力求尽量贴近临床，实用性强，反映天坛医院的真实诊治流程及诊治经验。考虑到本书的受众读者可能包括神经内科、神经外科、介入科、脑血管病科、全科、中医脑病科等各类专业医生等，同时在临床实践中，脑血管病患者也可能就诊于各类专业科室，因此本丛书的病种编排兼顾了神经内外科（包括介入）的病种分类和临床实践指导需求。对于以收治神经内科为主的脑血管病种（如脑梗死、静脉窦血栓形成等），以神内脑血管专业医生为主导，联合神经外科和介入共同撰写；而以收治神经外科或介入为主的脑血管病种（如脑动脉瘤、脑血管畸形等），则以神外或介入脑血管专业医生为主导，联合神经内科共同撰写。各章的撰写尽量遵循统一框架，注意合理结合神经内外科（包括介入）对该病种的诊治流程和经验。涉及交叉部分的不同章节，尽量安排了由相同人员负责，便于协调相关内容，避免重复或遗漏。

　　本书是由天坛医院神经外科中心和神经病学中心脑血管病专业各病区多位临床医生共同努力完成的，在此一并致谢。同时也特别感谢廖晓凌、陈晓霖和罗岗三位主任在编排设计、分工撰写、组织协调等方面做了大量工作，李宁博士承担了联络、排版等秘书工作，为本手册的顺利出版付出良多。我们期待此书既能够成为各级医院从事脑血管病诊治的医师们临床工作有益的指导手册，促进脑血管病的诊治水平。

目前，市面上缺乏类似的神经内外科（包括介入）专家共同撰写的脑血管病联合诊治指导书籍，本书也是在努力探索最贴近临床、最有指导实用性的内容编排和撰写方式，在编写中难免有不当和疏漏之处，也希望读者给予批评和指正，协助我们不断提高。

2023 年 9 月

目 录

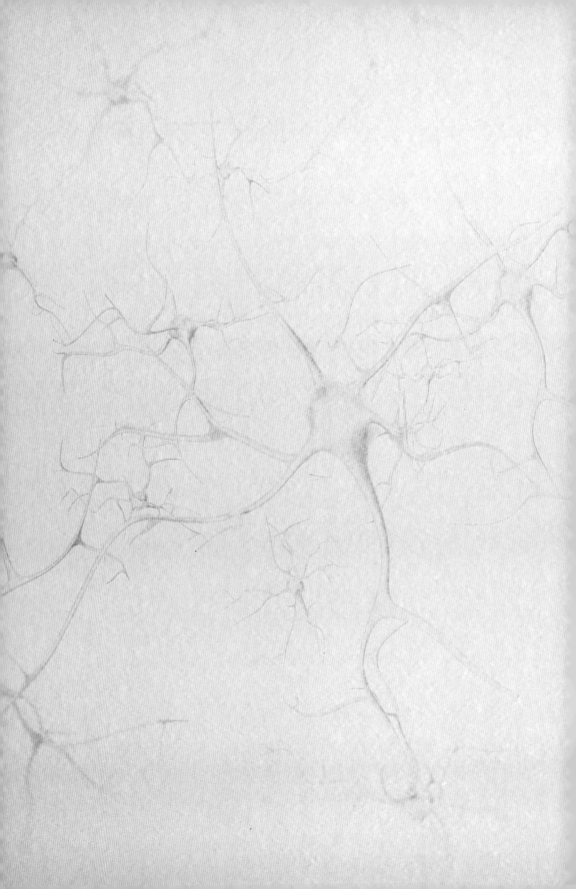

第一章

急性缺血性卒中

1

【概述】

（一）定义与流行病学

急性缺血性卒中又称为脑梗死，是指因脑部血液循环障碍，缺血、缺氧所致的局限性脑组织缺血性坏死。一般多发生于中老年人，多数患者病前有卒中危险因素，比如高血压、糖尿病、血脂异常、吸烟和酗酒等。我国年龄标化的卒中患病率、发病率和死亡率分别为 1 114.8/10 万、246.8/10 万和 114.8/10 万，其中缺血性卒中的患病率和发病率分别占卒中总体的 69.6% 和 77.8%。我国住院急性缺血性脑卒中患者发病后 1 年病死率为 14.4%~15.4%，致残率为 33.4%~33.8%。

（二）病因与发病机制

急性缺血性卒中的病因与发病机制分型对患者的急性期治疗、二级预防，以及卒中相关研究如临床试验、流行病学和基因学研究都至关重要。目前，在国内外临床试验和临床实践中应用最为广泛的卒中分型系统是急性卒中治疗低分子肝素试验（Trial of ORG 10172 in Acute Stroke Treatment，TOAST）分型，其将缺血性卒中的病因分为：大动脉粥样硬化性、心源性栓塞、小动脉闭塞（腔隙性脑梗死）、其他已知病因及不明原因。其后，在 TOAST 分型基础上，又对大动脉粥样硬化性和小动脉闭塞的诊断标准进行了部分改良和优化，提出了 SSS-TOAST 和韩国改良 TOAST 分型。另外，还有动脉粥样硬化 - 小血管疾病 - 心脏来源 - 其他原因（atherosclerosis-small vessel disease-cardiac source-other cause，A-S-C-O）分型，更适合于二级预防、临床试验及基因相关研究，但操作较为烦琐。

但是，上述所有分型均忽视了穿支动脉粥样硬化疾病，也均未再将大动脉粥样硬化所致缺血性卒中的病理生理机制进一步分类。2011 年，王拥军教授团队提出了中国缺血性卒中亚型（Chinese ischemic stroke subclassification，CISS）分型，针对上述问题进行了进一步改良。CISS 分型在病因诊断中将主动脉弓粥样硬化归类到大动脉粥样硬化，将粥样硬化病变引入到穿支动脉的病因诊断中。另外，将大动脉粥样硬化性梗死的发病机制区分为载体动脉斑块或血栓阻塞穿支、动脉到动脉栓塞或低灌注/栓子清除下降及混合型。上述改良不仅使卒中分型更加符合真正的病理改变，更有利于临床实践，也能通过分型加深对卒中病理生理机制的理解。CISS 分型是目前北京天坛医院神经病学中心在临床实践中最常使用的卒中分型。CISS 分型示意图见图 1-1。

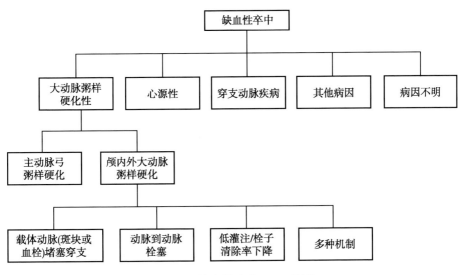

图 1-1　缺血性卒中 CISS 分型

【临床表现】

缺血性卒中的临床表现多种多样，主要取决于梗死灶的受累区域、具体部位和大小等，大多数表现为急性起病、突发局灶性神经功能缺损的症状和体征，比如口角歪斜、偏瘫、偏身感觉障碍、偏盲等，也可以出现言语功能障碍。有些患者可以出现头晕、平衡障碍和共济失调等，一部分患者可以出现头痛、恶心、呕吐、意识障碍等全脑症状。

【辅助检查】

（一）脑组织检查

1. 头颅 CT 平扫　卒中发病初期头颅 CT 扫描的重要性首先在于排除脑出血，其次为明确有无新发责任梗死病灶，再次也可提供一些其他脑部相关重要信息，如是否有占位性病变、脑萎缩、软化灶、白质病变情况等。另外，CT平扫也可以提供一些粗略的颅内大血管信息，如大脑中动脉致密征情况、基底动脉扩张情况等。

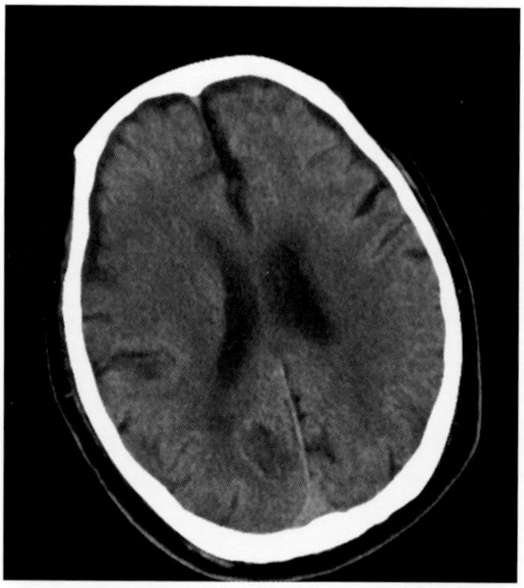

在脑梗死的早期（24小时内），新发梗死病灶在CT平扫上多不显示，可以出现一些早期征象，调整窗宽窗位也可以协助早期判断梗死情况，见图1-2。发病24~28小时后，梗死区呈明显低密度改变，见图1-3。发病2周左右，脑梗死病灶处因水肿减轻和吞噬细胞浸润可与周围正常组织等密度，CT上难以分辨，称为模糊效应期，见图1-4。

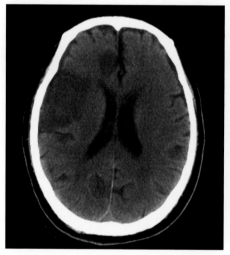

图1-2 CT示右侧额叶、岛叶急性期脑梗死（发病24小时内）

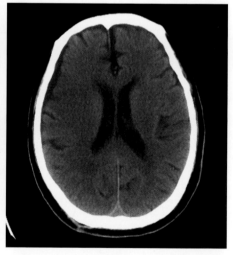

图1-3 CT示右侧额叶、岛叶急性期脑梗死（发病5天）

图1-4 CT示右侧额叶、岛叶亚急性期脑梗死（发病2周）

2. 头颅 MRI 包括多种成像序列，在明确新发梗死、除外非梗死病变方面头颅 MRI 均较 CT 有明显优势，另外，MRI 还可更好地了解白质病变、微出血情况等。

急性梗死表现为 DWI 高信号、ADC 低信号、T_1WI 低信号、T_2WI 高信号、FLAIR 高信号。一般缺血性卒中发病 0.5 小时左右，DWI 即可显示新发梗死病灶，而 FLAIR 和 T_2WI 需要在发病 4.5~6 小时左右才能显示新发梗死病灶。脑梗死超急性期（0~6 小时）的 MRI 表现见图 1-5，急性期（6 小时~3 天）的 MRI 表现见图 1-6，亚急性期（3 天~3 周）的 MRI 表现见图 1-7，慢性期（3 周以后）MRI 表现见图 1-8。

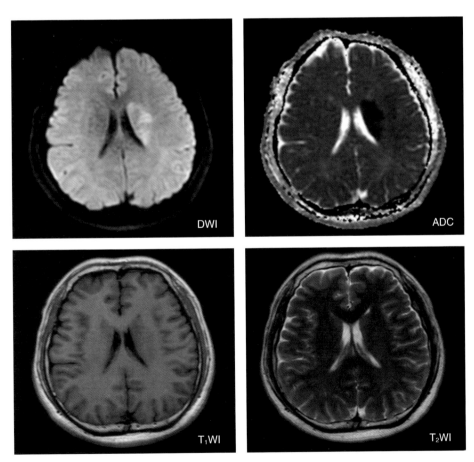

图 1-5 MRI 示超急性期脑梗死（发病 0~6 小时）

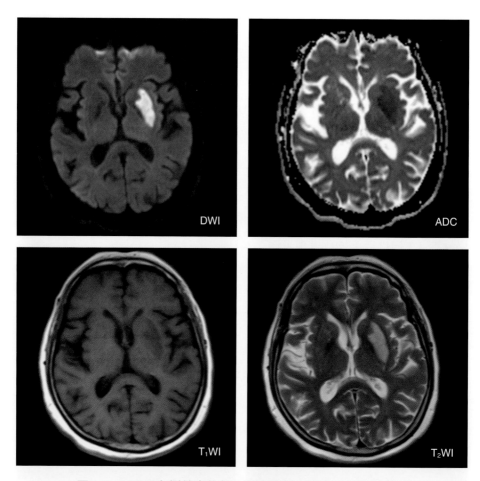

图 1-6　MRI 示左侧基底节急性期脑梗死（发病 6 小时 ~3 天）

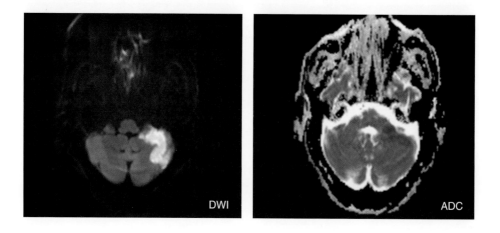

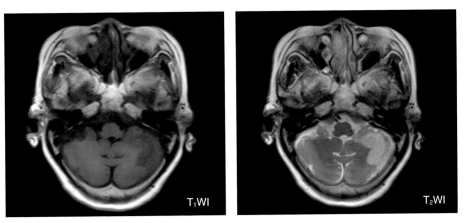

图 1-7　MRI 示左侧小脑亚急性期脑梗死（发病 3 天 ~3 周）

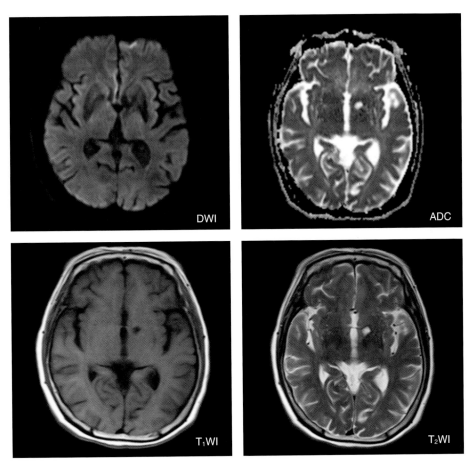

图 1-8　MRI 示左侧基底节慢性期脑梗死（发病 3 周以后）

SWI 和 T$_2$*WI（GRE）可以观察颅内出血情况（尤其有助于微出血评价），SWI 观察微出血情况较 T$_2$*WI 更为敏感，见图 1-9。

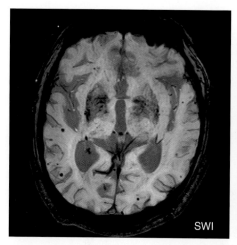
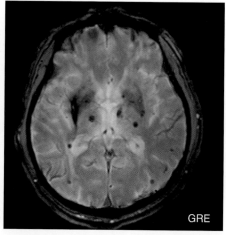

图 1-9　SWI 与 GRE 显示多发微出血（非同一患者）

（二）脑血管检查

1. 计算机体层血管成像（CTA）　包括颅内 CTA 和主动脉弓上 CTA，也有一站式全脑 CTA（同时显示颅内外及弓上各血管），可以用于评价颅内外大动脉的狭窄、闭塞和其他血管病变情况，可以同时显示血管腔内、腔外和血管管壁病变。

2. 磁共振血管成像（MRA）　包括常规 MRA 和对比增强 MRA（contrast enhancement MRA，CE-MRA），可以评价颅内外大动脉的狭窄、闭塞和其他血管病变情况。常规 MRA 优点为无创、方便，缺点为可能出现狭窄假象及夸大狭窄程度。CE-MRA 对于血管的显示更为可靠，但需要注射对比剂。

3. 经颅多普勒超声（TCD）　包括常规 TCD、TCD 发泡试验和 TCD 微栓子监测，主要用于诊断颅内动脉狭窄或闭塞性病变、评估颅内侧支循环开放情况、筛查心脏右向左分流、监测脑循环微栓子等。

4. 颈部血管超声　包括常规颈部血管超声和超声造影。可以利用二维超声来评价颈部动脉（包括双侧颈总动脉、颈内动脉、颈外动脉、椎动脉和锁骨下动脉）的管壁内中膜是否增厚、有无斑块形成、斑块的部位大小、是否有血管狭窄及闭塞等，还可以对检测动脉的血流动力学进行评估。超声造影可以协助评价斑块易损性等。

5. 数字减影血管造影（DSA） 可以显示颅内外大动脉的狭窄、闭塞和其他血管病变情况，可以从不同方位对血管病变进行形态和血流动力学的观察，还可以显示侧支循环情况及静脉系统情况。DSA 是血管评价的金标准，但为有创操作，且费用相对较高，一般用于介入治疗和少数需要进一步明确最终诊断的情况。

6. 高分辨 MRI 可以更清晰地显示血管壁，对管壁病变的成分和性质进行更好地分析，有助于评价管壁是否有斑块、斑块的易损性、是否有动脉夹层、血管炎等。

（三）脑灌注检查

1. CT 灌注成像（CTP） 需要注射对比剂，可以协助早期显示脑缺血病灶、评价缺血半暗带，还可以评价非梗死区域的脑组织灌注状态。

2. MR 灌注成像 包括磁共振灌注加权成像（magnetic resonance perfusion-weighted imaging，MR-PWI）和动脉自旋标记（arterial spin label，ASL）。PWI 需要注射对比剂，ASL 无须注射对比剂。MR 灌注成像可以协助早期显示脑缺血病灶、评价缺血半暗带，还可以评价非梗死区域的脑组织灌注状态。

CTP 和 PWI 在脑梗死超急性期和急性期最重要的应用是指导再灌注治疗，两者均主要包括 4 个参数，分别为对比剂平均通过时间（mean transit time，MTT）、对比剂峰值时间（time to peak，TTP）、脑血容量（cerebral blood volume，CBV）和脑血流量（cerebral blood flow，CBF）。一般梗死核心以 CBF<30% 或 DWI 定义，而低灌注范围以 CTP 或 PWI 的 T_{max}>6 定义。低灌注体积 / 梗死核心体积比 ≥1.2，且绝对差值 >10ml，定义为仍有缺血半暗带，如图 1-10 和图 1-11。

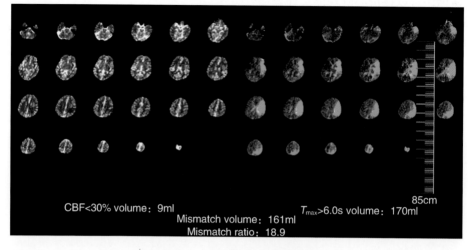

图 1-10　CTP 显示半暗带情况

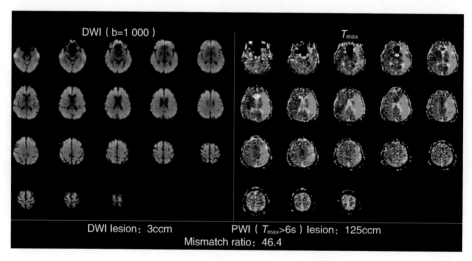

图 1-11　PWI 联合 DWI 显示半暗带情况

（四）心脏检查

1. 心脏超声　包括经胸心脏超声和经食管心脏超声。缺血性卒中患者心脏超声检查的目的首选是评价心脏是否有导致栓子产生或形成异常通路的结构异常，如瓣膜病、心房扩大、心脏肿瘤、心肌梗死所致的室壁运动异常、卵圆孔未闭等；其次，心脏超声可以评价有无心腔内血栓；再次，心脏超声还可以评价心脏功能，如射血分数等。同经胸心脏超声相比，经食管超声对明确是否有左心耳血栓、卵圆孔未闭或房间隔动脉瘤等病变更有优势。

2. 心电图及心电监测　最主要的目的是评价心脏节律，如是否有心房颤动（房颤）、阵发性室上性心动过速、心房扑动等，其中房颤是心源性栓塞最常见的原因。心电监测包括动态心电图、心电监护仪或其他便携式心电监测设备。

（五）卒中相关危险因素及病因评价实验室检查

包括危险因素评价和特殊病因评价，前者包括血糖、血脂、血浆同型半胱氨酸等，后者一般针对青年卒中患者或缺乏常见危险因素患者，包括免疫全项、心磷脂抗体、肿瘤标志物等。

（六）基因检测

包括单基因遗传性脑血管病筛查检测和药物基因组学检测（包括抗血小板药物、抗凝药物、他汀类药物等）等。患者年龄 <55 岁、血管危险因素较少（<3 个）、完善常规检查后仍病因不明，或有阳性家族史，或有单基因脑血管病特异性临床表征，均可完善单基因脑血管病检测 Panel 协助诊断，必要时可完善全外显子或全基因扫描检测。

【诊断与鉴别诊断】

急性缺血性卒中的诊断包括定位诊断和定性诊断，总的原则：定位为定性服务，定性为治疗服务。

（一）定位诊断

急性缺血性卒中的定位诊断分两步，先定位责任病灶，再定位责任血管。

1. 病灶定位　根据患者的症状、体征及辅助检查结果情况进行综合定位。

（1）临床定位：根据患者的症状、体征异常表现，结合神经解剖结构知识，推断其病灶部位。常用的定位方式如下。

1）"十字交叉"定位法：指根据纵向传导通路受损定位＋横向层面特征

性受损表现定位，定出最可能的交叉部位，推断为病灶部位。如根据"右侧偏身肢体力弱，右侧巴宾斯基征阳性，右侧腱反射活跃"纵向定位左侧皮质脊髓束受累，根据"延髓麻痹症状"横向定位于延髓层面受累，两者交叉定位于延髓，则推断病灶定位于延髓。

2）临床综合征定位法：根据一些学者已总结过的经典综合征表现直接定位于特定部位。如患者临床症状表现为眩晕、吞咽困难、构音障碍，左侧肢体运动欠协调，查体示眼震、左侧眼裂变小、左侧面部无汗、左侧软腭低垂、咽反射消失，左侧肢体共济失调及交叉性感觉障碍，符合延髓背外侧综合征表现，则病灶可直接定位为左侧延髓背外侧。

（2）辅助检查定位：在卒中患者，最重要的辅助检查是头颅影像，如果患者的头颅 CT 或 MRI 检查已显示相应梗死病灶，则可以根据影像所示定位病灶部位。

（3）综合定位：根据临床定位及影像定位结果，得出最终综合病灶定位。

2. 责任血管定位　完成传统神经系统疾病病灶定位后，对于缺血性卒中，应进一步完成责任血管定位，即根据第一步定位所示的病灶部位，分析病灶所在部位属于哪支或哪些动脉供血。

（1）初级要求：定位到血管系统，即定位到颈内动脉系统（含侧别）或椎 - 基底动脉。

（2）中级要求：定位到具体主干大分支动脉，如大脑中动脉、大脑前动脉、椎动脉等。

（3）高级要求：定位到更细一级别分支，如豆纹动脉、脑桥旁中央支动脉、小脑后下动脉等。

进行责任血管定位有助于我们进一步分析卒中的病因、发病机制及指导后续治疗。如同样是多发梗死，考虑为栓塞性病灶，若病灶位于同一血管区域，尤其局限于某一分支区域，则考虑动脉源性栓塞可能性大；若位于多血管区域，尤其多血管系统区域同时受累，则考虑为心源性栓塞或主动脉弓源性栓塞的可能性大。

3. 定位注意事项　定位应评估所有可获得的症状、体征及辅助检查信息，病程中出现过的症状、体征均可作为定位依据，并非只限于在接诊查体时仍为阳性的症状体征。另外，要注意区分哪些是新发的异常，哪些是既往疾病遗留的异常。完整定位应是先对所有异常均进行定位，然后分析出哪些是新发异常，根据新发异常的定位进一步推断新发疾病。

（二）定性诊断

急性缺血性卒中的定性诊断分三步。

1. 定疾病　根据患者的临床表现、辅助检查结果等推测患者最可能的疾病。急性缺血性卒中的三个主要特征为：急性起病、局灶性症状体征、梗死区域符合血管区分布特点。大部分急性缺血性卒中患者是符合这几个特点的，若患者为非急性起病、无局灶性症状体征表现（如仅有头晕），或病灶为跨血管区域分布，我们需要警惕患者到底是否为急性缺血性卒中，应注意与其他疾病的鉴别诊断。

2. 定病因　根据患者的临床表现、辅助检查结果等推测患者本次卒中的最可能病因，注意事项如下。

（1）分析和推测病因首先要"有的放矢"，即要先了解卒中病因分型都有哪些、进行病因分型使用的分型系统（如是按照 TOAST 分型还是 CISS 分型）、该病因分型所包括的病因（如大动脉粥样硬化性、心源性栓塞等）。避免一些不准确或已淘汰的病因表述，如"动脉粥样硬化性"（应为"大动脉粥样硬化性"，一字之差，含义不同）、脑血栓形成、脑血管痉挛等。

（2）分析和推测病因要"有理有据"，即按规范的诊断标准去分析（参见前文中病因和发病机制部分）。分析病因的最核心依据为：梗死灶的部位、分布及大小；颅内大血管情况（尤其载体动脉或近端动脉情况）、重要的卒中高危因素情况（如房颤、近期心肌梗死、烟雾病、颈部暴力按摩史等）。常见卒中危险因素或动脉粥样硬化危险因素，如高龄、高血压、糖尿病等，

13

以及起病情况、发病诱因等可作为辅助参考依据。诊断所需的信息最主要是来自相关辅助检查，在临床工作中如何合理选择及评价，可参考上文"辅助检查"部分。

3. 定发病机制　分析发病机制同分析病因类似，也应注意"有的放矢"和"有理有据"。分析发病机制的最核心依据为：梗死灶的部位、分布及大小；颅内大血管情况（尤其载体动脉或近端动脉情况）；发病诱因或病情起病及发展演变情况，如有过度降压或容量不足诱因，低灌注性可能大，症状波动进展为穿支病变可能性大。

缺血性卒中病因和发病机制诊断可参考 CISS 诊断体系，参见表 1-1。

表 1-1　缺血性卒中 CISS 分型诊断标准

该标准体系的分型过程分为两步：第一步将病因分为 5 种类型，第二步对颅内外大动脉粥样硬化性脑梗死的发病机制进行分型

第一步：病因分型

1. 大动脉粥样硬化（LAA）

在 CISS 分型中，大动脉粥样硬化（LAA）包括主动脉弓和颅内外大动脉粥样硬化

（1）主动脉弓粥样硬化

A. 急性多发梗死病灶，特别是累及双侧前循环和 / 或前后循环同时受累

B. 没有与之相对应的颅内或颅外大动脉粥样硬化性病变（易损斑块或狭窄 >50%）的证据

C. 没有心源性卒中（CS）潜在病因的证据

D. 没有可以引起急性多发梗死灶的其他病因如血管炎、凝血异常及肿瘤性栓塞的证据

E. 存在潜在病因的主动脉弓动脉粥样硬化证据：经 HR-MRI/MRA 和 / 或经食管超声（TEE）证实的主动脉弓斑块 24mm 和 / 或表面有血栓

（2）颅内外大动脉粥样硬化

A. 无论何种类型梗死灶（除外了穿支动脉区孤立梗死灶），有相应颅内或颅外大动脉粥样硬化证据易损斑块或狭窄 >50%

B. 对于穿支动脉区孤立梗死灶类型，以下情形也归到此类：其载体动脉有粥样硬化斑块（HR-MRI 证实），或任何程度的粥样硬化性狭窄 TCD、MRA、CTA 或 DSA 证实

C. 须排除心源性卒中

D. 排除其他可能的病因

2. **心源性卒中（CS）**

A. 急性多发梗死灶，特别是累及双侧前循环或前后循环共存的、在时间上很接近的，包括皮质在内的梗死灶

B. 无相应颅内外大动脉粥样硬化证据

C. 不存在能引起急性多发梗死灶的其他原因，如血管炎、凝血系统疾病、肿瘤性栓塞等

D. 有心源性卒中证据

E. 如果排除了主动脉弓粥样硬化，为肯定的心源性，如果不能排除，则考虑为可能的心源性

　　心源性卒中的潜在病因包括二尖瓣狭窄、心脏瓣膜置换、既往 4 周内的心肌梗死、左心室附壁血栓、左心室室壁瘤、任何有记录的永久性或阵发性房颤或心房扑动、伴有或不伴有超声自发显影或左心房栓子、病态窦房结综合征、扩张型心肌病、射血分数 <35%、心内膜炎、心内肿物、伴有原位血栓的卵圆孔未闭（PFO）、在脑梗死发生之前伴有肺栓塞或深静血栓形成的 PFO

3. **穿支动脉疾病（PAD）**

由于穿支动脉口粥样硬化或小动脉纤维玻璃样变所导致的急性穿支动脉区孤立梗死灶称为穿支动脉疾病。

A. 与临床症状相吻合的发生在穿支动脉区的急性孤立梗死灶，不考虑梗死灶大小

B. 载体动脉无粥样硬化斑块（HR-MRI）或任何程度狭窄（TCD、MRA、CTA 或 DSA）

C. 同侧近端颅内或颅外动脉有易损斑块或 >50% 的狭窄（孤立穿支动脉急性梗死灶归类到不明原因多病因）

D. 有心源性栓塞证据的孤立穿支动脉区梗死灶归类到不明原因（多病因）

E. 排除了其他病因

4. **其他病因（OE）**

存在其他特殊疾病（如血管相关性疾病、感染性疾病、遗传性疾病、血液系统疾病、血管炎等）的证据，这些疾病与本次卒中相关，且可通过血液学检查、脑脊液（CSF）检查及血管影像学检查证实，同时排除了大动脉粥样硬化或心源性卒中的可能性

5. 病因不确定（UE）

A. 未发现能解释本次缺血性卒中的病因

B. 多病因：发现两种以上病因，但难以确定哪一种与该次卒中有关

C. 无确定病因：未发现确定的病因，或有可疑病因但证据不够强，除非做更深入的检查

第二步：发病机制分型

进一步对颅内外大动脉粥样硬化所致缺血性卒中的潜在发病机制进行分类：

1. 载体动脉（斑块或血栓）阻塞穿支动脉

穿支动脉分布区的急性孤立梗死灶，载体动脉存在斑块或任何程度狭窄的证据。例如发生在基底节区的急性孤立梗死灶，在同侧大脑中动脉（MCA）分布区不存在其他急性梗死病灶；或者在脑桥发生的急性孤立梗死灶，而在基底动脉供血区内不存在其他急性梗死病灶。该急性孤立梗死灶推断是由载体动脉的斑块突出后堵塞了穿支动脉的血流所致

2. 动脉 - 动脉栓塞

影像学上显示在粥样硬化的颅内外大动脉分布区内皮质的小梗死灶或单发的区域性梗死灶。在该病变血管分布区内不存在与之相关的分水岭区梗死。如果病灶为多发，或者虽为单一梗死病灶但在 TCD 上发现微栓子信号，则该诊断可以明确。但是，即使皮质梗死病灶为单发或者虽有流域性梗死但 TCD 未发现微栓子信号也可以诊断动脉 - 动脉栓塞

3. 低灌注 / 栓子清除下降

此类机制的梗死病灶仅位于分水岭区。在病变血管分布区内没有急性皮质梗死灶或区域性梗死灶。与临床症状相对应的颅内或颅外血管狭窄程度通常 >70%，伴有或不伴有低灌注或侧支代偿不好的证据

4. 混合机制

上述 2 种或 2 种以上机制同时存在

（三）鉴别诊断

急性缺血性卒中的鉴别诊断分三个层次进行鉴别。

1. 疾病鉴别　大部分时候，急性缺血性卒中的疾病定性相对比较简单明确，但有时也会混淆或诊断不清，若存在患者表现不典型，或影像未显示病灶，或影像所示病灶不符合血管区分布特点等情况，应注意进行疾病鉴

别，避免过度使用急性缺血性卒中（脑梗死）这一诊断。部分非缺血性脑血管病也可表现为类似急性缺血性卒中的症状，称为卒中疑似疾病（mimics），包括心因性发作、癫痫、偏头痛、低血糖高血压脑病、中枢神经系统感染、脑肿瘤、多发性硬化、电解质紊乱等，应结合病史、临床表现、实验室检查和影像学特征等进一步鉴别。

2. 病因鉴别　如脑梗死诊断明确，应进行病因鉴别。按照前述定性分析中的病因分析思路，根据已有资料，鉴别其他可能的病因。

3. 发病机制鉴别　如所定的病因存在多种发病机制，可进一步行发病机制鉴别。按照前述定性分析中的发病机制分析思路，根据已有资料，鉴别其他可能的发病机制。

【治疗】

（一）治疗前评估

在完成诊断评估后（或诊断评估的同时，甚至在诊断确认前），与治疗相关的各项评估工作也应尽快开始。与前面诊断部分相似，本节治疗评估部分也主要集中于同缺血性卒中直接相关的各项评估工作，其他一些与卒中并发症、营养支持等相关的评估工作将直接在"治疗管理"部分与治疗一起合并阐述。

同缺血性卒中直接相关的治疗前评估工作主要包括以下七项内容，简称"缺血性卒中七步评估法"。需要说明的是：首先，治疗前评估的这七项内容有些是同诊断评估重叠或同时进行的；其次，这七步法主要目的是提供有条理的治疗前评估思路和评估流程。需要根据患者已有的各项信息（病史、查体、辅助检查等）尽量去评估这七项内容，从而指导后续更有针对性、更精准地治疗，但并不意味着一定要获得所有的准确信息后才能启动治疗（尤其在时间紧迫的再灌注治疗期）。临床实践中的流程应是：获取患者信息 - 诊断评估 - 治疗评估 - 启动初始治疗 - 进一步完善诊断评估及治疗评估 - 酌情调整治疗。

"缺血性卒中七步评估法"具体如下。

1. 评估缺血性卒中诊断是否明确　参见上述诊断部分，同时注意评估患者是急性缺血性卒中（脑梗死），还是短暂性脑缺血发作（TIA）。

2. 评估卒中发病时间窗及严重程度　两者对于指导患者的治疗方案，尤其对于是否适宜急性再灌注治疗至关重要。应将患者发病时间窗分为 4 个时间段。

（1）发病 0~4.5 小时：同时符合标准组织型纤溶酶原激活物（tPA）静脉溶栓时间窗和急性血管内治疗时间窗（指南最高级别推荐，且对影像要求较宽）。

（2）发病 4.5~6 小时：超出标准 tPA 静脉溶栓时间窗，但仍在急性血管内治疗时间窗内（指南最高级别推荐，且对影像标准要求较宽）。

（3）发病 6~24 小时：仍在指南推荐的血管内治疗时间窗内，但对影像标准要求更严，需严格筛选。

（4）发病 24 小时以上：已超出目前指南高级别推荐的血管内治疗时间窗。

患者严重程度可通过症状、体征评估，也可通过一些量表评估，最常用的量表为美国国立卫生研究院卒中量表（NIHSS），意识障碍患者可使用格拉斯哥昏迷评分（GCS）量表。

3. 评估卒中的病理生理学　通过对患者起病形式、症状特点、进展情况等的分析，结合辅助检查情况，尤其是影像检查对于脑组织、脑血管及脑灌注情况等的评价，评估患者脑梗死的大小和范围、是否仍有可挽救的半暗带、是否有出血转化、是否可能发生脑疝、脑血管狭窄及闭塞情况、侧支代偿情况、各区域脑组织的灌注情况等。

4. 评估卒中的危险因素　通过既往史询问、既往检查资料确认、入院后完善相关化验检查等来全面筛查患者的卒中危险因素。卒中危险因素分为不可干预危险因素和可干预危险因素，前者包括年龄、性别、种族、遗传因素和出生体重，高龄、男性和低出生体重者卒中风险较高；后者包括高血压、糖代谢异常、血脂异常、房颤、其他心脏病（如急性心肌梗死、心力衰

竭、瓣膜性心脏病等）、颅内外动脉狭窄、吸烟、饮酒、超重与肥胖、缺乏身体活动，以及饮食和营养情况等

5. 评估卒中病因　与诊断评估同时进行，参见前面诊断部分。病因评估主要有助于指导精准二级预防治疗，同时对急性期治疗也有指导作用。

6. 评估卒中发病机制　与诊断评估同时进行，参见前面诊断部分。发病机制评估主要有助于指导急性期治疗，同时对二级预防治疗也有指导作用。

7. 评估患者因素　包括患者年龄、经济条件、患者及家属对疾病的认知程度和价值取向、对治疗可能相关风险的承受能力等。

若患者拟进行特殊治疗等（如手术或介入等），还应进行与特殊治疗相关的专项评估，参见后面手术及介入治疗部分。

（二）治疗方式选择

1. 内科和介入治疗

（1）再灌注治疗 - 静脉溶栓：再灌注治疗是缺血性卒中急性期最有效的治疗，主要包括静脉溶栓治疗和动脉介入取栓治疗，部分患者可以静脉溶栓同时桥接动脉取栓治疗。

tPA 静脉溶栓治疗是目前急性缺血性卒中最有效的内科药物治疗方式。符合静脉溶栓适应证的患者应尽早开始静脉溶栓治疗，越早溶栓效果越好、风险越小。同时，对怀疑有大血管闭塞的患者，尽快完善脑血管评价，对符合急诊取栓适应证的患者尽快桥接取栓治疗。

静脉溶栓治疗可遵循以下步骤。

1）评估患者是否符合静脉溶栓适应证：目前静脉溶栓可以遵循的标准包括产品说明书标准、临床指南（或专家共识等）标准、临床研究标准等。推荐首选临床指南标准，同时注意追踪最新循证依据及指南更新，做到与时俱进。发病 3 小时内 rt-PA（重组组织型纤溶酶原激活剂）静脉溶栓适应证、禁忌证及相对禁忌证可参见表 1-2，发病 3~4.5 小时内 rt-PA 静脉溶栓适应证、禁忌证及相对禁忌证可参见表 1-3，醒后卒中或发病时间不明 rt-PA 静脉溶栓推荐意见可参见表 1-4。

表 1-2　3 小时内 rt-PA 静脉溶栓适应证、禁忌证及相对禁忌证

适应证

1. 有缺血性卒中导致的神经功能缺损症状

2. 症状出现 <3h

3. 年龄≥18 岁

4. 患者或家属签署知情同意书

禁忌证

1. 近 3 个月有重大头颅外伤史或卒中史

2. 可疑蛛网膜下腔出血

3. 近 1 周内有在不易压迫止血部位的动脉穿刺

4. 既往有颅内出血

5. 颅内肿瘤，动、静脉畸形，动脉瘤

6. 近期有颅内或椎管内手术

7. 血压升高：收缩压≥180mmHg，或舒张压≥100mmHg

8. 活动性内出血

9. 急性出血倾向，包括血小板计数低于 $100 \times 10^9/L$ 或其他情况

10. 48h 内接受过肝素治疗（APTT 超出正常范围上限）

11. 已口服抗凝剂者 INR>1.7 或 PT>15s

12. 目前正在使用凝血酶抑制剂或 Xa 因子抑制剂，各种敏感的实验室检查异常（如 APTT、INR、血小板计数、ECT；TT 或恰当的 Xa 因子活性测定等）

13. 血糖 <2.7mmol/L

14. CT 提示多脑叶梗死（低密度影 >1/3 大脑半球）

相对禁忌证

下列情况须谨慎考虑和权衡溶栓的风险与获益（即虽然存在一项或多项相对禁忌证，但并非绝对不能溶栓）

1. 轻型卒中或症状快速改善的卒中

2. 妊娠

3. 癫痫发作后出现的神经功能损害症状

4. 近 2 周内有大型外科手术或严重外伤

5. 近 3 周内有胃肠或泌尿系统出血

6. 近 3 个月内有心肌梗死史

　　注：rt-PA，重组组织型纤溶酶原激活剂；INR，国际标准化比值；APTT，活化部分凝血活酶时间；ECT，蛇静脉酶凝结时间；TT，凝血酶时间。

表 1-3　3~4.5 小时内 rt-PA 静脉溶栓适应证、禁忌证及相对禁忌证

适应证

1. 有缺血性卒中导致的神经功能缺损症状
2. 症状出现 3~4.5h
3. 年龄≥18 岁
4. 患者或家属签署知情同意书

禁忌证

1. 近 3 个月有重大头颅外伤史或卒中史
2. 可疑蛛网膜下腔出血
3. 近 1 周内有在不易压迫止血部位的动脉穿刺
4. 既往有颅内出血
5. 颅内肿瘤，动静脉畸形，动脉瘤
6. 近期有颅内或椎管内手术
7. 血压升高：收缩压≥180mmHg 或舒张压≥100mmHg
8. 活动性内出血
9. 急性出血倾向，包括血小板计数低于 100×10^9/L 或其他情况
10. 48h 内接受过肝素治疗（APTT 超出正常范围上限）
11. 已口服抗凝剂者 INR>1.7 或 PT>15s
12. 目前正在使用凝血酶抑制剂或 Xa 因子抑制剂，各种敏感的实验室检查异常（如 APTT、INR、血小板计数、ECT；TT 或恰当的 Xa 因子活性测定等）
13. 血糖 <2.7mmol/L
14. CT 提示多脑叶梗死（低密度影 >1/3 大脑半球）

相对禁忌证

下列情况须谨慎考虑和权衡溶栓的风险与获益（即虽然存在一项或多项相对禁忌证，但并非绝对不能溶栓）
1. 轻型卒中或症状快速改善的卒中
2. 妊娠
3. 癫痫发作后出现的神经功能损害症状
4. 近 2 周内有大型外科手术或严重外伤
5. 近 3 周内有胃肠或泌尿系统出血
6. 近 3 个月内有心肌梗死史
7. 年龄 >80 岁
8. 严重卒中（NIHSS 评分 >25 分）
9. 口服抗凝药（不考虑 INR 水平）
10. 有糖尿病和缺血性卒中病史

　　注：rt-PA，重组组织型纤溶酶原激活剂；INR，国际标准化比值；APTT，活化部分凝血活酶时间；ECT，蛇静脉酶凝结时间；TT，凝血酶时间。

表 1-4　醒后卒中或发病时间不明 rt-PA 静脉溶栓推荐意见

《AHA/ASA 急性缺血性卒中早期管理指南 2019》

醒后或距最后正常时间超过 4.5h 但起病时间不明的卒中患者，在症状发现 4.5h 内，MRI DWI 阳性且 FLAIR 阴性的特点有助于筛选静脉可能获益的患者（Ⅱa 级推荐）

《ESO 急性缺血性卒中静脉溶栓指南 2021》

对于醒后卒中患者，如果最后被见到正常的时间大于 4.5h 以上，MRI DWI-FLAIR 不匹配，并且不适合或未计划机械取栓，建议用阿替普酶静脉溶栓（强推荐，高质量证据）

对于醒后卒中的急性缺血性卒中患者，如果从睡眠中点开始的 9h 内 CT 或 MRI 核心 / 灌注不匹配，并且不适合或未计划机械取栓，建议阿替普酶静脉溶栓（强推荐，中质量证据）

注：AHA/ASA，美国心脏学会和美国卒中学会；ESO，欧洲卒中组织。

注意溶栓前的血压禁忌证［收缩压≥180mmHg（1mmHg=0.133kPa）或舒张压≥100mmHg］是指在经过积极降压治疗（包括降压药物静脉注射或静脉滴注）后血压仍不能降至 180/100mmHg 以下的状态。注意分析高血压原因：如是否有尿潴留、精神因素、疼痛、颅内高压等，注意处理好继发性血压升高因素。溶栓降压药物选择及应用见表 1-5。

表 1-5　静脉溶栓降压药物选择及应用

- 推荐使用迅速起效且短效降压药物（若血压较高，建议首选静脉降压药物，尤其静脉溶栓前需要快速降压时），应尽量避免使用强效且半衰期长的口服药物，如舌下含化硝苯地平

- 如果发现 2 次或持续性收缩压 >185mmHg 或舒张压 >110mmHg（血压检查间隔至少 10min），则给予拉贝洛尔 10mg 静脉注射，持续 1~2min 以上（注意：如果患者有哮喘、>1 度心脏传导阻滞、明显的心力衰竭或心率 <50 次 /min，则应避免使用拉贝洛尔）。如果血压仍 >185/110mmHg，可每 10~15min 重复给药（同样剂量或剂量加倍），最大总剂量不超过 150mg

- 乌拉地尔 25mg 缓慢静脉注射（注意：孕妇及哺乳期妇女禁用；主动脉峡部狭窄或动静脉分流的患者禁用静脉注射）。如果血压仍 >185/110mmHg，可

重复给药（间隔至少为 5min），最大总剂量不超过 50mg。在静脉注射后，为维持其降压效果，可持续静脉滴注。液体按下列方法配制，通常将 250mg 乌拉地尔加入静脉输液中，如生理盐水、5% 或 10% 的葡萄糖、5% 的果糖或含 0.9% 的氯化钠的右旋糖酐 40；如用输液泵，将 20ml 注射液（=100mg 乌拉地尔）加入输液泵中，再稀释至 50ml。静脉输液的最大药物浓度为 4mg/ml 乌拉地尔。输液速度根据患者的血压酌情调整。初始输液速度可达 2mg/min，维持给药速度为 9mg/h

- 如果初始血压 >230/120mmHg 并且拉贝洛尔或乌拉地尔疗效不佳，或初始舒张压 >140mmHg，则以 0.5μg/（kg·min）开始静脉滴注硝普钠，根据治疗反应逐渐调整剂量，最大剂量可达 10μg/（kg·min），以控制血压 <185/110mmHg，并考虑持续性血压监测
- 其他可选用静脉降压药物：尼卡地平 5mg/h 静脉注射，静脉滴注最多至 2.5mg/h 每 5~15min，最大剂量 15mg/h，当达到预计的血压值时，调整到维持合适的血压限制；氯维地平 1~2mg/h 静脉注射，每 2~5min 加倍剂量至达到预计血压值，最大剂量 21mg/h
- 任何静脉降压治疗后，均要检查血压以避免血压过低，2 小时内每 15 分钟一次

若溶栓前血糖较高，建议可一边溶栓，一边使用静脉泵注或滴注胰岛素以控制血糖，不要因等待血糖降至正常而延误溶栓。

2）规范实施静脉溶栓：rt-PA 使用剂量为 0.9mg/kg，最大剂量为 90mg。根据剂量表计算总剂量，将总剂量的 10% 在注射器内混匀，1 分钟内经静脉团注，将剩余的 90% 混匀后静脉滴注，持续 1 小时。首选使用原配溶剂 1：1 配液，微量泵静脉泵注 1 小时，若无微量泵，也可以用 0.9% 生理盐水配液用输液泵静脉泵注或静脉滴注 1 小时，配液量一般为 100ml，最大不得超过 250ml。记录输注开始及结束时间。

3）做好溶栓后管理

A. 监测生命体征及神经功能变化情况，静脉溶栓开始后 2 小时内，每 15 分钟进行血压测量和神经功能评估；之后每 30 分钟一次，持续 6 小时；之后每小时一次直至治疗后 24 小时。如收缩压≥180mmHg 或舒张压

≥105mmHg，应增加血压监测次数，并给予降压药物。

B. 在溶栓期间或溶栓后 24 小时内，应将血压维持到 180/105mmHg 以下。同溶栓前血压控制类似，也要注意分析高血压原因，注意处理好继发性血压升高因素。同时，降压治疗也应注意"个体化"，考量因素包括：既往基础血压水平及合并疾病、是否合并大血管严重狭窄、本次卒中病因及发病机制分型、是否再通等。降压药物选择及使用可参见表 1-5。

C. 溶栓用药 1 小时内至少完成 1~2 次舌唇检查，判定有无血管源性水肿，如果发现血管源性水肿应酌情停药，并给予抗组胺药和糖皮质激素治疗。

D. 溶栓后最初 24 小时尽量避免中心静脉穿刺和动脉穿刺；溶栓时或结束至少 30 分钟内尽量避免留置导尿管；最初 24 小时尽量避免下鼻饲管。

E. 溶栓患者尽量开放两条静脉通道。

F. 溶栓后 24 小时内应避免使用抗血小板和抗凝药物，24 小时后复查 CT/MRI，根据出血转化情况，结合本次卒中后的二级预防抗栓用药原则，启动抗栓治疗。溶栓后出血转化包括多种类型，一般只有血肿型出血（parenchymal haemorrhage，PH）2 型出血转化或症状性颅内出血转化（symptomatic intracranial hemorrhage transformation，SICH）才暂不能应用抗栓药物，其他类型出血可结合患者缺血风险，酌情选用抗栓方案。溶栓后 24 小时内提前启动抗栓治疗的风险目前尚不明确，如果考虑提前启动抗栓能带来已知的显著获益，而且不使用会带来显著风险的情况下，可以酌情提前启动抗栓治疗。

G. 溶栓后血糖值建议控制在 7.7~10mmol/L，血糖过高时建议给予胰岛素治疗。

4）静脉溶栓桥接机械取栓治疗的注意事项如下。

符合静脉溶栓适应证的患者，应首先尽快启动静脉溶栓治疗，在完成 10% 负荷量经静脉团注给药后，立刻再次评价患者，若怀疑患者可能存在动脉取栓适应证（参见下文介入治疗部分），应立刻一边继续静脉溶栓，一边完成进一步影像评估（6 小时内只需要完成大血管评价即可，6~24 小时患者建议同时完成半暗带评价）。若符合动脉取栓适应证，应立刻启动动脉取栓流程。不要因等待静脉溶栓疗效而延误动脉取栓的评估及治疗。

部分静脉溶栓患者在经静脉团注给药后早期完善进一步评价，认为不符合直接桥接适应证，可继续完成静脉治疗。后续病情发生变化，再次怀疑可能存在动脉取栓适应证时，则应再次评价，必要时行补救性桥接动脉取栓治疗。

（2）再灌注治疗 - 介入治疗

1）缺血性卒中急性期机械取栓治疗：实施血管内治疗前，使用无创影像学检查明确是否存在颅内大血管闭塞（CTA/MRI+MRA）；无肾功能不全病史；怀疑大血管闭塞且符合血管内治疗适应证，行 CTA 检查无须等待肌酐检测结果。

A. 发病 6 小时之内，使用 CTA 或 MRA 检查明确有无大血管闭塞，可不进行灌注成像检查，符合以下标准时，建议机械取栓治疗：卒中前 mRS≤1 分；缺血性卒中由颈内动脉或大脑中动脉 M1 闭塞引起；年龄≥18 岁；NIHSS 评分≥6 分；ASPECT 评分≥6 分。

B. 发病 6~16 小时的前循环大血管闭塞患者，符合 DAWN 或者 DEFUSE 3 研究标准（表 1-6）时，可行机械取栓治疗。

C. 发病 16~24 小时前循环大血管闭塞患者，符合 DAWN 研究入组标准（表 1-6）时，可进行机械取栓治疗。

D. 发病 0~12h 内的急性基底动脉闭塞患者，当符合 ATTENTION 或 BAOCHE 研究入组标准（表 1-6）时，可进行机械取栓治疗。

E. 发病 12~24h 内的急性基底动脉闭塞患者，当符合 BAOCHE 研究入组标准（表 1-6）时，可急性机械取栓治疗。

表 1-6 DEFUSE 3、DAWN、ATTENTION、BAOCHE、ANGEL-ASPECT、SELECT 2 与 RESCUE-Japan LIMIT 研究入组标准

研究	发病时间	年龄	卒中前 mRS 或 NIHSS 评分	病变部位	筛选方案	梗死体积
DEFUSE 3	6~16h	18~90 岁	mRS≤2, NIHSS>6 分	颈内动脉颅内段/大脑中动脉 M1 段	影像学错配区比例或差值	● 脑梗死核心梗死体积≤70ml ● 缺血区/梗死核心区体积比≥1.8 ● 缺血区与梗死核心区体积错配体积>15ml
DAWN	6~24h	分组	mRS≤1, NIHSS≥10 分	颈内动脉颅内段/大脑中动脉 M1 段（可合并颅外段狭窄）	临床-影像不匹配（NIHSS 评分和 MRI-DWI/CTP-rCBF 梗死体积不匹配）	● 年龄≥80 岁, NIHSS≥10 分, 梗死核心<21ml ● 年龄<80 岁, 10≤NIHSS≤20 分, 梗死核心<31ml ● 年龄<80 岁, NIHSS>20 分, 梗死核心<51ml
ATTENTION	≤12h	≥18 岁	NIHSS≥10 分	基底动脉闭塞	CT 或 CTA 源图像或 MRI DWI 图像	● 年龄<80 岁, pc-ASPECTS≥6 分 ● 年龄≥80 岁, pc-ASPECTS≥8 分 ● 未出现丘脑梗死
BAOCHE	6~24h	18~80 岁	mRS≤1, NIHSS≥6 分	基底动脉闭塞或双侧椎动脉颅内段闭塞	CT 或 CTA 源图像或 MRI DWI 图像	● pc-APECTS≥6 分且脑桥中脑指数<3 分 ● 未出现丘脑梗死

续表

研究	发病时间	年龄	卒中前 mRS 或 NIHSS 评分	病变部位	筛选方案	梗死体积
ANGEL-ASPECT	≤24h	18~80 岁	mRS 0~1, NIHSS 6~30 分	颈内动脉颅内段 / 大脑中动脉 M1 段	MRI-DWI/CTP-rCBF 梗死体积, ASPECTS 评分	CTP 的 rCBF<30% 或 MRI 的 ADC<620, 符合以下标准之一: ①ASPECTS 3~5 分; ②ASPECTS>5 (6~24 小时), 梗死核心体积 70~100ml; ③ASPECTS<3, 梗死核心体积 70~100ml
SELECT 2	≤24h	18~85 岁	mRS 0~1, NIHSS≥6 分	颈内动脉颅内段 / 大脑中动脉 M1 段 (可合并颅外段狭窄)	MRI-DWI/CTP-rCBF 梗死体积, ASPECTS 评分	CTP 的 rCBF<30%≥50 ml MRI 的 ADC<620 ≥50 ml ASPECTS 3~5 分
RESCUE-Japan LIMIT	≤24h	≥18 岁	mRS 0~1, NIHSS≥6 分	颈内动脉颅内段 / 大脑中动脉 M1 段	CT 或 MRI 表现	CT 或 MRI 的 DWI 显示 ASPECTS 3~5 分

注: DEFUSE 3, 影像评估筛选缺血卒中患者血管内治疗研究; DAWN, DWI 或 CTP 联合临床不匹配醒后卒中和晚就诊卒中患者使用 Trevo 装置行神经介入治疗研究; ATTENTION, 急性基底动脉闭塞血管内治疗临床研究; BAOCH, 中国急性基底动脉闭塞血管内治疗临床研究; ANGEL-ASPECT, 大梗死核心急性前循环大血管闭塞患者的血管内治疗研究; SELECT2, 优化急性缺血性卒中血管内治疗患者选择研究; RESCUE-Japan LIMIT, 日本超急性大梗死核心脑梗死核心血管内治疗试验。

F. 发病 24h 内，伴有大梗死核心的急性前循环大血管闭塞患者，当符合 ANGEL-ASPECT，RESCUE-Japan LIMIT 或 SELECT2 研究入组标准（表 1-6）时，可进行机械取栓治疗。

G. 前循环大血管闭塞致急性缺血性卒中患者，当患者符合静脉溶栓标准时，应接受静脉溶栓治疗，同时桥接机械取栓治疗。

H. 进行机械取栓时，患者入院至股动脉穿刺时间控制在 90 分钟以内，入院至血管再通时间控制在 120 分钟以内。

I. 机械取栓过程中，达到 mTICI（modified treatment in cerebral ischemia）分级 2b/3 级的血流再灌注，以提高良好临床预后率。

J. 根据患者危险因素、技术操作特点、病变部位和其他临床特征个体化选择麻醉方案，尽可能避免取栓延误。

K. 机械取栓时，可以在静脉溶栓基础上对部分适宜患者进行动脉溶栓。发病 6 小时内的急性缺血性卒中，当不适合静脉溶栓或静脉溶栓无效且无法实施机械取栓时，严格筛选患者后可进行动脉溶栓。

急性缺血性卒中血管内治疗筛选及救治流程具体流程见图 1-12。

2）缺血性卒中急性期责任血管取栓后狭窄或再闭塞的介入治疗：虽然机械取栓目前已成为颅内大血管闭塞的有效治疗手段，但接受单纯机械取栓术后，依据 mTICI 分级，仍有 30% 的患者达不到完全再通，局部有严重狭窄或再闭塞趋势，提示病变可能为颅内动脉粥样硬化基础上的闭塞（intracranial atheosclerotic stenosis，ICAS），特别是在动脉粥样硬化发病率较高的亚裔人群中，颅内前、后循环动脉粥样硬化基础上的大血管闭塞的发生率分别可达到 15% 和 35%，这就可能需要进一步地补救治疗以达到靶血管再通。ICAS 基础上大血管闭塞后的梗死形式表现多样，既可是流域性梗死，亦可表现为穿支及原位狭窄引起的梗死。

若机械取栓术后，靶血管局部重度狭窄，静待 10~15 分钟，若局部狭窄明显前向血流受限或有再闭塞趋势时，可考虑补救治疗措施。

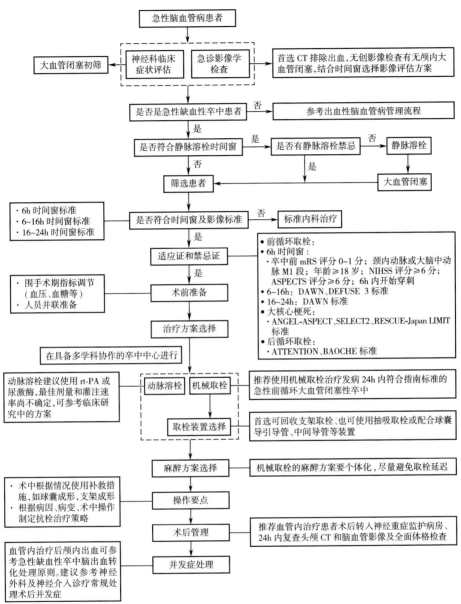

DAWN，DWI 或 CTP 联合临床不匹配对醒后卒中和晚就诊卒中患者使用 Trevo 装置行神经介入治疗研究；DEFUSE 3，影像评估筛选缺血卒中患者血管内治疗研究；ANGEL-ASPECT，大梗死核心急性前循环大血管闭塞患者的血管内治疗研究；SELECT2，优化急性缺血性卒中血管内治疗患者选择研究；RESCUE-Japan LIMIT，日本超急性大梗死核心脑梗死血管内治疗试验；ATTENTION，急性基底动脉闭塞血管内治疗临床研究；BAOCH，中国急性基底动脉闭塞血管内治疗临床研究。

图 1-12　急性缺血性卒中血管内治疗筛选及救治流程

A. 动脉内 rt-PA 应用：微导管在微导丝指引下，置于靶血管病变近端，使用 5~10mg 阿替普酶缓慢推注，速度约 0.5ml/min，推注完毕后靶血管造影，若靶血管血流维持良好，前向血流无明显受限，前向血流分级达到 mTICI≥2b 级，可结束手术，结合 CT 复查结果调整术后用药。

B. 动脉内尿激酶应用：微导管在微导丝指引下，置于靶血管病变近端，使用 50 000~1 000 000IU 尿激酶缓慢推注，一般建议在 45~60 分钟内推注完毕，推注时每 15 分钟行靶血管造影，若靶血管血流维持良好，前向血流无明显受限，前向血流达到 mTICI≥2b 级，可结束手术，结合 CT 复查结果调整术后用药。

C. Ⅱb/Ⅲa 受体拮抗剂应用：Ⅱb/Ⅲa 受体拮抗剂常用替罗非班，一般采用联合动静脉联合给药方式，首先动脉内经导引导管给予剂量 0.4μg/（kg·min），持续 30 分钟（总剂量不超过 1mg），随后静脉泵入 0.1μg/（kg·min），静待 15 分钟，复查靶血管造影，若前向血流达到 mTICI≥2b 级，静脉替罗非班维持 24~48 小时，并结合 CT 复查结果调整用药。

D. 球囊与支架成形：靶血管给予溶栓与抗栓药物补救后，复查造影局部狭窄明显，前向血流受限明显，mTICI≤2b 级或有再闭塞趋势，可经导引导管，在重度狭窄病变局部给予球囊血管成形术。缓慢充盈球囊 30 秒钟，缓慢抽泄球囊，局部充盈对比剂，若无对比剂外渗，撤出球囊造影。若病变局部无明显夹层表现且前向血流达到 mTICI≥2b 级，观察 15 分钟后前向血流仍维持于 mTICI≥2b 级，可结束手术，结合 CT 复查结果调整用药。若球囊血管成形术后局部夹层明显，给予支架成形，并经导引导管给予 6~10ml 替罗非班，随后静脉泵入 3~10ml/h 泵入，前向血流达到 mTICI≥2b 级，可结束手术，结合 CT 复查结果调整术后用药。

3）缺血性卒中急性期责任血管狭窄或闭塞的介入治疗：缺血性卒中急性期虽存在脑梗死病灶，但影像学检查提示责任血管未闭塞，为重度狭窄，则该类患者急性期暂不考虑血管内成形，给予内科治疗，同时评估靶血管供血区灌注，若病变侧存在低灌注或者口服药物期间病情仍有进展，且狭窄程度≥70%，病情稳定过后可给予血管内成形治疗，具体参见第六章。若缺血性卒中急性期患者虽然存在靶血管闭塞，但临床症状较轻或药物治疗后症状缓解明显，暂不考虑急性期血管内治疗，择期评估后考虑是否血管内治疗，评估方式见第六章第五节内容。

（3）抗栓治疗——抗血小板治疗：抗栓治疗是急性缺血性卒中的基石治疗之一，抗栓治疗主要包括抗血小板治疗和抗凝治疗。抗血小板药物的应用可遵循以下步骤。

1）根据患者本次卒中病因选择抗栓方案是抗血小板治疗，还是抗凝治疗。总的原则：心源性缺血性卒中首选抗凝治疗（但要注意启动抗凝时机），非心源性缺血性卒中以抗血小板治疗为主，大动脉粥样硬化性卒中的抗血小板证据最充分。心源性卒中在未到抗凝治疗启动时机前，可以先应用抗血小板治疗。

2）抗血小板药物方案是选择双联还是单药（有循证依据支持及指南推荐），是否需应用特殊抗栓方案（部分为现有循证依据不支持，部分为循证依据不充分，应谨慎使用），如溶栓后早期启动抗栓治疗、三联抗血小板或抗血小板＋抗凝治疗等。

3）明确具体抗血小板治疗方案：如具体药物、剂量、是否起始应用负荷量、每种药的用药时程等。

4）监测药物的疗效及风险，可通过监测血常规、血小板聚集率、血栓弹力图或临床表现等来评估，酌情调整抗血小板方案。监测的临床表现既包括患者卒中症状的波动、进展或复发情况，又包括患者的颅内及全身出血风险，如黑便、牙龈出血、皮肤出血点等。

急性缺血性卒中抗血小板药物治疗流程参见图1-13，药物方案选择参见表1-7，血小板聚集率监测结果及意义见表1-8。基因检测也有助于抗血小板药物选择，氯吡格雷 *CYP2C19* 基因检测报告解读参见表1-9。

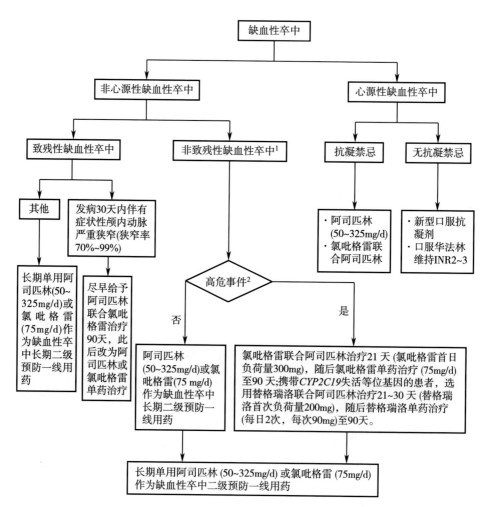

图 1-13　急性缺血性卒中抗血小板药物治疗流程图

[1] 非致残性缺血性卒中指发病后未遗留显著残疾的缺血性卒中，一般定义为 NIHSS≤3 分或 5 分。[2] 高危事件包括以下三类人群：①发病时间小于 24 小时的轻型卒中；②急性多发性脑梗死；③颅内或颅外大动脉粥样硬化性狭窄≥50%。

表 1-7　抗血小板药物治疗方案推荐

治疗方案	推荐建议
单药抗血小板	• 建议急性缺血性卒中患者在发病后 24~48h 内服用阿司匹林。对于静脉给予阿替普酶治疗的患者，通常推迟到 24h 后服用阿司匹林 • 阿司匹林（50~325mg/d）或氯吡格雷（75mg/d）单药治疗均可以作为首选抗血小板药物 • 对于适合阿替普酶静脉溶栓或机械取栓治疗的急性卒中患者，不建议将阿司匹林作为替代治疗 • 在不具备阿司匹林或氯吡格雷治疗条件时，西洛他唑可用于急性缺血性卒中患者，可作为阿司匹林的替代药物 • 对于阿司匹林不耐受（有胃肠反应或过敏等）及高出血风险的缺血性卒中患者，使用吲哚布芬（100mg，每日 2 次）是可行的 • 不推荐阿昔单抗治疗急性缺血性卒中 • 替罗非班对桥接治疗或血管内治疗围手术期安全性较好，建议剂量 0.1~0.2μg/（kg·min），持续泵入不超过 24h • 替罗非班和依替非巴肽的疗效尚未完全确定，需要进一步研究证实
双联抗血小板	• 对于轻型卒中及高危 TIA 患者，在发病 24h 内启动双重抗血小板治疗 [阿司匹林 100mg，联合氯吡格雷每日 75mg（首日为负荷剂量 300mg）]，并持续 21d，后可改成单药氯吡格雷 75mg，能显著降低 90d 的卒中复发。若患者携带 *CYP2C19* 失活等位基因，选用替格瑞洛联合阿司匹林治疗 21d（替格瑞洛首次负荷量 200mg），随后替格瑞洛单药治疗（每日 2 次，每次 90mg）至 90d，可较阿司匹林联合氯吡格雷方案进一步显著降低 90d 的卒中复发 • 对发病 30d 内伴有症状性颅内动脉严重狭窄（狭窄率 70%~99%）的缺血性卒中或 TIA 患者，推荐给予阿司匹林联合氯吡格雷治疗 90d • 患者在 24h 内发生小卒中或 TIA，且同侧颅内大动脉有 >30% 的狭窄，阿司匹林联合替格瑞洛（90mg，每日 2 次）治疗 30d 可降低卒中复发风险 • 由颅内大动脉 50%~99% 狭窄引起的卒中或 TIA 患者，每日西洛他唑（200mg）联合阿司匹林，或联合氯吡格雷可降低卒中复发风险
三联抗血小板	不推荐三抗（阿司匹林、氯吡格雷和双嘧达莫）用于急性非心源性卒中、TIA 患者治疗

表 1-8　血小板聚集率监测结果及意义

血小板聚集诱聚剂	正常值范围	治疗安全范围	临床指导意义
花生四烯酸（PAg-AA）	52%~84%	0~20%	>20% 考虑为阿司匹林抵抗或剂量少、依从性差，需要增加剂量或更换其他药物；<0 考虑为服用阿司匹林过量，应结合临床表现考虑有出血风险
腺苷二磷酸（ADP）	30%~50%	20%~50%	>50% 考虑为氯吡格雷/替格瑞洛抵抗或剂量少、依从性差，需增加剂量或更换其他药物；<20% 考虑为服用氯吡格雷/替格瑞洛过量，应结合临床表现考虑有出血风险

表 1-9　氯吡格雷 *CYP2C19* 基因型检测结果解读

基因型	对应基因代谢类型
*1/*17	超快
*17/*17	超快
*2/*17	中
*3/*17	中
*1/*1	快
*1/*2	中
*1/*3	中
*2/*2	慢
*2/*3	慢
*3/*3	慢

（4）抗栓治疗——抗凝治疗：接前所述，抗凝治疗是抗栓治疗的另一重要组成部分，抗凝药物的应用可遵循以下步骤。

1）明确患者存在抗凝适应证：如患者卒中病因考虑为心源性缺血性卒

中，或患者虽然本次卒中不考虑为心源性卒中，但存在明确长期抗凝适应证，如合并房颤、二尖瓣置换术后等。

2）确定抗凝治疗启动时机：对于缺血性卒中，其实目前并无高级别的循证依据明确哪些患者可从早期抗凝获益，指南也不支持通过紧急抗凝来阻止神经功能恶化及改善预后。抗凝治疗的获益主要在于二级预防角度，即预防心源性卒中的复发，但相应的，出血风险也相对较高，故不同于抗血小板药物在卒中后的立即启动，抗凝治疗启动时机取决于对患者发生缺血事件和出血风险的综合评估及权衡。参见表 1-10。

表 1-10　急性缺血性卒中抗凝启动时机

指南中对于抗凝启动时机的推荐意见	倾向于早期启动抗凝的个体化因素
• 对于非大面积脑梗死和未合并其他出血风险的心源性栓塞患者，建议在 2 周内启动抗凝治疗（Ⅱa 类推荐，B 级证据） • 对于出血风险高，栓塞面积大或血压控制不良的患者，抗凝时间应延长到 2 周之后（Ⅱa 类推荐，B 级证据） • 抗凝的时机要考虑卒中病灶大小和严重程度，建议 TIA 后 1 天即可抗凝；非致残性的小面积梗死应在 3 天后抗凝；中度面积梗死应在 6 天后使用；而大面积梗死应等待至少 2~3 周（Ⅱa 类推荐，B 级证据） • 对于大多数有房颤的急性缺血性卒中患者，在发病后 4~14 天内开始口服抗凝治疗是合理的（Ⅱa 类推荐，B 级证据）	• 高复发风险，例如超声显示心脏血栓 • 高 CHA_2DS_2-VASc 评分 • 低 NIHSS 评分（<8 分） • 影像检查示无梗死灶或小梗死灶 • 无须经皮内镜下胃造瘘术 • 无须颈动脉手术 • 无出血转化 • 临床情况稳定 • 年轻的患者 • 血压控制好 • 低 HASBLED 评分

3）明确具体抗凝治疗方案：如具体药物、给药方式、剂量、用药时程等。对伴有房颤（包括阵发性）的缺血性卒中或 TIA 患者，推荐使用适当剂量的华法林口服抗凝治疗，预防再发的血栓栓塞事件。华法林的目标剂量是维持 INR 在 2.0~3.0。可选择华法林 3~6mg 作为起始剂量（或根据基因型检

测结果选择起始剂量），一般先同时应用低分子肝素桥接治疗，待 INR 上升至 1.7 以上后，停用低分子肝素，继续单用华法林抗凝治疗，继续监测 INR 及调整华法林剂量，直至维持 INR 在 2.0~3.0。新型口服抗凝剂可作为华法林的替代药物，新型口服抗凝剂包括达比加群、利伐沙班、阿哌沙班及依度沙班，选择何种药物应考虑个体化因素。房颤患者的卒中风险评估工具以及风险分层见表 1-11 和表 1-12。其他心脏病变的抗凝治疗方案推荐见表 1-13（部分情况可酌情首选抗血小板方案）。

4）监测药物的疗效及风险：可通过监测凝血象、肝肾功能、血栓弹力图或临床表现等来评估，酌情调整抗凝方案。监测的临床表现既包括患者卒中症状的波动、进展或复发情况，又包括患者的颅内及全身出血风险，如黑便、牙龈出血、皮肤出血点等。

表 1-11　CHADS$_2$ 评分和 CHA$_2$DS$_2$-VASc 评分

CHADS$_2$ 评分		CHA$_2$DS$_2$-VASc 评分	
评估内容	分值	评估内容	分值
心衰	1	心衰	1
高血压	1	高血压	1
年龄 >75 岁	1	年龄 >75 岁	2
糖尿病	1	糖尿病	1
既往卒中 /TIA 史	2	既往卒中 /TIA 史	2
		周围血管病	1
		年龄 65~74 岁	1
		女性	1

表 1-12　房颤患者的卒中风险分层评价

评价标准	低危	中危	高危
CHADS$_2$ 评分	0	1	2~6
CHA$_2$DS$_2$-VASc 评分	0	1	2~9

表 1-13　其他心脏病变所致心源性栓塞抗栓方案推荐

- 伴有急性心肌梗死的缺血性卒中或 TIA 患者，影像学检查发现左室附壁血栓形成，推荐给予至少 3 个月的华法林口服抗凝治疗（目标 INR 值为 2.5，范围 2.0~3.0）

- 如无左室附壁血栓形成，但发现前壁无运动或异常运动，也应考虑给予 3 个月的华法林口服抗凝治疗（目标 INR 值为 2.5，范围 2.0~3.0）

- 对于有风湿性二尖瓣病变但无房颤及其他危险因素（如颈动脉狭窄）的缺血性卒中或 TIA 患者，推荐给予华法林口服抗凝治疗（目标 INR 值为 2.5，范围 2.0~3.0）

- 对于已使用华法林抗凝治疗的风湿性二尖瓣疾病患者，发生缺血性卒中或 TIA 后，不应常规联用抗血小板治疗，但在使用足量的华法林治疗过程中仍出现缺血性卒中或 TIA 时，可加用阿司匹林抗血小板治疗

- 不伴有房颤的非风湿性二尖瓣病变或其他瓣膜病变（局部主动脉弓、二尖瓣环钙化、二尖瓣脱垂等）的缺血性卒中或 TIA 患者，可以考虑抗血小板聚集治疗

- 对于植入人工心脏瓣膜的缺血性卒中或 TIA 患者，推荐长期华法林口服抗凝治疗

- 对于已经植入人工心脏瓣膜的既往有缺血性卒中或 TIA 史的患者，若出血风险低，可在华法林抗凝的基础上加用阿司匹林

（5）扩容、血液稀释、血管扩张和增加血流动力学治疗：不推荐对急性缺血性卒中患者常规使用血容量扩张或血液稀释治疗，不推荐对急性缺血性卒中患者常规使用高剂量白蛋白治疗，诱导高血压治疗急性缺血性卒中的有效性也还不明确。在临床实践中，对考虑为低灌注性缺血性卒中，可以考虑酌情应用扩容或补液，要同时注意结合患者的心功能和肾功能情况，避免过度扩容或补液导致心功能不全或肾功能不全加重。

（6）神经 - 血管保护治疗：可酌情选用的药物包括依达拉奉右莰醇、丁苯酞、依达拉奉、尤瑞克林、长春西汀、银杏内酯等，但仍有待更高级别的循证依据和指南推荐。注意同类作用机制的药物不要过度联合使用。

（7）针对病因及发病机制的"精准"治疗：对患者进行准确病因和发病机制分型，然后进行针对性"精准"治疗是缺血性卒中治疗的方向和目标，

很多原则及内容其实是融汇于前述的再灌注治疗、抗栓治疗,以及卒中危险因素管理(本章下文"治疗管理"部分)中的。另外,其实这部分内容也不局限于内科治疗,还包括了很多针对病因和机制的外科治疗或介入治疗,为便于总体理解,统一在此阐述。由于受种种因素限制,目前大部分治疗的循证依据或推荐是基于整体卒中人群的(或基于简单病因分类,如心源性卒中或非心源性卒中),下文中的部分意见基于现有证据和笔者临床经验推荐,仍有待更多高质量的"精准"临床研究进一步证实。

1)大动脉粥样硬化性:分为主动脉弓粥样硬化性和颅内外大动脉粥样硬化性两种情况。

A. 主动脉弓粥样硬化性:发病机制均为栓塞,再灌注治疗效果较好,但可能出血风险相对偏高(尤其是时间窗偏长患者),抗栓治疗方案首选双联抗血小板治疗3个月,同时应强化他汀类药物治疗稳定斑块。

B. 颅内外大动脉粥样硬化性:分为4种发病机制。

a. 载体动脉(斑块或血栓)阻塞穿支:再灌注治疗短期效果较好,但易复发或波动、进展,再灌注治疗后应酌情早期启动抗栓治疗。抗栓治疗建议首选双联抗血小板治疗,时程有争议(建议3~7天,结合患者临床症状、已梗死范围及载体动脉情况、出血风险等具体抉择)。同时应强化他汀类药物治疗稳定斑块。

b. 动脉到动脉栓塞:再灌注治疗效果较好,但可能出血风险相对偏高(尤其是时间窗偏长患者)。抗栓治疗建议首选双联抗血小板治疗(建议7天左右),同时应强化他汀类药物治疗稳定斑块。

c. 低灌注/栓子清除下降:再灌注治疗获益相对较小,内科治疗以补液、扩容、增加侧支代偿、避免过度降压等为主。抗栓治疗方案取决于导致低灌注的原发病变情况。针对责任狭窄血管的介入或外科治疗应更为积极,手术时机可以更早,尤其在规范内科治疗后病情仍有波动或进展者。

d. 混合机制:治疗也应多管齐下,同时评估主要机制,并制定针对主要机制的治疗策略。

2）心源性卒中：发病机制主要为栓塞，再灌注治疗获益大，但可能出血风险相对偏高（尤其是时间窗偏长患者），符合适应证者应积极实施溶栓或取栓治疗。抗栓方案首选抗凝治疗，参见前述抗凝治疗部分。但要注意，抗凝治疗目的主要是预防血栓进展及脱落栓塞风险，并不能治疗导致卒中的心源性病因本身（如房颤、卵圆孔未闭等），故在抗凝的同时，必须要注意同时治疗相应的病因，如控制心室率、卵圆孔封堵等。他汀类药物治疗目的主要是卒中预防，以控制低密度脂蛋白达标为主，无须过度追求强化剂量。

3）穿支动脉疾病分为两种情况。

A. 穿支末端玻璃样变：孤立穿支病灶，孤立层面受累，病灶直径小于15mm，再灌注治疗获益小，但出血风险也小。治疗以控制血压为主，可使用阿司匹林、氯吡格雷或西洛他唑进行单药抗血小板聚集治疗。他汀类药物治疗目的主要是卒中预防，以控制低密度脂蛋白达标为主，无须过度追求强化剂量。

B. 穿支口粥样硬化病变：孤立穿支病灶，多个层面受累，病灶直径15~30mm，再灌注治疗有效，符合适应证者应首选；抗栓治疗有争议，建议首选短期双联抗血小板治疗（建议1~3天左右），同时可给予强化他汀类药物治疗。

4）其他病因：再灌注治疗对大部分其他病因也均是首选治疗（尤其在再灌注时间窗内时不要过度纠结于病因评价）。抗栓方案需要根据病因进行针对性选择。如对于有颅外颈动脉或椎动脉夹层的急性缺血性卒中患者，抗血小板或抗凝治疗3~6个月均可。对于颅内动脉夹层，则一般首选单药抗血小板聚集。他汀类药物治疗目的主要是卒中预防，以控制低密度脂蛋白达标为主，无须过度追求强化剂量。此外，还需要进行针对性病因治疗，如卒中病因诊断烟雾综合征的患者应对烟雾综合征的病因或危险因素同时进行治疗（如治疗甲状腺功能亢进、戒烟等），同时根据患者血管及灌注情况评估选择合适的手术时机和手术方式。

5）病因不确定：需要说明的是，虽然从精准诊断或研究角度，确实有部分患者病因不明，但从临床操作角度，我们选择的策略应是依据可能的某个或某几个病因及发病机制，优先进行针对性的治疗或多管齐下治疗，同时继续完善各项检查、追踪随访或观察疗效变化，从而不断调整治疗，而不是因"病因不明"就放弃病因治疗。

（8）其他治疗：如中成药、亚低温治疗、高压氧疗等。

2. 外科治疗

（1）幕上梗死的外科手术治疗：恶性大脑中动脉区域梗死主要采用去骨瓣减压术作为手术治疗的方式。

1）手术适应证和手术时机：为达到较好的临床预后，应在发病后24~48 小时且脑疝发生前行去骨瓣减压。对于 60 岁以上的高龄患者，去骨瓣减压术在降低死亡率的同时常伴有严重神经功能障碍，因此，是否手术还应尊重患者本人及其家属的意愿。

2）去骨瓣减压术的相对适应证：①中线移位 >1cm；②意识逐渐下降；③一侧瞳孔进行性增大；④脑疝形成。

3）可能的并发症：①硬膜外、硬膜下或颅内出血，可发生在同侧或对侧；②脑组织从减压窗疝出，骨缘造成皮质挫伤（大骨瓣开颅可以减少该风险）；③术后减压窗脑组织失去保护，可能导致脑损伤。

4）术前准备：①术前需完善胸部 X 线检查、心电图、肝肾功能、电解质、血常规、血型、凝血功能等常规化验检查，必要时应完善急诊心肌酶、心肌梗死三项等；②术前应常规进行头颅 CT 检查，如有条件可以进一步完善头颅 CTA+CTV+CTP 检查；③签署知情同意书、麻醉同意书，备血、备皮等，术中尽可能备用自体血回吸收设备；④术前 0.5~2 小时予以抗生素静脉滴注，预防感染。

5）手术方法：仰卧头侧位，使中线与地面平行，必要时可垫高肩部或调整手术床以取得适当体位。目前多采用额颞大骨瓣切口，起自同侧耳屏前约 1cm，上行包绕顶结节并弧向眉弓中点的上方，暴露翼点、蝶骨大翼、颞骨鳞部，以及额部颅骨。骨瓣范围应适当小于皮瓣，利于颅骨修补，并且避免过于靠近矢状窦、中线旁蛛网膜颗粒所造成的出血。悬吊用脑膜后充分剪开，并以人工硬脑膜修补，无须严密缝合，以达到充分减压的目的。去除的骨瓣多作为医疗垃圾丢弃，对于极其希望使用自体骨瓣进行二次修补的患者，可将骨瓣置于腹部、股部皮下（特别适用于希望继续使用的患者），或使用无菌溶液浸泡（RPMI 1640 培养基）、储存于无菌容器中超低温（约 −80℃）冻存。

6）术后管理：①密切观察患者神志、瞳孔、呼吸、血压、肌力等变化；②根据患者颅内压，予以甘露醇等脱水治疗；③术后应控制血压，注意维持出入量、电解质平衡，避免颅内低灌注；④定期换药，关注切口愈合情况，常规为术后 1 天换药，后每 2~3 天换药，术后 5~7 天伤口愈合好可予拆线；⑤术后不常规应用抗生素，如有感染证据可依据药敏试验使用抗生素；⑥预防深静脉血栓、肺炎等并发症。

7）手术感染：术后高热超过 3 天应警惕颅内感染的可能，同时，应排除肺部感染、尿路感染等常见术后发热病因。完善血常规 +CRP、血培养、痰培养、尿常规等相关检查，必要时需要完善腰椎穿刺脑脊液检查。如脑脊液检查确诊为颅内感染，应及时应用抗生素进行治疗。

8）术后复查：术后 4~8 小时复查头颅 CT，明确有无急性期出血等并发症。术后根据患者病情变化，必要时随时复查头颅 CT。

9）术后抗凝、抗血小板治疗的选择和时机：抗凝、抗血小板治疗是大面积脑梗死治疗中的重要部分，然而，因抗凝、抗血小板治疗提高外科治疗的出血风险并且可能导致的灾难性后果，目前围手术期多避免使用相关药物。去骨瓣减压术后何时能够重启抗凝、抗血小板治疗，目前时机与方案尚不明确，多根据患者个体特征进行评估。

10）颅骨修补：对于预后良好的患者，术后 3~6 个月后可行颅骨修补术；如早期存在颅内感染的患者，修补时机应延长至术后 6 个月以上。

（2）小脑梗死的外科手术治疗：小脑梗死主要采用枕下去骨瓣减压术作为主要的外科治疗方式。

1）手术适应证和手术时机：患者由清醒转为嗜睡，伴有轻度或中度神经功能障碍，CT 示第四脑室移位、幕上脑积水，小脑梗死水肿严重、压迫脑干。一旦出现以上适应证，如果药物治疗无效，须立即行手术减压。

2）手术方式：根据梗死的部位，选择后正中入路去骨瓣减压术，或后正中左/右拐入路偏侧去骨瓣减压术。开颅前可先仰卧位行侧脑室穿刺术，以达到术中及术后持续降低颅内压的目的，减少术中因脑膨出而切除脑组织造成的损伤。术后应咬除寰椎后弓，尽量打开硬脑膜，以达到充分减压的目的。为避免术后形成脑脊液漏或皮下积液，硬膜应尽量严密、减张缝合。

3）术后管理：①术后应维持脑室引流通畅 2~3 天，如患者逐渐好转、CT 无显著异常可予以引流管夹闭 24 小时，复查 CT 未见明显脑室扩大后可拔除引流管；②幕下后正中入路切口更易发生脑脊液漏，术后应可尽量采取侧卧位，避免持续仰卧位，如情况允许可使患者坐起；③术后 1 天换药，随后每 2 天换药，密切关注有无漏液等情况，术后 5~7 天伤口愈合好可予拆线。

4）颅骨修补：后颅窝肌肉层次较厚，颅骨缺损多不影响患者的正常生活及美观，通常无须进行颅骨修补。

（3）缺血性卒中急性期的颈动脉剥脱治疗：大多数急性缺血型卒中可通过血管内溶栓或支架置入术进行治疗，目前颈动脉内膜切除术较少应用于缺血性卒中急性期，但在一些特定的情况下可以采取。术中及术后应严格控制血压。如动脉内存在血栓，应尽量去除血栓，可采用回流压促进其自动排出或使用吸引器、取栓导管将其去除。

手术适应证：①进展性卒中；②进行性加重的 TIA，即 TIA 发作突然频繁，每天发作数次；③管内溶栓后，急诊颈动脉内膜切除术适用于残余的重度颈动脉狭窄。

禁忌证：患者意识情况下降，或急性固定性神经功能缺失，生命体征不稳定等危重情况。

3. 康复治疗　卒中患者的康复包括早期康复（卒中发病 1 个月内）、恢复期康复（卒中发病 1 个月至半年内）和慢性期康复（卒中发病半年后）。

急性期患者建议收入卒中单元，入院后就应尽早给予全面的身体评估，康复治疗团队尽早介入进行早期康复（一级康复）。当患者病情稳定（生命体征稳定，症状体征不再明显进展）后，就应尽早进行康复治疗，选择循序渐进的训练方式。轻到中度患者发病 24 小时后可以进行床边康复、早期离床期的康复训练。早期采取多段时间、多次活动的方式是安全可行的，必要时在监护条件下进行。康复训练强度应个体化，充分考虑患者的体力、耐力和心肺功能情况，在条件允许的情况下，开始阶段每天至少 45 分钟的康复训练能够有助于改善患者的功能。患者病情平稳，急性期的诊疗完成后应尽快转至综合医院的康复科或专业的康复医院进行后续亚急性和恢复期康复（二级康复）。若仍有功能残疾等，可进一步在社区或家中进行慢性期康复（三级康复）。

缺血性卒中患者早期康复治疗注意事项如下。

（1）卒中卧床期应将患者摆放于良肢位。

（2）卧床患者需要定时改变体位，一般每 2 小时变换 1 次体位。鼓励患者采用患侧卧位（可增加患肢感觉刺激、拉长患侧躯干、预防痉挛，且方便健侧肢体自由活动），可以与健侧卧位交替进行。尽可能少采用仰卧位，尽量避免半卧位。

（3）若躯干力量能维持坐位，应多维持坐位，注意保持正确的坐姿。

（4）在身体条件允许的情况下，应尽早开始离床训练，包括坐位训练、起坐训练、站立训练、步行训练等。对于缺血性卒中患者，若肢体无明显瘫痪，生命体征平稳，一般无须卧床；肢体瘫痪患者应在病情稳定（生命体征平稳，48 小时内病情无进展）后尽快离床，借助器械进行站立、步行康复训练等。

（5）关节活动训练也应早期开始，可以先以完全被动形式进行，逐渐过渡到辅助和完全主动的方式。一般每个关节每天活动 2~3 次。开始时肢体软瘫，关节活动范围应在正常范围的 2/3 以内，尤其是肩关节，过度活动容易损伤。

（6）管床医生应与康复师、护士、护工、患者及家属做好沟通。避免由于过度保护或过度担心活动风险而使患者过度卧床或延误康复治疗。

（7）除最受关注的肢体康复及吞咽康复等外，也不要忽视失语康复、认知康复和心理康复等。若患者存在相关障碍，且条件允许，应早期进行相应康复。

（三）治疗管理

1. 卒中单元管理　急性缺血性卒中患者应收入整合了康复的综合性、专业性卒中医疗单元（卒中单元），采用标准化卒中医疗路径和医疗组套进行管理。

2. 一般性监护、支持及管理　对于生命体征不平稳或病情危重且病情随时易变化患者，可给予持续心电、呼吸、血压、血氧等监护。

对于意识水平下降或延髓功能障碍导致气道损害的急性卒中患者，推荐给予气道支持和辅助通气。对于存在低氧血症患者，应给予吸氧，应维持氧饱和度 >94%。无低氧血症的急性卒中患者不推荐常规吸氧。

对于发热患者（体温 >38℃），应寻找发热原因，应给予物理降温及相应药物以维持体温在正常范围。

存在低血压或低血容量患者，要注意及时纠正，以保证灌注，支持全身脏器正常功能。

3. 营养与补液　卒中患者应注意营养状况的评估，患者在卒中早期经常会因吞咽困难、意识障碍、食欲欠佳等原因导致不能进食或进食量不能满足营养需求。

对存在吞咽困难的患者，预计 3 天内不能恢复正常进食者，应早期正确与患者及家属沟通，早期开始给予肠内营养，既可保证营养摄入，又可减少误吸等风险。根据患者体重计算所需营养，高龄患者或既往肠道情况欠佳者可逐渐加量。在预期会长期持续（>3 周）不能安全吞咽时，可以考虑放置经皮胃造口导管。对于营养不良或有营养不良风险的患者，可使用营养补充剂。注意定期通过实施口腔卫生方案以降低卒中后肺炎的风险。

出入量管理也是卒中患者管理的重要环节。静脉补液量需要权衡考虑以下因素：肠内（经口或鼻饲）入量、心功能情况、本次梗死病因及机制（是否有大血管狭窄及低灌注）、出量情况（尿量、是否有发热、腹泻等）。出入量波动较大患者，可以每日"量出为入"（根据前一日出量调整当日临时补液量）。

4. 缺血性卒中危险因素管理　卒中的危险因素分为不可干预的危险因素和可干预的危险因素。前者包括高龄、男性、遗传因素（家族史）等，管理策略主要是告知与沟通；后者包括高血压、糖代谢异常、血脂异常、房颤、吸烟等，是管理重点。

（1）高血压管理

1）降压启动时机和降压目标：在缺血性卒中急性期发现血压升高，若在控制继发性血压升高因素（如疼痛、颅内高压、尿潴留等）后血压仍高，且本次发病机制不考虑低灌注因素，可以在24~72小时内启动（既往未服用降压药物）或重新启动（既往长期服用降压药物）降压治疗，降压目标为降低15%左右。急性期后，长期二级预防血压控制目标一般为140/90mmHg以下，可结合患者梗死病因、颅内外大动脉狭窄情况及心肾情况等酌情调整目标值。

2）降压药物选择：降压治疗减少卒中发病风险的获益主要来自降压本身，应结合不同降压药物的药理特征，以及患者的个体情况恰当地选择降压药物。注意若需要较快达到降压目标时（如溶栓后、血管内治疗后、合并主动脉夹层等情况时），应注意长效和短效降压药物相结合，必要时可短期应用静脉降压药物。同类降压药物尽量不要同时联合应用。

（2）脂代谢异常管理

1）降脂启动时机和降脂目标：对非心源性缺血性卒中（尤其是考虑为动脉粥样硬化性缺血性卒中的患者），均应在急性期就尽快启动或继续降脂治疗，急性期降脂目标为低密度脂蛋白胆固醇（LDL-C）下降≥50%或LDL-C<1.8mmol/L（70mg/dl），长期二级预防降脂目标为维持LDL-C<1.8mmol/L

（70mg/dl）。

2）降脂药物选择：主要包括他汀类药物、依折麦布和 PCSK9 单抗（前蛋白转化酶枯草溶菌素 9 型）等。他汀类药物的治疗强度依据治疗后 LDL-C 相比基线 LDL-C 值，下降超过 50% 定义为高强度他汀类药物治疗，下降 30%~50% 定义为中等强度他汀类药物治疗。降脂药物剂量及降脂强度对照情况见表 1-14。降脂药物首选他汀类药物治疗，若他汀类药物达到最大耐受剂量仍不能达标，可加用依折麦布或 PCSK9 单抗联合治疗。对于高龄患者、肝功能受损、肾功能不全或与共同用药存在潜在相互作用的不良反应高危人群，应注意评估应用高强度的他汀类药物的获益与风险，合理选择药物及剂量，并注意监测相关副反应。

表 1-14　降脂强度及常用调脂药物剂量对照表

降脂强度	常用调脂药物剂量
低强度降脂治疗 （降低 LDL-C<30%）	● 辛伐他汀 10mg/d ● 普伐他汀 10~20mg/d ● 匹伐他汀 1mg/d ● 依折麦布 10mg/d
中等强度降脂治疗 （降低 LDL-C 30%~49%）	● 阿托伐他汀 10~20mg/d ● 瑞舒伐他汀 5~10mg/d ● 辛伐他汀 20~40mg/d ● 匹伐他汀 2~4mg/d ● 普伐他汀 20mg/d+ 依折麦布 10mg/d ● 辛伐他汀 10mg/d+ 依折麦布 10mg/d
高强度降脂治疗 （降低 LDL-C 50%~60%）	● 阿托伐他汀 40~80mg/d ● 瑞舒伐他汀 20~40mg/d ● 辛伐他汀 20~40mg/d+ 依折麦布 10mg/d ● 普伐他汀 40mg/d+ 依折麦布 10mg/d ● 匹伐他汀 2~4mg/d+ 依折麦布 10mg/d ● 阿托伐他汀 10~20mg/d+ 依折麦布 10mg/d
超高强度降脂治疗 （降低 LDL-C>60%）	● 阿托伐他汀 40~80mg/d+ 依折麦布 10mg/d ● 瑞舒伐他汀 20~40mg/d+ 依折麦布 10mg/d

（3）糖代谢异常管理

1）降糖启动时机和降糖目标：在缺血性卒中急性期发现血糖升高，应尽快启动降糖治疗，降糖目标为将餐后血糖控制在 7.8~10.0mmol/L（140~180mg/dl），注意密切监测防止低血糖。若血糖低于 3.3mmol/L（60mg/dl），应及时给予治疗。糖化血红蛋白值治疗目标为≤7%。

2）降糖药物选择：降糖药物应充分考虑患者的临床特点和药物的安全性，核心目标为控制血糖达标且能耐受相关副作用及花费等。在急性期，若血糖较高，建议先早期应用胰岛素尽快控制血糖达标，其后逐渐调整为适宜的长期降糖方案。

（4）其他危险因素管理：包括指导戒烟、限酒、减肥、降血同型半胱氨酸（补充叶酸、维生素 B_6，以及维生素 B_{12}）等。

5. 卒中并发症管理

（1）卒中后吞咽困难管理：所有急性缺血性卒中患者经口进食、进水前均应完成吞咽功能筛查来鉴别是否存在误吸。首先进行意识状态评估，存在意识障碍的患者不能正常进食。对意识清醒，生命体征平稳的患者进行进一步吞咽筛查，筛查方法包括量表法和检查法。常用量表为进食评估问卷调查工具 -10（EAT-10）、临床吞咽功能评估量表等。常用检查法为反复唾液吞咽试验、洼田饮水试验等。

洼田饮水试验为临床最常用的筛查方法，管床医生在床旁即可完成，操作及评价流程如表 1-15。

洼田饮水试验异常的患者应请康复师进一步评估是否可进食。

有可疑误吸风险的患者需要进一步给予仪器检查，包括纤维光学内镜吞咽功能评估（FEES）、电视透视下吞咽能力检查（VFSS）等，以明确是否存在误吸及明确导致吞咽困难的原因，并指导治疗方案。

所有吞咽障碍患者均应在 48 小时内进行营养及水分补给的评价，监测患者体重变化，要注意进行口腔卫生管理以降低吸入性肺炎风险。不能安全有效进食的患者（包括进食量不足以维持足够营养且短期内无法明显改善者）应尽快开始肠内营养。

表 1-15　洼田饮水试验

患者端坐，喝下 30ml 温开水，观察所需时间和呛咳情况		
1 级（优）：能顺利地 1 次将水咽下		
2 级（良）：分 2 次以上，能不呛咳地咽下		
3 级（中）：能 1 次咽下，但有呛咳		
4 级（可）：分 2 次以上咽下，但有呛咳		
5 级（差）：频繁呛咳，不能全部咽下		
结果评估	正常：1 级，5s 之内完成	
	可疑：1 级，5s 以上完成或 2 级	
	异常：3~5 级	

吞咽障碍的康复包括吞咽训练、环境改造（直立体位进食）、应用吞咽辅助工具和适当的饮食调整等。神经肌肉电刺激、咽部电刺激、物理刺激、针灸治疗等可以作为吞咽障碍的辅助治疗方法。

（2）下肢深静脉血栓形成的预防：深静脉血栓形成（deep venous thrombosis，DVT）是血液在深静脉内不正常凝结引起的静脉回流障碍性疾病，多发生于下肢。血栓脱落可引起肺动脉栓塞（pulmonary embolism，PE），两者合称为静脉血栓栓塞（venous thromboembolism，VTE）。

对缺血性卒中患者，预防 DVT 的措施包括：

1）鼓励患者尽早活动、抬高下肢，尽量避免下肢（尤其是瘫痪侧）静脉输液。无离床禁忌者早期离床活动；不能离床者也应在床上多抬高及活动下肢。

2）对于活动能力受限的无禁忌证缺血性卒中患者，除了常规治疗外（阿司匹林和补液），尽早使用间歇充气加压装置联合常规治疗以减少深静脉血栓风险。

3）缺血性卒中患者不推荐使用弹力袜。

4）对于活动受限的急性缺血性卒中患者可联合采用预防剂量低分子肝素（LMWH）治疗。

5）注意 D- 二聚体和下肢静脉超声检测是协助诊断 DVT 的工具，但不必等到其结果回报后再开始预防 DVT 的工作。缺血性卒中人群几乎都为 DVT 的相对高危人群，故 DVT 的预防工作越早开始越好。

6）有肌间静脉血栓或深静脉血栓也不建议完全制动（易使血栓进展），可适度活动、抬高患肢，避免局部挤压即可。

（3）肺部感染及尿路感染的预防：肺部感染和尿路感染均为卒中后的常见并发症。对于活动能力受限和咳嗽的卒中患者，肺部感染不仅是最常见的并发症，也是卒中后死亡的重要原因之一。15%~60% 的卒中患者可发生尿路感染，不仅可以独立预测较差结局，并且是可以导致菌血症或败血症的潜在并发症。

对缺血性卒中患者，预防肺部感染和尿路感染的措施包括：

1）鼓励患者尽早活动，避免过度卧床。即便需要长期卧床患者，也尽量多采用坐位或半卧位。

2）良好的肺部护理有助于预防肺炎，对于不能自主活动的患者，要勤翻身、拍背、吸痰等。

3）对不能自主进食的患者，早期下鼻饲；能自主进食的患者，也一定要在意识清醒、坐位或半卧位时进食，保证前一口完全咽下后再继续进食下一口，以最大程度避免误吸风险。

4）气管插管患者的预防措施包括半卧位通气、气道位置、吸痰、早期活动，并在可能的情况下缩短使用插管的时间。

5）由于可能增加导管相关性尿路感染风险，不推荐常规留置膀胱导尿管。对于卒中急性期可能需要留置导管的患者，当病情平稳后应尽快拔除。间歇性导尿可以减少感染风险，纸尿裤及间歇性导尿可用于替代留置导尿管。

6）不推荐预防性应用抗生素。

7）卒中后出现发热应积极寻找肺部感染及尿路感染征象，并及时给予适当的抗生素治疗。

（4）脑水肿：脑水肿可见于各种脑梗死类型，尤其是大面积脑梗死。治疗包括一般措施、药物治疗和手术治疗等。一般措施包括床头抬高 20°~30° 以促进静脉回流、限制游离水以减少低渗液体、避免多余葡萄糖摄入、改善低氧血症和高碳酸血症，以及诱导低温治疗等。应避免使用降压药物，特别是可引起脑血管过度扩张的药物。药物治疗包括甘露醇、甘油果糖、高张盐溶液、白蛋白、呋塞米等。手术治疗的目的除了挽救生命外，还应包括改善功能预后，故不能仅在危及生命时才进行抢救性手术治疗，而是尽量对符合指南推荐、有手术适应证且能从手术获益的患者早期行手术治疗。

大面积脑梗死或小脑梗死患者容易发生脑水肿和脑疝，应注意密切监测，并与患者及家属提前沟通治疗决策、相关风险及可能的预后。

大面积脑梗死患者合并脑水肿和颅内压升高的风险高，推荐将患者转送至重症监护室或卒中单元。对于尽管接受了药物治疗却在发病后 48 小时内出现神经功能恶化的单侧大脑中动脉梗死的患者，如年龄 ≤60 岁，推荐行去骨瓣减压及硬脑膜扩张术；年龄 >60 岁者可以考虑行去骨瓣减压及硬脑膜扩张术。

推荐脑室引流术治疗小脑梗死后梗阻性脑积水。是否需要同时或后续行去骨瓣减压术应基于梗死体积、神经功能状态、脑干受压程度，以及药物治疗有效性等因素。小脑梗死患者虽经过最大程度的药物治疗，但仍因脑干受压而出现神经功能恶化时，推荐实施枕骨下去骨瓣减压及硬脑膜扩张术。当安全性及适应证得到确认后，应同时行脑室引流术以治疗梗阻性脑积水。

对于幕上大面积梗死或小脑梗死伴有占位征象且进行性神经功能恶化的患者，使用抢救性渗透性药物治疗是合理的。对于脑肿胀所致的急危重性神经功能下降患者，使用短暂适度的过度换气（PCO_2 目标值 30~34mmHg）作为过渡治疗是合理的。

对于大脑半球或小脑梗死伴脑肿胀的患者，不推荐使用低温或巴比妥类药物治疗。不推荐使用类固醇类药物（普通或大剂量）治疗缺血性卒中后合并的脑水肿和颅内压增高。

（5）卒中后出血转化：卒中后出血转化在缺血性卒中患者并不少见，无论是否行血管再通治疗。未行血管再通治疗的患者也可发生出血转化，特别是大面积梗死、高龄、心源性栓塞，或使用强化抗栓治疗（如双联抗血小板、抗凝＋抗血小板治疗）等情况时。血管再通的患者出血转化比例会明显升高，尤其是症状性颅内出血比例显著增加。

对于卒中后出血转化的处理，首先是要区分是症状性出血转化还是无症状性出血转化，症状性出血转化的定义可参见表 1-16（主要来自急性缺血性卒中的各项静脉溶栓研究）。

无症状性出血转化一般无须立即调整抗栓药物，但应进行更密切监测和预防出血转化加重（如更严格的血压管控）。

表 1-16　缺血性卒中症状性出血转化定义类型

定义	具体定义描述	影像扫描时间点
NINDS 定义	CT 发现出血 + 任何神经功能下降	发病 24h，7~10d 或临床症状提示有出血时
ECASS Ⅱ定义	任何出血 +NIHSS 评分增加≥4 分	治疗后 22~36h，7d 或临床症状加重时
SITS-MOST 定义	梗死部位或远隔部位血肿体积 >30% 梗死体积，有明显占位效应 +NIHSS 评分增加≥4 分	治疗后 22~36h
ECASS Ⅲ定义	任何出血 +NIHSS 评分增加≥4 分，确定出血是神经功能恶化的主要原因	治疗后 22~36h

注：NINDS，美国国家神经病与卒中研究所；ECASS Ⅱ，the Europe Cooperative Acute Stroke Study Ⅱ，欧洲急性卒中协作研究Ⅱ；SITS-MOST，阿替普酶急性卒中溶栓安全应用的监测研究；ECASS Ⅲ，the Europe Cooperative Acute Stroke Study Ⅲ，欧洲急性卒中协作研究Ⅲ。

患者出现神经系统功能恶化、全脑症状加重（如头痛、呕吐、意识障碍等）、血压升高或不稳、癫痫发作等时须怀疑是否出现症状性出血转化，应及时复查头颅 CT，完善血常规、凝血功能等实验室检查，尽快明确出血情况及出血原因。发生症状性出血转化的患者，应停用抗栓（抗血小板、抗凝）治疗等致出血药物，参照脑出血的管理原则进行进一步治疗。何时可以重启抗栓治疗，应参考以下因素，权衡获益与风险综合抉择：出血吸收或进展情况（是否仍有活动性出血）、导致出血因素是否已解除或得到有效控制、暂停抗栓药的缺血风险等。

（6）卒中后痫性发作和卒中后癫痫：卒中后痫性发作及卒中后癫痫的发病率为 2%~15%，卒中后痫性发作是指卒中后单次或复发性痫性发作，与卒中导致的可逆性或不可逆性脑组织损伤有关，而不考虑卒中后出现发作的时间。卒中后癫痫是指卒中后出现两次及以上的非诱发性癫痫发作，通常卒中前无癫痫病史，在卒中后一定时间内出现癫痫发作，排除脑部和其他代谢性病变，一般脑电监测到的痫性放电与卒中部位具有一致性。

卒中后癫痫诊断总体较容易诊断，老年人卒中后癫痫可表现为一些不常见的发作形式，增加了诊断的难点。注意鉴别的疾病包括：与卒中相关的肢体抖动型短暂脑缺血发作、谵妄、偏身投掷、舞蹈、肌张力障碍等；另外有诱因的发作，比如感染、电解质紊乱、心律失常等造成的抽搐，都需要与卒中后癫痫相鉴别。

卒中后癫痫的一些特殊表现形式可造成的精神、认知、行为异常等，甚至癫痫发作造成的托德瘫痪（Todd paralysis）（有报道可以持续 4 天）也要警惕被误诊为卒中再发。

卒中后癫痫诊断最主要靠临床表现，脑电图有助于鉴别痫性与非痫性发作，也有助于了解后期再次发作风险、指导后续抗癫痫用药等。最有价值的异常脑电图表现是发作间期癫痫样异常放电，如尖慢波、棘慢波、偏侧周期性放电（LPD，周期性一侧癫痫样放电）、双侧独立周期性放电（BIPD，双侧独立周期性偏侧癫痫样放电）、全面性周期性放电（全面性周期性癫痫样放电）等，预示发展为癫痫发作可能性增加，提示更需要应用较长时程的抗癫痫药物治疗。

卒中后癫痫的抗癫痫药物治疗注意事项如下。

1）抗癫痫药物启动时机：首先区分是早发性癫痫发作（early seizure，ES）还是晚发性癫痫发作（late seizure，LS）。ES 一般指 1 周内的，高峰期是 24 小时内；LS 一般指卒中发病至少 1 周后的癫痫发作，高峰期为卒中后 6~12 个月。ES 发生 2 次及以上或 1 次 ES+ 脑电图提示痫性放电，应给予抗癫痫药物治疗；LS 发生 1 次及以上就应给予抗癫痫药物治疗。若发生癫痫持续状态，则应立刻给予抗癫痫治疗。

2）抗癫痫药物选药：卒中后癫痫本质是症状性癫痫，以部分性发作为主要类型，应根据发作类型选择抗癫痫药物。需要考虑与治疗卒中相关药物的相互作用，以及老年患者认知功能、骨质疏松、肝肾功能等状况及耐受性。建议首选新型抗癫痫药物，如左乙拉西坦、拉莫三嗪、托吡酯等。首选单药，小剂量起始、缓慢加量，维持最小有效剂量。

3）停药时机：一般要求 2 年以上无发作考虑停药。存在脑结构性异常者应当延长到 3~5 年无发作再停药。减药前须复查脑电图，停药前最好再次复查脑电图，无癫痫样放电再考虑减停药物。单药治疗时减药过程应当不少于 6 个月；多药治疗时每种抗癫痫药物减停时间不少于 3 个月，一次只撤停一种药。

（7）卒中后情感障碍管理：卒中后情感障碍包括卒中后抑郁（post-stroke depression，PSD）和卒中后焦虑（post-stroke anxiety，PSA），是指发生于卒中后表现为一系列抑郁 / 焦虑症状和相应躯体症状的综合征，是卒中后常见且可治疗的并发症之一，如未及时发现和治疗，将影响卒中后患者神经功能的恢复和回归家庭及社会的能力。PSD 和 PSA 两者经常并存，在发病机制、筛查及治疗上也有许多共通之处。

1）筛查、评估和诊断：PSD 和 PSA 可以发生在卒中急性期及康复期的任何阶段，常见于卒中后 1 年内，发生率约 1/3，故所有卒中后患者均应考虑筛查 PSD 和 PSA。筛查建议在卒中后的多个不同阶段进行。特别是在病情反复（如急性加重或经久不愈）或治疗地点变更（如从急性治疗地点到康复治疗地点或在回归社会前）的时候，重复筛查是十分必要的。

筛查量表可选用 90 秒四问题提问法、9 条目患者健康问卷（Patient Health Questionnaire-9，PHQ-9）、广泛性焦虑量表（Generalized Anxiety Disorder-7，GAD-7）等。初筛阳性患者须进行进一步评估，最常用量表为汉密尔顿抑郁 / 焦虑评分量表，对于 PSD 和 PSA，目前尚无统一的特异性诊断标准。在临床实践过程中，推荐症状学的诊断和抑郁评估量表的得分相结合的诊断模式。抑郁或焦虑的严重程度，可参考评估量表采用评分的分级标准，分为轻度、中度及重度。

PSD 和 PSA 的诊断要求：至少出现 3 项或以上抑郁或焦虑症状（且至少包含 1~2 项核心症状）；至少持续 1 周以上；症状引起有临床意义的痛苦或导致社交、职业或者其他重要功能方面的损害；在卒中后 1 年内出现，且排除其他明确病因引起的抑郁或焦虑障碍。

2）治疗：应综合运用非药物治疗（心理治疗、康复训练等）和药物治疗等多种治疗手段，以达到最佳的治疗效果。抗焦虑或抗抑郁治疗均应足疗程、规范治疗，故在治疗前应与患者及家属进行充分沟通，讲明治疗的必要性、疗程及风险因素等，在参照循证依据的同时，也应充分遵循个体化治疗的原则并考虑风险因素及患者（家属）意愿、依从性等，合理选择治疗手段及治疗药物。应注意监控和评估治疗的依从性、疗效、不良反应，以及症状复发的可能性。

常用 PSD 和 PSA 治疗药物包括 5- 羟色胺（5-HT）选择性重摄取抑制剂（selective serotonin reuptake inhibitor，SSRI）、5- 羟色胺去甲肾上腺素重摄取抑制剂（serotonin-norepinephrine reuptake inhibitor，SNRI）、去甲肾上腺素能及特异性 5- 羟色胺能抗抑郁药（noradrenergic and specific serotonergic antidepressant，NaSSA）、三环类抗抑郁药（tricyclic antidepressant，TCA）、苯二氮䓬类药物（benzodiazepine，BZD）和一些其他作用机制药物，如曲唑

酮（5-HT$_{2A}$受体拮抗和5-HT和去甲肾上腺素选择性重摄取抑制作用）、氟哌噻吨美利曲辛、中药制剂（如乌灵胶囊和舒肝解郁胶囊等）。

临床应用一般建议首选新型抗抑郁或抗焦虑药物，如SSRI、SNRI及NaSSA等，这些药物绝大部分都同时兼有抗抑郁及抗焦虑作用，副作用相对较少。而传统药物，如TCA和BZD价钱便宜，在各级医院均较易获得，但缺点也比较突出，如TCA不良反应较其他新型抗抑郁药更为明显，对卒中患者使用时尤其要注意以下不良反应：直立性低血压、心动过速、嗜睡、增加体重、锥体外系症状、自主神经紊乱等。不良反应较重者宜减量、停药或换用其他药。BZD在临床中主要用于抗焦虑、镇静和催眠，此类药物对抗广泛性焦虑障碍和社交恐惧症具有良好的作用，对于卒中后焦虑症状也具有一定缓解作用，但限于短期使用（一般2~4周以内），长时间使用此类药物会引起患者依赖性，并产生药物耐受及戒断症状。

常用PSD和PSA治疗药物、类别及推荐剂量见表1-17。治疗剂量应个体化，初始剂量为最小推荐常规剂量的1/4~1/2（尤其高龄卒中患者），剂量应缓慢增减；药物治疗要足量、足疗程，在抑郁症状缓解后应维持治疗4~6个月以上，以预防复发。

表 1-17 常用卒中后抑郁及焦虑治疗药物

药物名称	类别	推荐常规剂量
舍曲林	SSRI	50~100mg/d
艾司西酞普兰	SSRI	10mg/d
西酞普兰	SSRI	10~20mg/d
氟西汀	SSRI	20~40mg/d
帕罗西汀	SSRI	100~200mg/d
文拉法辛	SNRI	75~225mg/d
度洛西汀	SNRI	60~120mg/d
米氮平	NaSSA	15~45mg/d

续表

药物名称	类别	推荐常规剂量
阿米替林	TCA	50~150mg/d，分 2~3 次 /d
劳拉西泮	BZD	2~6mg/d，分 2~3 次 /d
曲唑酮	三唑吡啶类	100~200mg/d，分 1~2 次 /d
氟哌噻吨美利曲辛	复方制剂	10.5~21mg/d，分 1~2 次 /d
乌灵胶囊	中药制剂	0.99g/d，分 3 次 /d

PSD 和 PSA 患者如出现以下情况之一，建议请精神科医师会诊或转诊精神科治疗：①重度 PSD 或 PSA；②伴有自杀风险，包括有自杀想法和 / 或自杀行为；③经规范治疗后仍效果不佳，如 4~6 周后仍无缓解、反复复发、症状迁延难治等；④伴有精神病性症状，尤其有自伤或伤人行为时。

（8）卒中后认知障碍管理：约 1/3 的卒中患者会经历卒中后认知障碍（post-stroke cognitive impairment，PSCI），生活质量及生存时间受到严重影响。PSCI 是指在卒中事件后出现并持续到 3~6 个月时仍存在的以认知损害为特征的临床综合征。

1）筛查、评估和诊断：首先要尽可能评估卒中前认知状态，可通过询问患者家属（或照料者）或采用专门的知情者问卷（如老年人认知功能减退知情者问卷）来了解患者卒中前的认知状态；其次卒中后启动认知评估的最佳时机为急性期病情稳定时（一般为 1~2 周时）；最后，随访认知评估的最重要时机为 3 个月时，其后随访周期尽量保证每 3 个月随访 1 次（至少尽量卒中后第 1 年内保持此频率，其后随访周期可酌情延长）。

老年认知功能减退知情者问卷（Informant Questionnaire on Cognitive Decline in the Elderly，IQCODE）适合于卒中单元内尽早评估患者卒中前的认知状态；1.5~3 分钟的简易认知评估量表（Mini-Cog）可用于卒中急性期认知功能筛查；MMSE 和 MoCA 是最常使用的进行认知损害筛查的整体认知评估量表；牛津认知筛查（Oxford Cognitivescreen，OCS）量表等适用于伴失语、忽视的卒中患者。

PSCI 诊断的确立应当具备三个要素。

A. 明确的卒中诊断：临床或影像证据支持的卒中诊断，包括短暂性脑缺血发作、出血性卒中和缺血性卒中。

B. 存在认知损害：患者主诉或知情者报告或有经验临床医师判断卒中事件后出现认知损害，且神经心理学证据证实存在一个以上认知领域功能损害或较以往认知减退的证据。

C. 卒中和认知损害的时序关系：在卒中事件后出现，并持续到 3~6 个月。

PSCI 按照认知受损的严重程度，可分为卒中后认知障碍非痴呆（post-stroke cognitive impairment no dementia，PSCIND）和卒中后痴呆（post-stroke dementia，PSD）。二者区别在于 PSD 患者生活、工作能力严重受损，而 PSCIND 患者生活和工作能力可完全正常或轻度受损。

2）治疗：卒中后认知障碍需要早期预防，综合防治。PSCI 治疗的主要目的是延缓认知障碍的进一步下降、提高认知水平、改善精神行为症状和提高日常生活能力。

胆碱酯酶抑制剂（多奈哌齐、卡巴拉汀）可用于 PSCI 的治疗，改善患者的认知功能和日常生活能力；胆碱酯酶抑制剂加兰他敏对 PSCI 可能有效，但安全性和耐受性较差；美金刚的安全性和耐受性较好，对卒中后失语可能有效。

丁苯酞、银杏叶提取物、甘露特钠、尼麦角林、尼莫地平、胞磷胆碱、己酮可可碱、小牛血去蛋白提取物，以及养血清脑颗粒、消栓肠溶胶囊、脑心通等药物均有可能改善患者的认知功能，但在 PSCI 中的作用仍需大样本临床试验进行研究及证实。

认知训练干预研究对改善 PSCI 可能有效，康复治疗应该个体化，并需要一个长期的目标，以尽可能地使患者能够恢复一些生活能力，如自我照料、家庭和经济管理、心理平衡，以及重归工作岗位等。

【预后评估与随访管理】

（一）预后评估

缺血性卒中患者预后评估包括两方面内容。

1. 评估患者本次卒中造成的远期遗留功能残疾及死亡风险　主要相关因素包括本次梗死情况（梗死部位、大小、病因亚型等）、发病时 / 出院时的功能残疾情况（NIHSS 评分等）、既往功能残疾情况（mRS 评分等）、本次卒中并发症情况（如肺部感染、深静脉血栓、卒中后认知及情感障碍情况等）、个人基础情况（如年龄、性别、具有的卒中危险因素、既往伴随疾病等）、是否再灌注治疗、后期康复完成情况等。目前国内外对评估缺血性脑卒中功能预后及死亡风险的方法并没有一个金标准，一些预后评估量表可协助相对定量后了解功能预后及死亡风险，可参考的缺血性卒中预后评估量表包括缺血性卒中预后评分（iScore）、瑞士洛桑急性缺血性脑卒中登记评分（ASTRAL）、血管事件总体健康风险评分（THRIVE）等。

我国住院急性缺血性卒中患者发病后 1 个月内病死率约为 2.3%~3.2%，3 个月时病死率 9%~9.6%，致残疾率为 34.5%~37.1%，1 年病死率 14.4%~15.4%，致残疾率 33.4%~33.8%。

2. 评估患者再次复发缺血性卒中的风险　主要相关因素包括本次梗死病因亚型、颅内外大动脉狭窄情况、个人基础情况（如年龄、性别、具有的卒中危险因素等）、二级预防措施实施情况等。一些卒中复发风险评估量表可协助相对定量了解一定时期内（如 3 个月、1 年、5 年等）的卒中复发风险，可参考的缺血性卒中复发风险评估量表，包括 Essen 卒中风险评分（表 1-18）、CHADS$_2$ 评分（见表 1-11）、CHA$_2$DS$_2$-VASc 评分（见表 1-11）等。我国缺血性卒中的年复发率高达 17.7%。

表 1-18　Essen 卒中风险评分量表

危险因素	评分
年龄 65~75 岁	1
年龄 >75 岁	2
高血压	1
糖尿病	1
既往心肌梗死	1
其他心血管疾病（除外心肌梗死和房颤）	1
周围动脉病	1
吸烟	1
既往 TIA 或缺血性卒中病史	1
总分	最高为 9

注：此表用于评估非心源性卒中复发风险。总分 0~2 为低危，3~6 为中危，7~9 为高危。

（二）随访管理

应针对影响预后的两方面内容对缺血性卒中患者进行针对性监测和防控，通过定期随访及时酌情调整相应防治方案，从而指导正确康复及并发症防控，改善功能残疾，同时指导长期规范二级预防，最大化降低卒中复发风险。

建议脑血管病专科门诊定期随访，建议随访时间点及主要随访内容如表 1-19。

表 1-19　缺血性卒中患者门诊定期随访时间及内容

随访内容	2 周	3 个月	半年	1 年	每半年至 1 年
神经功能恢复情况	√	√	√	√	√
是否有卒中复发	√	√	√	√	√
卒中后并发症情况	√	√	√	√	√
卒中二级预防执行情况	√	√	√	√	√

续表

随访内容	2周	3个月	半年	1年	每半年至1年
卒中防治药物的不良反应监测	√	√	√	√	√
血常规	必要时	√	√	√	√
血脂/血糖/血压	必要时	√	√	√	√
肝肾功能、肌酸激酶	必要时	√	√	√	√
其他指标（血电解质、大便潜血等）	必要时	√	必要时	√	必要时
TCD	必要时	√	√	√	√
颈部血管超声	必要时	√	√	√	√
脑组织影像（头颅CT/MRI）	必要时	必要时	√	必要时	√
脑血管影像评价（MRA/CTA）	必要时	必要时	√	必要时	√
脑灌注影像评价（CTP/PWI）	必要时	必要时	必要时	必要时	必要时
心脏评价（心脏超声、动态心电图等）	必要时	必要时	√	必要时	√

备注："必要时"指根据患者个体具体情况酌情选择，非必须，如2周时一般无须复查血化验及辅助检查，但若患者出现肌痛，可复查肌酸激酶若患者出现症状进展，可复查头颅影像及血管等。

廖晓凌　罗岗　赵雅慧

推荐阅读 ●●●

［1］WANG W Z, JIANG B, SUN H X, et al. Prevalence, incidence, and mortality of stroke in China: Results from a nationwide population-based survey of 480 687 adults［J］. Circulation, 2017, 135（8）: 759-771.

［2］中华医学会神经病学分会, 中华医学会神经病学分会脑血管病学组. 中国急性缺血性脑卒中诊治指南 2018［J］. 中华神经科杂志, 2018, 51（9）: 666-682.

［3］中国卒中学会. 中国脑血管病临床管理指南［J］. 2版. 北京: 人民卫生出版社, 2023.

［4］POWERS W J，RABINSTEIN A A，ACKERSON T，et al. Guidelines for the early management of patients with acute ischemic stroke：2019 update to the 2018 guidelines for the early management of acute ischemic stroke：A guideline for healthcare professionals from the American Heart Association/American Stroke Association［J］. Stroke，2019，50（12）：e344-e418.

［5］BERGE E，WHITELEY W，AUDEBERT H，et al. European Stroke Organisation（ESO）guidelines on intravenous thrombolysis for acute ischaemic stroke［J］. Eur Stroke J，2021，6（1）：I-LXⅡ.

［6］中国卒中学会，中国卒中学会神经介入分会，中华预防医学会卒中预防与控制专业委员会介入学组 . 急性缺血性脑卒中血管内治疗中国指南 2023［J］. 中国卒中杂志，2023，18（6）：684-711.

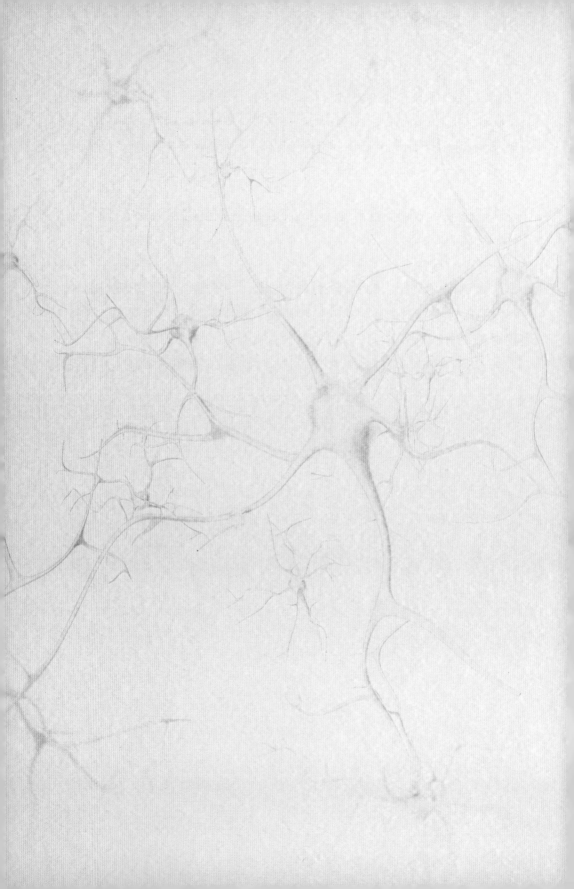

第二章

短暂性脑缺血发作

【概述】

（一）定义与流行病学

短暂性脑缺血发作（transient ischemic attack，TIA）和脑梗死是缺血性脑损伤这一动态过程的不同阶段。随着影像技术的进步，弥散加权成像（diffusion weighted imaging，DWI）等磁共振检查技术的普及，TIA 的定义也经历了从既往的以"时间-症状"来诊断 TIA，到现在的以"是否存在组织学损害"来界定脑梗死和 TIA。2009 年美国卒中协会（American Stroke Association，ASA）更新了 TIA 的定义：短暂性脑缺血发作是指脑、脊髓或视网膜局灶性缺血所致的、不伴急性梗死的短暂性神经功能障碍。

2010 年我国 TIA 流行病学调查显示，我国成人标化的 TIA 患病率为 2.27%，知晓率仅为 3.08%，在 TIA 人群中，有 5.02% 的人接受了治疗，仅 4.07% 接受了指南推荐的规范化治疗。《2021 AHA/ASA 卒中与短暂性脑缺血发作（TIA）患者卒中预防指南》指出，在美国每年约有 24 万人经历 TIA。

（二）病因与发病机制

TIA 的病因和发病机制有很多学说，TIA 的病因多为大动脉粥样硬化、心源性栓塞等。针对 TIA 的发病机制主要有以下 4 种理论。

1. 血流动力学理论　在各种原因（如大动脉粥样硬化、动脉炎、烟雾病等）所致的颈内动脉系统或椎-基底动脉系统严重狭窄的基础上，由于血压的急剧波动导致的一过性缺血。血流动力型 TIA 的发作特点多为形式刻板、频率密集、持续时间相对短暂。

2. 微栓塞理论　由于来自动脉或心脏的斑块、附壁血栓、胆固醇结晶等物质栓塞到小动脉，导致相应供血区域脑组织缺血，当栓子破碎或移向远端，血管再通，血流恢复，症状缓解，见图 2-1。微栓塞型 TIA 的发作特点多为形式多变、频率稀疏、持续时间较长。

3. 血液成分改变　血液成分堵塞脑的微血管，会导致 TIA。如贫血、血小板增多症、白血病、血纤维蛋白原含量增高、异常蛋白血症等均可诱发 TIA。

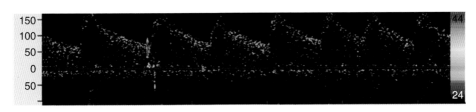

图 2-1　经颅多普勒监测到的微栓子信号（图中红色高亮信号）

4. 颅内动脉炎、烟雾病、蛛网膜下腔出血或介入手术后的脑动脉痉挛等也可诱发 TIA。

【临床表现】

（一）常见表现与体征

1. 肢体无力　一个或多个身体节段（面部、手臂、手、腿）突然出现短暂性运动无力。

2. 语言障碍　突然出现短暂性表达障碍或理解障碍，或两者兼有。

3. 感觉缺失　两个或多个身体节段（面部、手臂、手、腿）突然出现短暂性感觉丧失。

4. 偏盲或象限盲　视野部分突然出现短暂性视力丧失（同向性偏盲或象限视）。

5. 单眼视力丧失　突然出现短暂性单眼视力丧失。

6. 眩晕　突然出现短暂性眩晕并伴有其他 TIA 症状。

7. 视物成双　突然出现短暂性复视并伴有其他 TIA 症状。

8. 构音障碍　突然出现短暂性构音障碍并伴有其他 TIA 症状。

9. 共济失调　突然出现短暂性共济失调并伴有其他 TIA 症状。

（二）少见类型 TIA

1. 肢体抖动型短暂性脑缺血发作（limb-shaking transient ischemic attack，LS-TIA）　是临床罕见的颈内动脉系统短暂性脑缺血发作的一种类型。1962年由 Fisher 等首先报道，并称之为肢体抖动综合征（limb shaking syndrome，LSS）。LS-TIA 的主要发病机制是在动脉粥样硬化引起颈内动脉或大脑中动脉重度狭窄或闭塞等的基础上，由于大脑血流动力学改变引起的低灌注。LS-TIA 往往表现为发作性、刻板性、短暂性且难以控制的单肢、一侧上下肢或仅有手或脚的不自主运动，这种刻板发作的临床特点符合低灌注理论。大多数 LS-TIA 患者在接受抗血小板聚集、颈内动脉血管支架置入术或颈动脉内膜切除术后症状消失，进一步阐明了血流动力不足导致该病的发生。另外，较多的 LS-TIA 患者存在分水岭区梗死灶，这也为低灌注学说提供了有力的证据。低灌注导致 LS-TIA 的生理学机制可能为皮质缺血、缺氧导致皮质下脱抑制，从而导致肢体过度运动。LS-TIA 要与可能出现抖动的疾病，如帕金森病或帕金森综合征、癔症、肝豆状核变性等相鉴别。LS-TIA 虽也表现为肢体抖动，但往往在抖动后会出现阵发性肢体无力症状。

2. 短暂性全面性遗忘（transient global amnesia，TGA） 表现为突然发生的顺行性遗忘，伴有重复发问，一般持续 4~6 小时，不超过 24 小时，不伴有其他神经系统功能缺损。海马病变会导致顺行性遗忘，故推测 TGA 的病变部位在海马，可能是由于大脑后动脉颞支缺血累及边缘系统的颞叶海马、海马旁回、穹窿等结构，导致一过性顺行性遗忘。

3. 内囊预警综合征（capsular warning syndrome，CWS） 是 Donnan 等人首先提出的术语，临床特点为反复出现的发作性运动和 / 或感觉障碍。一般指在 24~72 小时内反复出现至少 3 次刻板样发作的短暂性运动和 / 或感觉症状，累及包括面部、上肢、下肢中的 2 个及以上部位，且无皮质受累表现（如忽视、失语、失用等）的一组临床综合征。CWS 是 TIA 中的一类特殊亚型，占所有 TIA 的 1.5% 左右。CWS 被认为是一种小血管穿支动脉病，其可能的发病机制包括局部动脉 - 动脉栓塞、血流动力学不足和血管痉挛。CWS 进展为脑梗死的风险极高，在 40%~60% 的 DWI 上发现内囊附近有新发梗死病灶，见图 2-2。CWS 短期内频繁发作的机制尚不清楚，普遍认为与穿支动脉原位粥样硬化有关，推测脑内的小动脉粥样硬化、小动脉微血栓栓塞或血流动力学改变可能参与其发病，在大脑中动脉深穿支动脉硬化或高血压等因素引起小动脉狭窄的基础上，继发血流动力学变化可能是其发病机制。

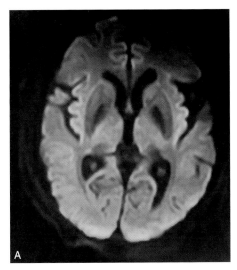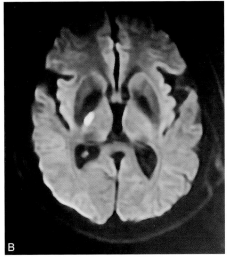

图 2-2　内囊预警综合征 MRI-DWI 表现

男性，52 岁，高血压病史。因"发作性左肢无力 40 小时"入院，急诊 MRI-DWI，未见急性梗死灶（A），诊断为 TIA。入院后第三天出现左肢无力再发，持续不缓解，复查 MRI-DWI，示右侧内囊后肢出现弥散受限病灶（B），诊断为急性脑梗死。

4. 脑桥预警综合征（pone warning syndrome，PWS）　是类似于 CWS 的一种 TIA 表现形式，症状表现为运动或感觉障碍反复发作，伴有构音障碍或眼肌麻痹。PWS 的发病机制亦不明确，可能与基底动脉底部多个深穿支闭塞有关，患者反复发作的症状可以用闭塞动脉远端血流低灌注来解释。当血压降低时，低灌注会加重，可能进展为脑桥梗死。

【辅助检查】

鉴于 TIA 是神经科急症，对于短暂性脑缺血发作的患者，笔者建议在出现症状后 24 小时内对患者进行评估，而不是在出现症状 24 小时以上进行评估。

对于短暂性脑缺血发作超过 24 小时的患者，笔者建议在 TIA 专病门诊就诊，而不是在常规门诊。

（一）脑结构影像学

1. CT　头颅 CT 大多正常。

2. MRI　头颅 MRI/ 弥散加权序列无新发梗死灶的证据,以此与脑梗死相鉴别。

(二)脑血管评价

1. 动脉超声　是一项用于检查动脉血管是否正常的辅助检查。可以利用二维超声来评价颈部动脉的管壁内中膜是否增厚、有无斑块形成、斑块的部位大小、是否有血管狭窄及狭窄程度等,还可以对检测动脉的血流动力学进行评估。

利用超声造影(contrast-enhanced ultrasound,CEUS)显示斑块内新生血管是目前公认的评价和诊断易损性斑块的有效方法。CEUS 是一种通过静脉注射微泡对比剂的增强形式超声扫描。对比剂是一种血管腔内示踪剂,可用于血管造影,因此 CEUS 能够获得类似动脉造影的图像效果。超声对比剂由直径约 1~8μm 的微气泡组成,通常填充的是低溶解度的全氟化气体,并通过磷脂或蛋白质壳稳定结构以保障其在体内不易被破坏,因其直径相当于红细胞大小,故能够通过肺循环经呼吸排出体外。微泡对比剂可以增强动脉腔,改善管腔的轮廓,从而检测动脉粥样硬化斑块和血管壁不规则,在鉴别轮廓不清的管腔及斑块表面时可使图像得以清晰显示,明确重度狭窄及闭塞。欧洲超声医学和生物学学会联合会 2011 年关于 CEUS 最新指南建议使用 CEUS 来区分完全性颈动脉闭塞与狭窄时残余血流的关系,可提高有技术难度的颈动脉管腔轮廓的显示能力,以及可评价颈动脉斑块内的新生血管。超声扫描能够检测通过毛细血管系统的单个微气泡,因为这些微气泡为血管腔内示踪剂,它们在斑块中存在代表斑块内存在新生血管,因此 CEUS 可直接显示斑块内的新生血管,见图 2-3。超声造影分级方法多样化,常用方法包括二分类法及 0~3 级分类法。二分类法系将斑块内对比剂微泡分为有或无的方法。0~3 级分类法具体为:0 级为斑块内无新生血管,1 级表现为斑块内有少量的有限的新生血管,2 级为超声造影表现为斑块内中等量的新生血管,3 级超声造影后斑块内可见搏动的动脉血管。

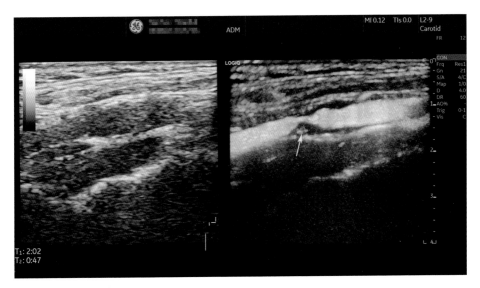

图 2-3　超声造影显示颈动脉斑块

超声造影后，对比剂微泡清晰勾勒出左侧颈内动脉起始处后壁斑块形态，低回声斑块内团片状增强（黄色箭头），提示斑块不稳定。

2. 经颅多普勒超声（transcranial Doppler ultrasound，TCD） 是一项利用超声多普勒原理探测颅内大脑动脉环（Willis 环）上大血管血流动力学信息的检查技术。TCD 主要用于诊断颅内动脉狭窄 / 闭塞性病变、评估颅内侧支循环开放情况、筛查右向左分流、监测脑循环微栓子等。对于 TIA 患者，可以尽早通过 TCD 检查了解颅内动脉是否存在狭窄及闭塞性病变，有助于对 TIA 的发病机制进行鉴别。还可以利用 TCD 检查进行脑循环微栓子监测，帮助诊断栓塞机制的 TIA。

3. CT 血管成像（computed tomography angiography，CTA） 可以在注射对比剂后清晰地显示主动脉弓上大动脉及脑供血动脉的狭窄 / 闭塞，见图 2-4。其缺点是需要使用对比剂，不适于肾功能受损的患者。

4. 磁共振血管成像（magnetic resonance angiography，MRA）是基于血液流入增强效应的原理对血管进行成像，可无创地显示颈部及颅内大动脉的分布、走行和管腔狭窄程度等，无须使用对比剂，但囿于技术原理的限制，存在夸大病变程度的可能。

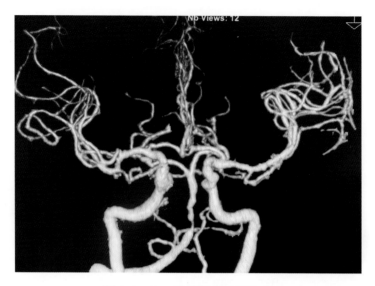

图 2-4　CTA 显示基底动脉狭窄

5. 数字减影血管造影（digital substraction angiography，DSA） 可以在注射对比剂后清晰地显示颈部及颅内动脉管腔狭窄、闭塞和侧支循环建立等情况，是诊断动脉狭窄 / 闭塞的金标准。但其为有创操作，辐射量较大，且需要使用对比剂，从而限制其不能成为血管检查的一线首选方法。

6. 磁共振动脉管壁成像　传统的血管成像方式如 MRA、CTA、DSA 等均只能显示管腔的狭窄情况，不能观察血管壁的具体情况。高分辨磁共振成像（high-resolution MRI，HR-MRI）利用"黑血技术"的原理，抑制血管内的血流信号，从而获取血管壁等静态组织的高分辨图像。其优势为多对比、多序列、多方位。磁共振管壁成像除了显示管腔狭窄，还能清晰地显示血管壁，并能分析斑块的具体成分，早期判定斑块的稳定性，为临床诊断及治疗提供重要依据。磁共振管壁成像还可辅助动脉非粥样硬化性狭窄的病因判定，例如利用对比增强 HR-MRI 可以更好地体现管壁病变特点，尤其适合于检测斑块形态和反映斑块功能；与动脉粥样硬化性狭窄的管壁偏心增厚不同，青年卒中少见病因如动脉炎所致的动脉损害则表现为管壁环形增厚，并伴有明显的均匀强化，见图 2-5。

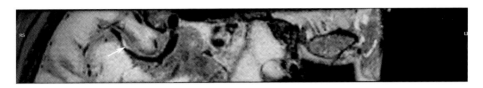

图 2-5　脑动脉的 HR-MRI 表现

箭头所指为右侧大脑中动脉上壁斑块。

7. CT 灌 注 成 像（computed tomography perfusion，CTP）　是 利 用 CT 技术，在经静脉快速团注对比剂时对感兴趣区层面进行连续的 CT 扫描，从而获得感兴趣区的时间 - 密度曲线，并利用不同的数学模型，计算出各种灌注参数值，故其可以量化地反映局部脑组织的血管化程度和血流灌注情况，获得血流动力学方面的信息，见图 2-6。

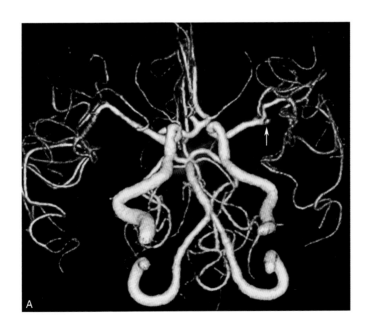

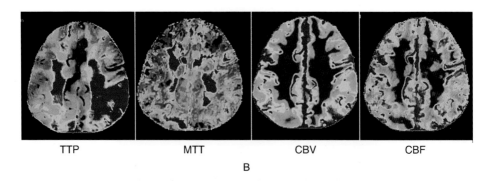

| TTP | MTT | CBV | CBF |

B

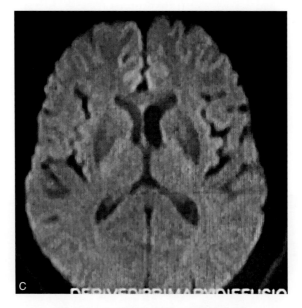

C

图 2-6　大脑中动脉的 CT 灌注表现

患者女性，66 岁，发作性言语不清 2 天。A 示 CTA 显示左侧大脑中动脉下干闭塞；B 示 CT 灌注显示左侧大脑中动脉下干区 CBF 减低（TTP，对比剂峰值时间；MTT，对比剂平均通过时间；CBV，脑血容量；CBF，脑血流量）；C 示磁共振弥散加权像未见梗死灶。

（三）心脏相关检查

1. 经胸超声心动图、经食管超声心动图　对于怀疑心源性栓塞机制的 TIA 患者需要完善心脏结构检查，临床常用超声心动图反映房室和瓣膜的情况。若临床怀疑存在右向左分流或心耳部血栓时，经食管超声心动图是更优的选择。

2. 心电图及长时程心电监测 常规心电图可在急诊明确患者心脏节律情况，而长时程心电监测可用于筛查隐匿性房颤。

（四）卒中相关危险因素评价

TIA 同脑梗死一样，需要对卒中相关危险因素进行评价，如生活方式（包括吸烟、饮酒、体重、体育锻炼、睡眠习惯等）、血压、血糖代谢、血脂水平、尿酸水平、同型半胱氨酸水平等。

（五）基因检测

1. *CYP2C19* 基因 *CYP2C19* 基因位于人类 10 号染色体上，编码 CYP2C19 酶，含有 42 个等位基因，其中 *CYP2C19*1* 为野生型等位基因，其编码的酶具有正常活性。*CYP2C19*2*（rs4244285，c.681G>A）和 *CYP2C19*3*（rs4986893，c.636G>A）是在中国人群中存在的 2 种主要等位基因，在中国人群中的发生频率分别为 23.1%~35% 和 2%~7%，其编码的 CYP2C19 酶活性降低。*CYP2C19*17*（rs12248560，c.-806C>T）在中国人群中的发生频率约为 0.5%~4%，其编码的 CYP2C19 酶活性增强。除了 *CYP2C19*2/*3/*17*，可能影响 CYP2C19 酶活性的 *CYP2C19* 等位基因还包括 *CYP2C19*4~CYP2C19*8* 等，但这些等位基因在中国人群中的发生频率较低，有待进一步研究。*CYP2C19* 基因的遗传变异可导致 CYP2C19 酶活性的个体差异，使人群中出现超快代谢者（UM）、快代谢者（EM）、中间代谢者（IM）和慢代谢者（PM）4 种表型。UM 患者应用常规剂量的氯吡格雷后体内生成的活性代谢产物增多，对血小板的抑制作用升高，抗血小板功能增强，出血风险增大。而 PM 患者应用常规剂量的氯吡格雷后体内生成的活性代谢产物减少，对血小板的抑制作用下降，抗血小板功能减弱，血栓风险增大。UM 个体的基因型可为 *CYP2C19*17/*17* 纯合型或 *CYP2C19*1/*17* 杂合型；EM 个体的基因型可为 *CYP2C19*1/*1* 纯合型；IM 个体的基因型可为 *CYP2C19*1/*2*、*CYP2C19*1/*3*、*CYP2C19*2/*17* 或 *CYP2C19*3/*17* 杂合型；PM 个体的基因型可为 *CYP2C19*2/*3*、*CYP2C19*2/*2* 和 *CYP2C19*3/*3* 杂合型或纯合型。

通过 *CYP2C19* 基因多态性检测，可将服药患者分为上述 4 类氯吡格雷代谢型，从而指导氯吡格雷用药。氯吡格雷是目前临床常用的口服抗血小板药物，可以降低血栓形成的风险，为了预估氯吡格雷的抗栓效果，个体化制定抗栓方案，可对 TIA 患者进行 CYP2C19 基因检测。

氯吡格雷必须经生物转化为活性代谢产物才能抑制血小板的聚集，该生物转化过程需 CYP2C19 基因编码的细胞色素 P450 在肝内代谢完成。约有 40% 的亚裔患者在接受氯吡格雷治疗后仍显示出残留的血小板聚集，即所谓的"氯吡格雷抵抗"，其主要原因是 CYP2C19 基因突变致使氯吡格雷的活性代谢产物减少。2016 年 JAMA 杂志发表的 CHANCE 研究亚组分析指出，双联抗血小板治疗相比阿司匹林单药在氯吡格雷 CYP2C19 功能失去基因型（LoFA）非携带者中有疗效优势，在携带者中没有疗效优势。在 90 天的随访中，相比单纯服用阿司匹林，双抗治疗仅对 CYP2C19 野生型患者更有效，可降低 49% 的新发卒中风险和 50% 的复合性心脑血管事件风险，对于慢代谢和中间代谢型患者，双抗治疗与阿司匹林单药治疗无差异。

2015 年，国家卫生和计划生育委员会发布的《药物代谢酶和药物作用靶点基因检测技术指南（试行）》也建议：对于 CYP2C19 PM 患者的抗血小板治疗，可增加氯吡格雷的剂量或选用其他不经 CYP2C19 酶代谢的抗血小板药物（如替格瑞洛）等。可利用 CYP2C19 基因多态性检测（包括 CYP2C19*1，CYP2C19*2、CYP2C19*3 共 3 个位点 6 个基因型）对氯吡格雷药物应用起到指导作用。

2. ABCB1 基因　除了 CYP2C19 基因多态性会影响氯吡格雷的代谢，编码 ABCB 蛋白（P- 糖蛋白多药 - 抵抗 -1 外排性转运体）的 ABCB1 基因多态性，也会通过调节氯吡格雷的肠道吸收，从而影响患者的临床结局。

CHANCE 研究的亚组分析表明，与单用阿司匹林治疗相比，氯吡格雷与阿司匹林联合治疗可显著降低 ABCB1-154 TT 且 3435 CC 基因型患者的卒中复发风险，但不能降低 ABCB1-154 TC/CC 或 3435 CT/TT 基因型患者的卒中复发风险。ABCB1 基因与 CYP2C19 基因的多态性对氯吡格雷疗效具有联合影响，携带 CYP2C19 功能缺失基因位点且基因型为 ABCB1-154 TC/CC 或

3435 CT/TT 的患者，氯吡格雷疗效进一步降低。

3. *SLCO1B1* 基因和 *APOE* 基因　他汀类药物是临床应用最为广泛的降脂药物，但其疗效具有明显的个体差异。在部分人群中，他汀类药物会引起肌肉毒性，严重者出现横纹肌溶解。*SLCO1B1* 基因是他汀类药物引起不良反应的关键因素，突变型 *SLCO1B1* 基因可引起肝脏摄取他汀类药物能力降低，导致血药浓度上升，增加横纹肌溶解或肌病的发生风险。*APOE* 基因是高脂蛋白血症及动脉粥样硬化性血管病的易感候选基因，突变型 *APOE* 基因会影响他汀类药物的疗效。通过 *SLCO1B1* 和 *APOE* 基因多态性检测，可预先判断患者对他汀类药物的代谢速率类型和敏感程度，辅助临床合理调整用药剂量，降低药物不良反应风险。

4. 烟雾病相关基因　烟雾病是一类进展性脑血管病变，是由 *RNF213* 基因突变引起的常染色体显性 / 隐性遗传病。*RNF213* 基因位于 17 号染色体长臂 2 区 5 带 3 亚带（17q25.3）。该病的特点是双侧颈内动脉颅内段闭塞，伴周围旁路血管异常增生。在烟雾病的进程中可能出现 TIA，对于疑诊烟雾病的 TIA 患者，尤其是有家族史的青年患者，可考虑进行相关基因检测。

（六）其他检查

如脑电图、心理测评、生化检查等可用于鉴别如癫痫、癔症、低血糖发作、低钾性周期性麻痹等其他神经系统发作性疾病。

【诊断与鉴别诊断】

（一）诊断

大部分 TIA 患者到达医院时发作已停止，需要通过详细的病史询问及神经系统查体、影像学检查来诊断 TIA。对于表现为发作性局灶性神经功能缺损症状的中老年患者，临床症状若可用颈内动脉系统或椎 - 基底动脉系统缺血解释，就要考虑 TIA 的诊断。

有条件的医院应尽可能采用磁共振弥散加权像（DWI）作为主要诊断技术手段，如未发现急性脑梗死证据，诊断为影像学确诊 TIA。如有明确急性脑梗死证据，则无论是否症状完全缓解或发作时间长短，均不再诊断为

TIA。社区如没有进行磁共振的检查条件，建议仍可采用传统"24小时"的定义进行诊断。

发作间隔时间缩短、发作持续时间延长、临床症状逐渐加重的进展性TIA是即将发展为脑梗死的强烈预警信号。

（二）鉴别诊断

要注意和神经系统其他发作性疾病相鉴别。

1. 癫痫 癫痫的部分性发作一般表现为局部肢体抽动，多起自一侧口角，然后扩展到面部或一侧肢体，或者表现为肢体麻木感和针刺感等，一般持续时间更短。部分性发作大多由脑部局灶性病变引起，头颅CT和MRI可能发现病灶。老年人的非惊厥性癫痫可表现为肢体麻木、力弱、不能言语、错语、头晕、视物不清、意识模糊、记忆力下降、书写不能等临床症状，具有短暂反复发作特点，持续数秒或几分钟，能够完全缓解，不留后遗症，非常类似TIA发作，然而患者发作时脑电图可发现局灶癫痫样放电，可与之鉴别。此外，在特殊情况下，癫痫患者可能出现短暂性发作后瘫痪，即托德（Todd）瘫痪。这种情况只出现在13%的癫痫发作中，但可以持续0.5~36小时，这种发作后的无力在局灶性癫痫发作累及的部位最为明显。

2. 低血糖发作 个别患者在低血糖发作时也会出现偏侧无力、言语障碍等局灶体征，可通过病史询问、血糖测定以鉴别。

3. 癔症 部分心因性发作可表现为类似TIA的局灶体征，但癔症发作表现多样、表现不符合血管供血特点，且通过询问病史可获得相关证据。

4. 发作性运动诱发性运动障碍（paroxysmal kinesigenic dyskinesia，PKD）以肌张力障碍、舞蹈样动作等发作性肢体不自主运动为主要特征。是一种反复发作的，以突然运动或紧张、兴奋等情绪诱发而出现肌张力障碍的罕见疾病。主要表现为舞蹈、手足徐动，投掷动作等不自主运动增多，多为一侧身体发作，但有时也会波及对侧躯干或者面部肌肉。一般由静态转变为运动状态或改变运动速度而诱发，发作频率不固定。个别患者因发作性偏侧无力而需要与TIA鉴别。PKD患者多于运动后出现，反复发作而不会进展，脑血管检查无明显异常，钠离子通道拮抗剂类抗癫痫药物治疗有效。

5. 周期性瘫痪（periodic paralysis）　是以反复发作性的骨骼肌弛缓性瘫痪为主要表现的一组肌病，发作时多伴有血清钾离子水平变化。急诊对于仅以肢体无力尤其是单肢无力为主诉的患者，要考虑周期性瘫痪可能。根据患者间歇性肌无力发作的特点，结合发作时腱反射、血清钾浓度及心电图改变，一般不难作出鉴别。

6. 梅尼埃病（Méniére's disease，MD）　是发作性眩晕疾病，好发于中年人，表现为反复发作性眩晕，多持续 20 分钟 ~12 小时，伴恶心、呕吐等自主神经症状，还可能伴听力下降、耳鸣及耳闷胀感及走路不稳等平衡功能障碍，无意识丧失。随着发作次数的增多，逐渐出现明显听力减退。发作期除自发性眼震以外，纯音听阈测试多发现低频听力下降，中枢神经系统检查正常，冷热试验可发现前庭功能减退或丧失。眩晕发作期与后循环 TIA 易混淆。完善听力学检查、前庭功能检查、平衡功能检查、头颅影像学检查可与TIA 鉴别。

7. 偏瘫型偏头痛（hemiplegic migraine，HM）　有肢体无力表现的偏头痛又称偏瘫型偏头痛，其先兆症状可表现为构音障碍、眩晕、耳鸣、听力减退、复视、共济失调甚至偏瘫，常与 TIA 混淆。此类患者抗偏头痛治疗有效。鉴别点在于：HM 的肌力减弱不会孤立出现，在偏瘫型偏头痛发作时不会是唯一的先兆表现。HM 发作时一定会有两个以上的先兆症状，并且会伴随头痛症状。

8. 孤立性血管源性眩晕　孤立性眩晕或孤立性头晕通常指不伴有局灶性神经功能缺损（意识、言语、感觉、运动）的眩晕 / 头晕及眼震，往往与后循环 TIA 难以鉴别。当具有以下特征时，需要考虑孤立性血管源性眩晕：年龄较大，尤其伴有多重血管危险因素，表现为自发、孤立性持续性的眩晕患者；任何自发、孤立性、持续性眩晕伴有变向凝视眼震或严重的姿势不稳；急性突发眩晕伴有突发头痛，尤其是枕部头痛；既往无梅尼埃病史，伴有脑血管危险因素且急性突发眩晕伴听力损伤者。孤立性血管源性眩晕患者多会进展为后循环梗死，故应引起临床重视。

9. 脑淀粉样发作（cerebral amyloid spell） 脑淀粉样发作亦称短暂性局灶性神经症状发作（transient focal neurological episode，TFNE），系脑淀粉样血管病（cerebral amyloid angiopathy，CAA）除脑叶出血以外常见的一种特征性临床表现。包括阳性症状和阴性症状，阳性症状常表现为自肢体远端向近端发展的播散性感觉异常（尤以从手指向上肢近端蔓延多见），反复、短暂、刻板样出现，推测原因可能为皮质表面铁沉积或凸面蛛网膜下腔出血；阴性症状多表现为刻板发作的肢体无力、吞咽困难、失语或视野缺损，原因可能为淀粉样蛋白沉积造成的血管闭塞、痉挛等。上述症状类似于 TIA 表现，极易误诊而给予抗栓药物，从而增加病程后期致命性脑叶出血风险。

10. 凸面蛛网膜下腔出血（convexal subarachnoid hemorrhage，cSAH） 是蛛网膜下腔出血的一种非典型性表现，该病的出血仅局限于脑顶部的脑沟内，而不涉及相邻脑实质或同侧脑裂、脑池或脑室。62% 的 cSAH 患者以头痛起病，然而大部分（54%）超过 60 岁的患者却以 TFNE 起病，可表现为类似于 TIA 的肢体无力、言语障碍、头晕等。cSAH 可以是 CAA 的一部分，也可能由可逆性后部白质脑病综合征、脑静脉（窦）血栓形成（CVT）、高血压性小血管病、血小板减少性紫癜、海绵状血管瘤、颅内血管炎、脑脓肿、应用抗凝药物等疾病引起。TIA、CAA、cSAH、TFNE、CVT 等众多疾病谱在临床表现上相互覆盖，须结合病史及影像学手段仔细甄别。

【治疗】

TIA 是神经科急症，对于症状持续 30 分钟仍未缓解的 TIA 患者，应进入急诊缺血性卒中绿色通道，进一步评价是否有静脉溶栓或动脉介入治疗的适应证。对于发作已完全缓解的 TIA 患者，应积极评估卒中风险并给予相应治疗。频繁发作的患者应注意观察和记录每次发作的持续时间、间隔时间和伴随症状。

由于 TIA 发病后 2~7 天内为卒中的高风险期，因此早期诊断与治疗是降低卒中风险的关键。为了优化医疗资源配置，通过建立以 ABCD^2 评分分层为基础的急诊医疗模式，尽早启动 TIA 的评估与二级预防，识别高危 TIA 患者，可显著降低患者的卒中风险。

（一）TIA 的风险评估

1. 高风险 TIA 基于 TIA 发生后早期观察到的患者的临床特征，并具有其他提示卒中早期高风险的特征（如 $ABCD^2$ 评分为 4 分或更高，显著的大动脉疾病，如颈动脉狭窄、颅内狭窄、虚弱或言语障碍超过 5 分钟，复发事件），则定义为高风险 TIA，影像学上梗死的存在也被认为是高卒中复发风险的标志。

2. 低风险 TIA TIA 后缺乏高风险特征，即弥散加权成像未检测到脑组织损伤、同侧脑动脉无狭窄记录、无主要心脏栓塞源、无小血管疾病、$ABCD^2$ 评分低于 4 分等。

3. 高度提示预后不良的危险因素 识别高危因素有助于早期检出高危 TIA 患者，进而及早治疗。这些高危因素包括颈动脉重度狭窄（>70%），同侧颈动脉粥样斑块溃疡、影像学检查 /TCD 检测发现微栓子，血清超敏 C 反应蛋白和基质金属蛋白酶 9 明显升高，高度怀疑心脏栓子来源，半球性 TIA，年龄 >65 岁，两次 TIA 间隔 <24 小时存在 CT 异常表现及合并其他危险因素。

TIA 发后 2~7 日内为卒中的高风险期，目前多国指南均推荐使用 $ABCD^2$ 评分分层及影像学为基础的急诊医疗模式，尽早启动 TIA 的二级预防。对新发 TIA 患者进行全面的检查及评估（含辅助检查），包括以下方面。

（1）一般检查：评估包括心电图、全血细胞计数、血电解质、肾功能及快速血糖和血脂测定。

（2）血管检查：应用 CTA、MRA、血管超声可发现重要的颅内外血管病变。DSA 是颈动脉内膜切除术（颈动脉内膜剥脱术）和颈动脉支架治疗术前评估的金标准。

（3）侧支循环代偿及脑血流储备评估：应用 DSA、脑灌注成像和 / 或 TCD 检查等评估侧支循环代偿及脑血流储备，对于鉴别血流动力学型 TIA 及指导治疗非常必要。

（4）易损斑块的检查：易损斑块是动脉栓子的重要来源。颈部血管超声、血管内超声、MRI 及 TCD 微栓子监测有助于对动脉粥样硬化的易损斑块进行评价。

（5）心脏评估：疑为心源性栓塞时，或 45 岁以下颈部和脑血管检查及血液学筛选未能明确病因者，推荐进行经胸超声心动图和 / 或经食管超声心动图检查，可能发现心脏附壁血栓、房间隔的异常（房室壁瘤、卵圆孔未闭、房间隔缺损）、二尖瓣赘生物及主动脉弓粥样硬化等多栓子来源。

4. TIA 患者的入院标准　对于初次发作 TIA 的患者，应在 24~48 小时住院治疗；进行性初次 TIA 患者或者症状持续 1 小时以上、颈动脉狭窄超过 50% 且已引起症状、有潜在心源性栓子、存在高凝状态、ABCD^2 评分为高危（≥3 分）或 ABCD^2 评分 0~2 分，但不能保证 2 天之内能在门诊完成系统检查的患者建议住院治疗。

研究结果显示，TIA 患者的二级预防应从急性期就开始实施。TIA 门诊的建立是行之有效的措施。各国指南也均强调对 TIA 患者的早期干预。

（二）药物治疗

1. 抗栓治疗　对于非心源性 TIA 患者，建议给予口服抗血小板药物而非抗凝药物预防 TIA 再发或进展为脑梗死。

（1）阿司匹林（75~325mg/d）或氯吡格雷（75mg/d）均可以作为首选的抗血小板药物。阿司匹林抗血小板治疗的最佳剂量为 75~150mg/d。

（2）对于发病 24 小时内，具有脑卒中高发风险（ABCD^2 评分≥4 分）的非心源性 TIA 患者，应尽早给予阿司匹林联合氯吡格雷治疗 21 天。与单用阿司匹林相比，氯吡格雷 + 阿司匹林联合 21 天（氯吡格雷首剂需给予 300mg 负荷量），之后单用氯吡格雷 90 天的治疗策略可显著降低卒中复发的风险，且不显著增加严重出血并发症的风险。此后阿司匹林或氯吡格雷均可作为长期二级预防的一线用药。

2013 年由首都医科大学附属北京天坛医院王拥军教授领导的 CHANCE

研究纳入 5 170 例发病 24 小时内的轻型缺血性卒中和高危 TIA 患者，结果发现与阿司匹林单药治疗比较，氯吡格雷联合阿司匹林治疗 21 天，随后氯吡格雷单药治疗至第 90 天，可使轻型缺血性卒中和高危 TIA 患者的卒中复发风险显著降低 32%，且不增加出血事件的风险。

POINT 研究和我国的 CHANCE 研究目的一致，旨在评价对于新发轻型卒中或 TIA 患者，双抗治疗（阿司匹林 + 氯吡格雷）能否比单抗（阿司匹林）更加有效降低早期卒中复发的风险。该研究共纳入国际上 263 个中心的 4 881 例卒中患者，随机分配到阿司匹林组或者阿司匹林 + 氯吡格雷组，双抗治疗的时间为 90 天。结果显示双抗治疗显著降低了卒中复发的风险，不过相比于 CHANCE 研究，POINT 研究显示双抗治疗增加了严重出血的风险。POINT 研究结果进一步证实阿司匹林 + 氯吡格雷双抗治疗的优势。

（3）对于发病 30 天内伴有症状性颅内动脉严重狭窄（狭窄率 70%~99%）的 TIA 患者，应尽早给予阿司匹林联合氯吡格雷治疗 90 天。此后阿司匹林或氯吡格雷均可作为长期二级预防的一线用药（Sampris 研究）。

（4）对于发病 24 小时内的高危 TIA（ABCD^2 评分 ≥6 分）患者，替格瑞洛（180mg 首剂负荷量，之后 90mg，每天 2 次）联合阿司匹林（300~325mg 首剂负荷量，之后 75~100mg，每天 1 次）治疗与阿司匹林单药治疗相比，30 天内卒中或死亡率较低，具有较低的缺血性卒中复发风险和较高的出血风险，但获益大于风险。

THALES 研究共纳入 11 016 例非心源性、非严重缺血性卒中或高危 TIA 患者。患者在出现症状 24 小时内随机分组，分别为替格瑞洛（首剂负荷 180mg，90mg，每天 2 次维持）+ 阿司匹林（首剂负荷 300~325mg，75~100mg/d 维持），双抗治疗时间 30 天。结果显示，相比于单用阿司匹林，替格瑞洛联合阿司匹林可显著降低 TIA 或轻型缺血性卒中患者的 30 天卒中或死亡风险。THALES 研究结果为替格瑞洛联合阿司匹林双联抗血小板治疗提供了有力证据。

（5）对于伴有主动脉弓动脉粥样硬化斑块的 TIA 患者，推荐抗血小板及他汀类药物治疗。口服抗凝药物与阿司匹林联合氯吡格雷药物治疗的效果比较尚无肯定结论。

（6）对于非心源性 TIA 患者，不推荐常规长期应用阿司匹林联合氯吡格雷抗血小板治疗。

2. 抗凝治疗　对于心源性 TIA 患者可以考虑抗凝治疗。通常选择低分子肝素或华法林。对于高卒中风险的心源性 TIA 患者，可给予起效迅速的抗凝药物，同时应尽快完善心脏评价如心电图、超声心动图等。若发现心脏瓣膜附着物、心腔内血栓、心耳内血栓等紧急情况，应联合心外科及心内科共同治疗。

3. 扩容治疗　对于低血流动力型 TIA 患者，可适当通过液体疗法补充容量，纠正低灌注诱因。

4. 降脂治疗　2006 年 AHA/ASA 急性缺血性脑卒中早期管理指南建议伴有胆固醇升高的缺血性卒中 /TIA 患者 LDL-C 控制在 <2.6mmol/L，伴有多种危险因素的极高危患者 LDL-C 控制在 1.8mmol/L 以下。SPARCLE 研究的亚组分析显示，LDL-C 降幅≥50% 可进一步降低卒中风险。2022 年发布的中国缺血性卒中和短暂性脑缺血发作二级预防指南建议对于无论是否有其他动脉粥样硬化证据的患者，都应给予高强度的他汀类药物长期治疗，推荐"1850"（治疗目标为 LDL-C 降至 1.8mmol/L 或降幅≥50%）更有效。

5. 血压管理　在 TIA 发作的急性期，应遵循脑梗死的降压策略。为了保障脑灌注，可适当将血压维持在稍高水平。待完善相关血管评价后应遵循卒中 /TIA 二级预防指南进行血压管理。

6. 其他危险因素控制　除了血压、血糖、血脂以外，其他危险因素的管理同样需要重视。

（1）吸烟：建议有吸烟史的 TIA 患者戒烟、避免被动吸烟、远离吸烟场所。此外，可能有效的戒烟手段包括劝告、尼古丁替代产品或口服戒烟药物。

（2）睡眠呼吸暂停：鼓励有条件的医疗单位对 TIA 患者进行睡眠呼吸监

测。使用持续正压通气（CPAP）可以改善合并睡眠呼吸暂停的 TIA 患者的预后，可考虑对这些患者进行 CPAP 治疗。

（3）高同型半胱氨酸血症：对近期发生 TIA 且血同型半胱氨酸轻度到中度增高的患者，补充叶酸、维生素 B_6 以及维生素 B_{12} 可降低同型半胱氨酸水平。尚无足够证据支持降低同型半胱氨酸水平能够减少脑卒中复发风险。

（三）手术治疗

1. 神经外科治疗　方式为血运重建术。治疗对象多为因大动脉疾病所致的 TIA 患者，主要包括伴有症状性颈内动脉狭窄和烟雾病的患者。

（1）颈动脉内膜切除术（carotid endarterectomy，CEA）

1）手术时机：对于出现 TIA 的颈动脉狭窄患者，我们建议对具有手术适应证的患者在最近一次症状性事件的 2 周内（但不是最初 2 天内）实施 CEA 或颈动脉支架等颈动脉血运重建，而不是在更晚时间手术。但是症状性颈动脉粥样硬化患者接受血运重建的最佳时机还存在很大争议，尚无高质量的前瞻性随机试验专门评估近期脑卒中或 TIA 后不同时机实施 CEA 的结局。

NASCET 和 ECST 试验的汇总分析发现，相比更晚实施手术，在非致残性脑卒中或 TIA 发作后 2 周内实施 CEA 可显著改善结局。在颈动脉狭窄≥70% 的患者亚组中，对患者随机分组在最近一次事件 2 周内、2~4 周、4~12 周和超过 12 周实施 CEA 使脑卒中的绝对风险分别降低 30.2%、17.6%、11.4% 和 8.9%。对于颈动脉狭窄为 50%~69% 的患者，仅在最近一次事件 2 周内实施 CEA 的患者能获得有临床意义的益处。当 TIA 患者具有 CEA 适应证时，美国心脏协会（American Heart Association，AHA）/ 美国脑卒中协会（American Stroke Association，ASA）的指南声明，如果没有早期血运重建的禁忌证，则可以在 2 周内实施手术，而不应推迟手术。

2）禁忌证：应排除不太可能获益于颈动脉血运重建的患者。包括以下情况：①其他外科或内科疾病引起的严重合并症；②症状性同侧颈内动脉（ICA）完全闭塞虽然在 AHA 指南中为禁忌证，但是在笔者所在医院（北京天坛医院）的临床实践中并不是绝对禁忌证，使用复合手术联合神经介入治疗和 CEA 可以对符合条件的 ICA 完全闭塞患者进行血管开通；③麻醉禁忌证。

3）适应证：因症状性中至重度颈动脉狭窄而选择接受 CEA 治疗的患者应该满足以下条件：①当狭窄程度为 50%~69% 时，对于近期有 TIA 症状的患者，应根据其年龄、性别和共存疾病等特异性因素来具体评估，倾向于实施 CEA；②当狭窄程度为 70%~99% 时，对于近期有 TIA 症状，没有显著增加麻醉和手术风险的严重心脏、肺或其他疾病，且期望寿命至少 5 年的患者，如果手术可到达颈动脉病变部位，推荐行 CEA。

（2）烟雾病：目前尚无神经外科手术治愈烟雾病的方法。烟雾病的手术治疗目标是通过改善脑循环来降低缺血性卒中的风险。症状性烟雾病患者的二级预防主要集中于外科血运重建术。对于有 TIA 症状且无手术禁忌证的烟雾病或烟雾综合征的儿童及成人患者，笔者建议行血运重建术。对于局部脑血流量减少或灌注储备不足（根据脑血流检查测定）的无症状儿童患者，笔者也建议行血运重建术。AHA 指南指出，血运重建术对有证据显示脑血流量不足或脑灌注储备不足的患者有用。同样，日本和其他国家的指南也支持对有进展性缺血症状的成人及儿童患者、有证据显示脑灌注储备减少或脑血流量不足的无症状儿童患者行外科血运重建术。

1）手术方式选择：手术方法可分为直接、间接血运重建术和这两种方法的组合。对于符合条件的成人烟雾病患者，北京天坛医院优先采用直接间接联合血运重建术，这种方法能够直观改善血管造影异常、脑血流异常及烟雾病相关预后。颞浅动脉 - 大脑中动脉（middle cerebral artery，MCA）搭桥是最常使用的直接血运重建方法。间接手术方法主要包括如下：①脑 - 硬脑膜 - 动脉血管贴敷术；②脑 - 颞肌血管贴敷术；③脑 - 动脉血管贴敷术；④脑 - 硬脑膜 - 帽状腱膜血管融通术；⑤联合硬脑膜翻转的骨膜贴敷术；⑥多点钻孔术。

由于供血血管和 / 或受血血管较细小或消失，对儿童烟雾病患者多实施间接血运重建术，特别是在皮质受血动脉不适用于吻合的情况下。除小儿烟雾病患者外，对于评估行直接血运重建术风险大的缺血型患者多可行脑 - 硬脑膜 - 动脉血管贴敷术（EDAS），对于颞浅动脉情况不理想的患者可行多点钻孔术或者联合硬脑膜翻转的骨膜贴敷术。不适合行直接血运重建术或行直接血运重建术风险大的患者主要包括：颈内动脉或椎动脉等大血管近全闭塞，可能术后突发闭塞引起急性脑卒中；后循环前向代偿丰富；颞浅动脉走行异常引起分离困难或者无法经由常规切口入颅；脑表面受体血管缺失或无法与颞浅动脉吻合。

2）手术时机：原则上对于 TIA 发作发现的烟雾病患者建议诊断明确后尽早手术治疗。不过频发 TIA 的烟雾病患者不建议立即手术，因为频发 TIA 提示血流动力学很不稳定，围手术期易发生脑梗死，推荐这类患者在经保守治疗病情平稳后再进行手术。对于 TIA 后发现头颅 MRI 弥散加权成像表现为急性或亚急性脑梗死的患者，立即行手术治疗可能会增高围手术期卒中风险，因此建议先予保守治疗并观察 1 个月。

3）手术适应证：①出现过与疾病相关的脑缺血症状，包括 TIA、可逆性缺血性神经功能缺损、脑梗死、认知功能下降、肢体不自主运动、头痛和癫痫发作等；②有证据提示存在脑血流储备能力下降，包括局部脑血流量减少、脑血流储备能力减低等；③存在与疾病相关的脑出血，并且排除其他原因；④儿童烟雾病患者的手术适应证应适当放宽，因为其病情进展较成人更快；⑤排除其他手术禁忌证。

2. 神经介入治疗　诊断性评估对于 TIA 患者是非常关键的，尤其动脉粥样硬化基础狭窄所致的 TIA 患者，部分狭窄所致 TIA 患者手术治疗联合内科治疗是优于单纯的内科治疗的。

（1）TIA 伴随责任血管为颈动脉狭窄患者：对于 TIA 伴随责任血管为颈动脉狭窄的患者，特别是狭窄程度≥70% 的症状性颈动脉狭窄患者，即使药物治疗暂时控制病情，手术治疗也是必需的。传统意义上，颈动脉支架置入（CAS）是作为颈动脉颅外段狭窄 CEA 高风险患者的一种选择，高风险主要界定为：①伴有严重的合并症（充血性心力衰竭，心功能Ⅲ/Ⅳ级，心绞痛Ⅲ/Ⅳ级，左侧冠脉主干病变≥2支，左心室射血分数≤30%，近期心肌梗死病史，严重的肺部和肾脏疾病）。②技术及解剖因素的影响，如既往行颈部手术（如颈部淋巴结清扫术）或者颈部放疗史、CEA术后再狭窄、外科手术不能触及的部位（例如 C_2 以上，锁骨以下），对侧颈动脉闭塞，对侧声带麻痹，气管切开等。同时相对于CEA，CAS具有创伤小、降低患者不适、恢复时间短等优点。因此，以下患者可考虑实施颈动脉颅外段狭窄的血管内治疗。

1）6个月内罹患TIA的低危外科手术风险患者，无创性成像或血管造影提示同侧颈内动脉支架狭窄超过50%，围手术期预期卒中或死亡率发生率<6%。

2）颈部解剖不利于颈动脉内膜切除术（CEA）的患者应选择CAS。

3）若无血管重建禁忌证，可在缺血事件发生2周内进行干预；对于大面积脑梗死且保留部分神经功能患者，至少在缺血事件发生2周后方可进行CAS治疗。

4）CEA术后再狭窄，症状性或无症状性颈动脉狭窄>70%。

5）CEA高危患者：年龄>80岁；心脏射血分数低（<30%）；未治疗或控制不良的心律失常；近期心肌梗死病史；不稳定型心绞痛；心功能不全；对侧颈动脉闭塞；串联病变；颈动脉夹层；假性动脉瘤等。

6）急诊患者，如急性颈动脉夹层、外伤性颈动脉出血等。

7）颈动脉血管重建术不推荐应用于已有严重残疾的脑梗死患者。

（2）TIA伴随责任血管为椎动脉颅外段狭窄患者：椎动脉颅外段狭窄（extracranial vertebral artery stenosis，ECVAS）是后循环缺血性卒中的病因之一，约占后循环所有卒中类型的9%。对于ECVAS的治疗主要包括内科治疗、血管内治疗，以及开放性外科手术治疗。目前尚没有关于症状性ECVAS药物治疗最佳方案的相关研究。但对于血流动力学引起的后循环缺血事件，药物治疗的作用相对有限，一项纳入980例患者的荟萃分析结果显示ECVAS的手术成功率99%，围手术期TIA发生率0.9%，随访至21个月时卒中事件的发生率为 1.3%。ECVAS 血管内治疗包括球囊血管成形术、裸支架置入术、药物洗脱支架置入术。支架置入较单纯球囊血管成形能减少血管夹层和急性血管闭塞的发生率，且远期通畅率明显升高，同时研究提示药物洗脱支架置入术的远期支架内再狭窄发生率低于裸支架置入术。

对于以下 TIA 伴随责任血管为椎动脉颅外段狭窄患者可考虑介入干预。

1）双侧椎动脉对称狭窄患者：一侧椎动脉发生动脉粥样硬化性 ECVAS 程度≥70%，远端小脑下后动脉（PICA）明显，侧支代偿差，药物治疗后仍出现 PICA 区缺血症状；双侧椎动脉动脉粥样硬化性 ECVAS 程度≥50%，侧支代偿差，药物治疗后仍出现后循环缺血症状，可优先处理远端 PICA 明显侧。

2）非对称性椎动脉狭窄患者：优势侧狭窄程度≥70%，另一侧椎动脉发育不全或者完全闭塞且侧支代偿差，药物治疗仍有缺血事件发生；非优势侧 PICA 明显，近端狭窄长度≥70%，药物治疗后仍有同侧 PICA 缺血事件。

（3）TIA 伴随责任血管为颅内动脉狭窄患者：颅内动脉粥样硬化性狭窄（intracranial atherosclerotic stenosis，ICAS）是导致缺血性卒中重要原因之一，不同人种之间差异明显，亚裔人群中颅内动脉粥样硬化性卒中患者占 30%~50%，北美人群中仅有 8%~10%。2014 年中国症状性颅内大动脉狭窄与闭塞研究（Chinese Intracranial Atherosclerosis，CICAS）结果显示中国缺血性卒中或短暂性脑缺血发作 TIA 患者中颅内动脉粥样硬化发生率为 46.6%，伴有 ICAS 的患者症状更重、住院时间更长，卒中复发率更高，且随狭窄程度的增加复发率升高。目前对于 ICAS 的治疗仍存在争议。

血管内治疗是症状性 ICAS 的治疗手段之一，可以在部分患者中选择性开展。通过严格的术前评估，筛选出能够通过手术获益的患者非常重要。术前评估包括：患者临床状况、手术时机、缺血性卒中病因分型、血管情况（狭窄率、位置、长度、形态、成角、斑块性质、钙化分级、血流分级、路径、远端导丝着陆区、病变与分支关系、合并其他血管病变等）、脑侧支循环等。国内的一项研究显示，改良 Rankin 量表（Modified Rankin Scale，mRS）评分≥3 分是 ICAS 支架术后严重不良事件的危险因素，提示对于责任血管导致的严重神经功能障碍或影像学显示大面积梗死的患者不适合行血管内治疗。

国内一项大脑中动脉狭窄血管内治疗研究平均入组时间为 TIA 或卒中发生后 261.95 天，明显晚于 SAMMPRIS 研究的 7 天，这可能是该项研究围手术期并发症发生率较低的原因之一。综上，ICAS 患者在急性缺血性卒中 2 周后行血管内治疗可能是安全的。更多的研究开始探索 ICAS 急性期血管内治疗，如原位狭窄≥70% 或狭窄影响远端血流或反复再闭塞时，急诊取栓后行补救性球囊扩张术或支架成形术可获得良好预后。

症状性 ICAS 的血管内治疗手段主要有球囊血管成形术、球囊扩张式支架置入术、自膨式支架置入术。根据患者的具体病变及路径特点选择合适的血管内治疗方式。具体的推荐如下。

1）临床状况：存在与责任血管相关的严重神经功能障碍（mRS 评分≥3 分）或影像学检查显示大面积梗死的患者不适合行血管内治疗。

2）手术时机：ICAS 患者在急性缺血性卒中 2 周后行血管内治疗可能是安全的。

3）狭窄率：血管狭窄率越高，患者卒中复发的风险越高；狭窄率≥70% 且存在供血区低灌注的症状性 ICAS 患者可能从血管内干预联合强化药物治疗中获益。

4）脑侧支循环：术前应用结构影像学和功能影像学方法充分评估脑侧支循环，筛选血流动力学障碍引起缺血症状发作的患者，可能最适合血管内治疗。

5）适应证：症状性 ICAS 狭窄率≥70%，强化药物治疗无效或脑侧支循环代偿不良，责任血管供血区存在低灌注的患者。

6）禁忌证：①>80 岁或预期生存期 <2 年；②合并严重全身系统性疾病或不适合 / 不耐受双联抗血小板药物治疗；③本次卒中或 TIA 发作之前存

在严重神经功能障碍（mRS 评分≥3 分）；④2 周内曾发生严重心肌梗死；⑤烟雾病、活动期动脉炎、不明原因等非动脉粥样硬化性狭窄；⑥国际标准化比值（international normalized ratio，INR）>1.5；⑦怀孕期女性；⑧神经内外科医师、神经介入科医师判定不适合行血管内治疗的患者。

【随访管理】

鉴于 TIA 的高复发风险，以及存在进展的风险，应建立由专业人员组成的 TIA 门诊，负责对高危 TIA 患者进行长期随访，并在此基础上建立 TIA 数据库。

随访内容应包括并不限于：高危因素的管理、合并症的管理、TIA 再发及卒中情况、用药宣教（见表 2-1）。

表 2-1　TIA 患者的随访内容

随访内容	2周	1个月	3个月	6个月	1年	6个月至1年
TIA 是否再发	√	√	√	√	√	√
是否有卒中发生	√	√	√	√	√	√
二级预防执行情况	√	√	√	√	√	√
卒中防治药物的不良反应监测	√	√	√	√	√	√
血常规	必要时	√	√	√	√	√
血脂/血糖/血压	必要时	√	√	√	√	√
肝肾功能、肌酸激酶	必要时	√	√	√	√	√
其他指标（血离子、便潜血等）	必要时	√	√	必要时		必要时
TCD+ 微栓子监测	必要时	√	√	√	√	√
颈部血管超声	必要时	必要时	√	√	√	√
脑结构影像（头颅 CT/MRI）	必要时	必要时	必要时	√	必要时	√

续表

随访内容	2 周	1 个月	3 个月	6 个月	1 年	6 个月至 1 年
脑血管影像评价（MRA/CTA）	必要时	必要时	必要时	√	必要时	√
脑灌注影像评价（CTP/PWI）	必要时	必要时	必要时	必要时	必要时	必要时
心脏评价（心脏超声、动态心电图等）	必要时	必要时	必要时	√	必要时	√

【附：常用 TIA 评估量表】

虽然 TIA 患者卒中复发风险高，但并非所有患者均发生卒中，因此筛选出卒中发生的高危人群并积极地进行内、外科治疗，不但能有效地减少卒中发生风险，而且能够避免不必要的医疗资源浪费。鉴于此，国际上建立了很多基于不同人群的 TIA 风险模型。在众多风险模型中，ABCD 评分系统应用最为广泛，因此本文重点介绍此评分系统。

（一）ABCD 评分

20 世纪 90 年代，学界已经提出了一些 TIA 的卒中发生预测评分，如 SPI-I、ESRS 评分等，但是这些评分均预测的是长期预后，而 TIA 卒中复发多发生于短期内，因此 Rothwell 等人于 2005 年创建了预测 TIA 发生后 7 天内卒中发生风险的 ABCD 评分。该评分来源于牛津郡社区脑卒中研究项目（Oxfordshire Community Stroke Project，OCSP），基于 OCSP 队列研究，并在相似的人群，即牛津郡血管研究（Oxford Vascular Study，OX-VASC）队列中验证了其有效性。在 OX-VASC 队列中，7 天内 ABCD 评分 <5 分的 TIA 患者卒中复发率为 0.4%，5 分的 TIA 患者为 12.1%，6 分的 TIA 患者为 31.4%。

ABCD 评分不仅可用于对公众进行健康教育，也有助于一线临床医生快速筛检出 TIA 后卒中风险较高的患者，指导其进一步处理。目前认为，ABCD 评分≤4 分者一般不需要住院观察，因其早期卒中风险有限（在研究中未发生 1 例卒中）；ABCD 评分 6 分者在急性阶段最好住院观察（7 天内卒中发生率约 30%），一旦发生卒中可及时进行溶栓治疗。

该评分共纳入年龄（age）、血压（blood pressure）、临床特点（clinical features）、症状持续时间（duration of symptoms）4 个变量，注重单侧肢体无力和症状持续时间的重要性，并给予分层赋分（共 6 分），从而获得了良好的应用。在该评分中，血压以 TIA 后首次获得的血压为准；临床特点分为单侧力弱和言语障碍不伴力弱两类，症状持续时间分为 ≥60 分钟和小于 60 分钟。如果患者过去 1 个月内有不止 1 次 TIA 发作，则症状持续时间以其中发作时间最长者计算。简便、快捷，适合门诊和急诊患者的初筛。

ABCD 评分是 ABCD 评分系统的基石，其后出现的 ABCD 相关评分均为基于 ABCD 评分的改良。

（二）ABCD^2 评分

2007 年，Johnston 等人结合加利福尼亚评分和 ABCD 评分提出了 ABCD^2 评分，用于预测 TIA 后 2 天内的卒中发生风险。其评分内容与 ABCD 评分相比，增加了糖尿病这一危险因素。ABCD^2 评分来自四组共计 2 893 人的队列研究，结果显示高危组（6~7 分）、中危组（4~5 分）和低危组（0~3 分）患者在 TIA 后 2 天内发生卒中的风险分别为 8.1%、4.1% 和 1.0%，提示 ABCD^2 评分有很高的卒中风险预测价值。目前，ABCD^2 评分是 ABCD 评分系统中应用最广泛的评分，近期的系统分析也肯定了 ABCD^2 的卒中预测价值。

（三）ABCD^3 评分

2010 年，Merwick 等人对 ABCD^2 评分进行修改后提出了 ABCD^3 评分。ABCD^3 评分在原有 ABCD^2 评分的基础上增加了"发病前 7 天内对 TIA 进行过治疗"和"至少出现过 1 次 TIA"两个因素，总分为 0~9 分。研究者发现 ABCD^3 评分和 ABCD^2 评分对 TIA 后 7 天和 90 天内卒中发生风险的预测价值相近，由于 ABCD^3 评分尚未进行效度检验，尚不能推广使用。

有学者在 ABCD^3 评分基础上加入生化检测结果，构成 ABCD^3-F（加入纤维蛋白原指标）、ABCD^3-L（加入低密度脂蛋白指标）等评分工具，但未被广泛应用。

（四）ABCD^2-DWI，ABCD^2-I 和 ABCD^3-I 评分

随着影像学技术的发展，CT 及磁共振技术已经被广泛应用到对脑血管病临床预后的评估中，因此有学者开始将影像学指标与 ABCD 评分系统相结合，以提高 ABCD 评分系统的预测价值。

2008 年，Coutts 等人建立了 ABCD^2-DWI 评分，该评分在 ABCD^2 评分的基础上加入了"颅内动脉狭窄"和"DWI 出现高信号"两个危险因素，赋值各 1 分。可将模型中 ROC 曲线下面积（AUC）从 0.78 提高到 0.88，大大提高了预测能力。

2010 年，Giles 等人建立了 ABCD^2-I 评分，该评分在 ABCD^2 评分的基础上加入了"DWI 出现高信号"一个因素，赋值 3 分。可将模型中 ROC 曲线下面积从 0.66 提高到 0.78，提高了对 TIA 发病后 7 天和 90 天内卒中发生风险的预测能力。

2010 年，Merwick 等人在 ABCD^3 评分的基础上加入"同侧颈动脉狭窄"和"DWI 异常高信号"两个因素，建立了 ABCD^3-I 评分，较 ABCD^3 分也提高了预测准确率。

总之，影像学技术已经被应用于 TIA 卒中风险预测评分系统，且能大大提高单纯由危险因素和临床表现组成的传统评分系统预测的准确率。

（五）ABCDE⊕评分

2012 年，Engelter 等人在 ABCD^2 评分的基础上加入"病因分型"和"影像学"两个因素，从而建立了 ABCDE⊕评分，这是首次在 ABCD 评分系统中加入病因分型因素。在纳入 248 人的 TIA 模型中，ABCDE⊕评分与 ABCD^2 评分相比，AUC 有所提高（P=0.04）。但此评分尚未被广泛接受。

（六）小结

虽然 ABCD 评分系统能在临床中给神经科医生带来巨大便利，但是危险评分的分层并不能代替紧急的医疗干预。因此，ABCD 评分系统只是一种工具，紧急的规范化治疗才是防止卒中发生的根本。

在 ABCD 系列评分量表中，目前最为常用的是 $ABCD^2$ 评分，其对 TIA 的鉴别诊断和早期评估的预测价值极高，但其自身存在不足，使预测精确性受到一定影响。神经科医生在临床和科研工作中都需要掌握相关卒中风险预测量表的使用，但需要注意的是，这些预测量表主要是用于诊断、疗效评价和功能评定的工具，不能替代临床诊断。目前众多预测评分系统已从最初的基于临床特点的评分方法发展到影像学、实验室检查与临床特点相结合的评分方法，但由于各量表采用的方法、评估因素和侧重点不同，尚未形成被公认和完善的预测评分系统，仍然需要进一步研究。

龚浠平　荆京　隋滨滨

推荐阅读 ● ● ●

［1］KLEINDORFER D O, TOWFIGHI A, CHATURVEDI S, et al. 2021 guideline for the prevention of stroke in patients with stroke and transient ischemic attack: A guideline from the American Heart Association/American Stroke Association［J］. Stroke, 2021, 52（7）: e364-e467.

［2］FONSECA A C, MERWICK Á, DENNIS M, et al. European Stroke Organisation（ESO）guidelines on management of transient ischaemic attack［J］. Eur Stroke J, 2021, 6（2）: CLXⅢ-CLXXXⅥ.

［3］WANG Y L, ZHAO X Q, LIN J X, et al. Association between CYP2C19 loss-of-function allele status and efficacy of clopidogrel for risk reduction among patients with minor stroke or transient ischemic attack［J］. JAMA, 2016, 316（1）: 70-78.

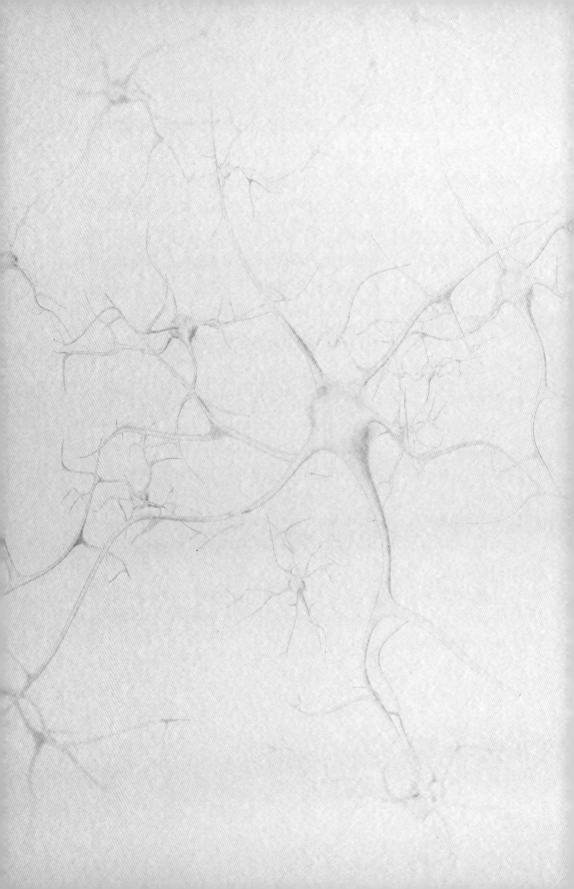

第三章

自发性脑出血

3

【概述】

自发性脑出血（spontaneous intracerebral hemorrhage，SICH）是世界范围内致残率、致死率最高，也是疾病负担最重的卒中亚型，占整个卒中的15%~20%。脑出血急性期病死率明显高于缺血性卒中，一项包括26个研究人群，35个研究时段的荟萃分析表明，脑出血1个月病死率为40%，并且没有随着时间的迁移而下降。仅有约20%的患者在6个月后能够恢复生活自理能力，给社会和家庭都带来了沉重的负担。我国是世界范围内脑出血的高发地区。与缺血性卒中相比，目前脑出血尚缺乏有效循证医学证据支持的临床干预方法，更多的是支持治疗。在这样的背景下，聚焦每一个可能改善结局的因素和环节，采取系统化的综合治疗和管理可能是脑出血目前最佳的临床管理模式。

自发性脑出血的危险因素可以分可干预的危险因素和不可干预的危险因素。前者主要包括高血压、吸烟、大量饮酒、低密度脂蛋白胆固醇升高、低总胆固醇、抗凝治疗、抗血小板治疗、吸毒等。后者主要包括高龄、男性、亚裔、慢性肾脏病、脑微出血和淀粉样血管病等。近年来，分子流行病学研究显示 *APOE*、*PMF1/SLC25A44*、*COL4A2* 等基因多态性与脑出血的发生密切相关。另有研究显示，进食水果过少可以增加脑出血的发生风险。

自发性脑出血按照病因分为原发性脑出血和继发性脑出血。前者约占全部自发性脑出血的80%，病因主要包括高血压性脑出血和脑淀粉样血管病性脑出血。后者占自发性脑出血的20%，病因主要包括继发于出凝血障碍疾病、抗凝治疗、脑动脉瘤、脑血管畸形、脑静脉系统血栓形成、烟雾病、血管炎、神经系统肿瘤，以及脑梗死后出血转化等。其中脑血管畸形较常见，约占继发性脑出血的1/4，也是年轻人发生脑出血的主要原因之一。颅内动脉瘤是蛛网膜下腔出血的常见病因，但也可以是出血后破入脑实质形成脑内血肿。颅内肿瘤，如胶质瘤、转移瘤、黑色素瘤等发生瘤卒中时可形成脑出血。血液性疾病包括白血病、再生障碍性贫血、血小板减少性紫癜和血友病等。药物导致的脑出血主要包括抗凝、抗血小板或者溶栓治疗等引起的脑出血。其他导致脑出血的疾病还有各种动脉炎，如真菌性脑动脉炎、钩端螺旋体病性脑动脉炎。静脉窦血栓形成导致的脑出血，出血性脑梗死等。

【临床表现】

脑出血常见于中老年人，男性略多见，北方多于南方，冬、春季发病较多，多有高血压病史，常在情绪激动、用力、饱餐、剧烈运动时发生，数分钟到数小时达高峰。高血压性脑出血的出血部位以壳核最多见，其次为丘脑、尾状核、半球白质、脑桥、小脑，以及脑室等，偶见中脑出血，延髓出血罕见。

（一）颅内压增高症状及意识状态评估

脑出血因出血部位及出血量不同而临床表现各异。通常表现为头痛、恶心呕吐、血压升高、局限性神经功能缺损症状甚至意识障碍。少量出血者可不产生任何症状或者仅出现轻度局限性神经功能缺损症状体征。中量或大量出血者颅内压急性升高，会出现头痛、恶心呕吐等颅内压增高症状，出血区的脑组织遭到破坏，邻近脑组织受压，严重者发生脑疝，意识水平下降，出现严重的症状和体征，重症者数分钟可转入意识模糊或昏迷。出血破入蛛网膜下腔，会出现脑膜刺激的症状和体征。意识状态可使用 GCS 进行量化评估。

（二）局限性神经功能缺损症状

1. 基底节区出血 为高血压脑出血的好发部位，占脑出血的60%~70%。根据出血累及的范围不同，可表现为病灶的对侧偏瘫、偏身感觉障碍和同向性偏盲，即"三偏征"；双眼向病灶侧凝视；累及优势半球可出现失语；累及丘脑可出现眼球偏斜或分离性斜视、眼球会聚障碍和无反应性小瞳孔、上视不能或凝视鼻尖等"特征性眼征"，运动性震颤和帕金森综合征样症状；累及优势侧丘脑可出现丘脑性失语、精神障碍、认知障碍和人格改变等。

2. 脑叶出血　约占脑出血的 5%~10%，以顶叶出血最常见，其次为颞叶、枕叶、额叶，也有多发脑叶出血的病例。老年人多见于动脉粥样硬化，如血管淀粉样病变等，亦可由继发性因素，如肿瘤等引起；年轻人多见于继发性因素，如脑动静脉畸形、烟雾病等。临床表现取决于出血部位及出血量，可有精神症状、构象障碍、失语、偏瘫、偏身感觉障碍、视野缺损和癫痫等症状。

3. 脑干出血　脑桥出血约占脑出血的 10%，为脑干出血的好发部位，多为基底动脉脑桥支破裂所致，出血灶多位于脑桥基底部与被盖部之间。临床表现为突发头痛、呕吐、眩晕、复视、侧视麻痹、交叉性瘫痪、四肢瘫痪。中脑出血少见，常有头痛、呕吐和意识障碍，可表现为同侧或双侧动眼神经不全麻痹、眼球不同轴、同侧肢体共济失调，也可表现为韦伯综合征（Weber syndrome）或贝内迪克特综合征（Benedikt syndrome）。延髓出血可表现不典型的瓦伦贝格综合征（Wallenberg syndrome），重症表现为突然意识障碍，影响生命体征。

4. 小脑出血　约占脑出血的 10%。多为小脑上动脉分支破裂所致，可见于小脑半球或小脑中外部。常有后枕部剧烈头痛、眩晕、频繁呕吐和病灶侧共济失调、眼球震颤和小脑语言等，多无瘫痪。出血量较多者病情迅速进展，发病时或病后 12~24 小时内出现昏迷及脑干受压征象，颅内压升高，极易发生枕骨大孔疝，出现双侧瞳孔缩小至针尖样、呼吸不规则等，导致死亡。

5. 脑室出血　约占脑出血的 3%~5%，分为原发性和继发性脑室出血。原发性脑室出血多由脉络丛血管或室管膜下动脉破裂出血所致，常有头痛、呕吐，脑膜刺激征阳性，严重者可出现意识障碍、针尖样瞳孔、眼球分离斜视或浮动、四肢弛缓性瘫痪及去大脑强直发作、高热、呼吸不规则、脉搏和血压不稳定等症状。继发性脑室出血是指脑实质出血破入脑室，除颅内高压症状外，可有明显的定位体征。

局限性神经功能缺损症状严重程度用 NIHSS 评分进行量化评估。

【辅助检查】

（一）一般检查

脑出血患者应进行常规的实验室检查，以了解基本状况和排除相关系统疾病。此外，应根据患者病情及医院条件，进行必要的专科检查明确病因。常规检查通常包括：血常规、血糖、血脂、肝肾功能和电解质；心电图和心肌缺血标志物；凝血酶原时间、国际标准化比值（INR）和活化部分凝血活酶时间；氧饱和度等。必要时应进行特殊检查，如疑似脑血管淀粉样变（cerebral amyloid angiopathy，CAA），可行 *APOE* 基因检测。疑似毒药物滥用时应行毒药物检查。

（二）影像学检查

脑出血的影像学检查方法主要包括 CT 和 MRI，CT 是诊断急性期脑出血及其预后评价首选的影像学方法，MRI 在识别和诊断脑微出血、血管畸形出血，以及慢性期血肿等方面具有重要的作用。

1. 头颅 CT　是诊断急性期脑出血的首选检查。急性期脑实质内出血表现为圆形或椭圆形高密度影（CT 值为 80~100Hu），边界清。血肿可破入脑室或蛛网膜下腔，血肿破入脑室后可见形成铸型或血液平面。脑实质出血后第 2 周血肿开始向心性缩小，边缘模糊。脑出血第 4 周后血肿变为等密度或低密度，脑出血 2 个月后血肿完全吸收，部分患者可形成囊腔。

2. 头颅 MRI　能够反映脑出血发生后，血肿由细胞内含氧血红蛋白到细胞外高铁血红蛋白，以及到含铁血黄素的动态演变过程。脑出血不同时期 MRI 表现见表 3-1。

但血肿的磁性特征及血肿裂解产物所具有的顺磁性，可破坏磁场的均匀性，导致磁共振灌注成像测量结果准确率的降低。磁敏感加权成像（SWI）在出血的显示上具有较高的敏感性。DWI 对于显示血肿周围水肿和水肿体积测量具有一定的优势。

3. 脑微出血的磁共振影像诊断　脑微出血是以脑小血管周围间隙内微小出血或少量红细胞漏出为主要特征的一种亚临床损害，是脑小血管病的影

表 3-1　脑实质出血不同时期血红蛋白演变和 MRI 表现

时期	血红蛋白演变与细胞膜完整性改变	T₁WI	T₂WI
超急性期（<24h）	氧合血红蛋白、细胞膜完整	等/低信号（黑色）	高信号（白色）
急性期（1~2d）	去氧血红蛋白、细胞膜完整	等信号	低信号
亚急性早期（3~7d）	中心去氧血红蛋白、边缘高铁血红蛋白、细胞膜完整	中心等信号、边缘高信号	低信号
亚急性晚期（7~14d）	高铁血红蛋白、细胞膜不完整	高信号	高信号
慢性期（2周~2个月）	高铁血红蛋白、细胞膜不完整、边缘含铁血黄素沉积	高信号	高信号、边缘为低信号环
残腔期（>2个月）	中间为囊腔、边缘含铁血黄素沉积	等/低信号	高信号、边缘为低信号环

像学表现之一。脑微出血是症状性脑血管病的风险因素，可作为出血性小血管病的标志，在预测症状性脑出血的风险中具有重要临床意义。脑微出血影像上定义为在 T_2^* 加权梯度回波序列或磁敏感加权图像上，2~5mm 大小、类圆形低信号灶，信号均匀一致，周围无水肿。脑微出血依据病灶数量分为四级：无微出血灶为 0 级，1~5 个为 1 级，6~15 个为 2 级，15 个以上为 3 级。脑微出血最常见于皮质及皮质下区，其次为基底节区、脑干、丘脑和小脑。脑微出血的发生率不同的人群有所不同，在自发性脑出血患者中的发生率为 47%~80%，在有长期高血压病史的患者中的发生率为 39.6%。脑微出血的相关危险因素很多，如长期慢性高血压、年龄、腔隙性脑梗死及脑白质改变等。脑微出血作为症状性脑出血的一个标志，可以预测脑出血发生的风险、认知功能障碍、复发性脑卒中，以及静脉溶栓后出血转化等多种临床不良事件。

4. 脑血管检查 有助于脑出血病因诊断，指导治疗方案的制定。常用检查如下。

（1）CTA+CTV/MRA+MRV：是快速评价颅内外动脉血管、静脉血管及静脉窦的常用方法，可用于筛查可能存在的脑血管畸形、动脉瘤、动静脉瘘等继发性脑出血病因，但阴性结果不能完全排除继发病变的存在。

（2）全脑血管造影（DSA）：能清晰显示脑血管各级分支，可以明确有无动脉瘤、动静脉畸形（arteriovenous malformation，AVM）及其他脑血管病变，并可清楚显示病变位置、大小、形态及分布，目前仍是血管病变检查的重要方法和金标准。如果首次 DSA 阴性，未查明出血原因，如具备血管结构异常的其他影像学特征，应急性期后再次行 DSA 检查。

（三）脑卒中危险因素筛查

主要包括对脑出血患者血压、血糖、心肺功能、下肢静脉超声、营养水平等方面的检查。根据具体结果给予患者个体化治疗，积极预防并发症的发生和进行卒中二级预防。

【诊断与鉴别诊断】

（一）定位诊断

不同部位出血可出现不同神经功能缺损症状、体征，某些特征性症状及体征可用于判断出血部位，结合患者影像学结果可明确定位诊断。

（二）定性诊断

脑出血为急性起病，具有头痛、恶心呕吐等颅内压增高症状，同时伴有或不伴有局灶神经功能缺损症状、体征，持续不缓解，结合头颅 CT 可见颅内高密度影，可进行定性诊断。

（三）鉴别诊断

1. 原发性脑出血的鉴别诊断

（1）高血压性脑出血：长期高血压可引起深穿支动脉病或动脉硬化，其主要病理改变为小动脉、深穿支动脉的玻璃样变和微小动脉瘤形成。高血压性脑出血多见于中年人群，情绪激动、用力、血压骤升时发病，主要发生于深穿支动脉供血的深部脑组织结构，其诊断目前并无金标准，需要排除各种继发性脑出血原因后进行诊断。高血压性脑出血诊断需达到以下标准：①有确切的高血压病史，发病时血压升高；②典型的出血部位，如基底节区、丘脑、脑干、小脑半球等；③脑血管检查（如头颅 MRA+MRV、头颅 CTA+CTV、DSA 等）排除继发性脑血管病；④排除各种血液系统、凝血功能障碍性疾病；⑤早期（72 小时内）或晚期（血肿全部吸收 2~3 周后）行增强 MRI 检查排除脑肿瘤或海绵状血管畸形等疾病。

（2）脑淀粉样血管病相关脑出血：脑淀粉样血管病是 β 淀粉样蛋白在皮质或软膜血管壁大量沉积，血管脆性增加，最终引起血管破裂导致脑出血。对于既往无高血压病史，脑叶出血的老年患者，要首先考虑淀粉样血管病的可能。有研究显示 *APOE* 基因的 *ε2* 和 *ε4* 等位基因增加了 β 淀粉样蛋白沉积和脑出血发生的风险。目前，临床上淀粉样血管病的诊断主要有两种。

1）改良波士顿 CAA 诊断标准，其中很可能 CAA 的诊断包括：①年龄大于 55 岁；② MRI 提示脑叶、皮质或皮质下多发脑出血或微出血，或脑叶、皮质、皮质下单发出血合并皮质浅表含铁血黄素沉积；③排除其他可能的病因。

2）爱丁堡（Edinburgh）CT 和基因分型诊断标准，包括 3 个变量：①蛛网膜下腔出血；②血肿形态呈分指状突出；③*APOE ε4* 基因型。研究显示基于 CT 和基因分型的爱丁堡诊断标准显示了较好的灵敏度和特异度。

2. 继发性脑出血的鉴别诊断　继发性脑出血包括血管结构因素、药物因素、全身性疾病、血管炎及其他不明原因脑出血等。

（1）血管结构因素：动静脉畸形、海绵状血管瘤、动脉瘤、烟雾病、硬脑膜动静脉瘘、脑静脉窦血栓形成、静脉发育异常。

（2）药物因素：抗凝及溶栓药物使用，抗血小板药物使用。

（3）全身性疾病：血液系统疾病（如白血病、淋巴瘤、多发性骨髓瘤、再生障碍性贫血、骨髓增生异常综合征、特发性血小板减少性紫癜）、肿瘤（如胶质母细胞瘤，少突胶质细胞瘤，血管母细胞瘤及转移性肿瘤容易发生脑出血，脑膜瘤发生出血较少）、肝脏疾病（尤其是慢性肝病及肝硬化）。

（4）血管炎：其中包括感染性血管炎、原发性血管炎（只累及中枢神经系统）、继发性血管炎（为系统性或全身疾病引起，包括自身免疫病合并血管炎），以及过敏性血管炎、累及中枢神经系统不能分类的血管炎等。

3. 与其他类型脑血管疾病的鉴别诊断

（1）缺血性脑血管病：根据病因不同，发病年龄有所不同，青中年和老年均可发病，活动中或安静状态下急性发病。通常存在明确的局灶神经功能缺损症状和体征，除大面积脑梗死引起脑水肿、颅内压升高外，多无明显的头痛、恶心呕吐等颅内高压症状，头颅 CT 或者头颅 MRI 检查可明确鉴别诊断。

（2）蛛网膜下腔出血：青中年多见，起病急骤，多在情绪激动、用力活动时发病，主要表现为剧烈头痛、恶心呕吐，可出现意识丧失，脑膜刺激征阳性，常无偏瘫等局灶神经功能缺损症状、体征，既往可无高血压等病史。头颅 CT 检查可明确鉴别诊断。多由动脉瘤、血管畸形等原因所致，可以进一步完善 CTA 或者 DSA 明确病因诊断。

4. 与其他疾病的鉴别诊断　对发病突然、迅速昏迷且局灶体征不明显者，应注意与引起昏迷的全身性疾病如中毒（酒精中毒、镇静催眠药物中毒、一氧化碳中毒）及代谢性疾病（低血糖、肝性脑病、肺性脑病和尿毒症等）鉴别。

（1）中毒：发病前多有相关毒物接触史，可通过毒物筛查，头颅 CT 或 MRI 等影像学检查协助鉴别诊断。

（2）代谢性疾病：根据患者既往病史，如糖尿病、严重肝脏及肾脏疾病、肺部基础疾病、低血糖诱因、急性肝肾损害等病史，进一步完善血糖、肝肾功能、血氨、血气分析、离子等化验检查，结合头颅 CT、MRI 等影像学检查以协助诊断。

（3）外伤性脑出血：常有明确头颅外伤史，头颅CT可表现硬膜外血肿、硬膜下血肿，亦可出现脑内血肿，但多见于额叶、颞叶，其次为额颞或颞顶交界区等部位，且可有颅骨骨折、脑挫裂伤、蛛网膜下腔出血及弥漫性轴索损伤等表现。

（四）诊断评估

1. 血肿扩大风险评估　血肿扩大指复查血肿体积（发病24~48小时）较基线时的血肿体积增加达定义标准。当前定义标准多采用Brott团队定义的≥33%，尚有部分研究定义为≥6ml或30%、≥12.5ml，以及≥12.5ml或33%。早期血肿扩大是脑出血患者早期神经功能恶化、致死致残重要和独立的危险因素，目前临床常用评估指标包括超早期血肿扩大速度、黑洞征、混杂征、低密度征、岛征、点征、对比剂外渗及血肿扩大评分等指标。

Wada等在2007年提出CTA"点征"，即在CTA原始图像上见到血肿内部有1个或更多的1~2mm大小的点状强化病灶，为预测血肿扩大的独立危险因素。大量研究已证实"点征"可以作为血肿扩大的独立预测因素，"点征"预测血肿扩大的灵敏度、特异度、阳性预测值、阴性预测值和似然比分别为91%、89%、77%、96%和8.5。依据"点征"制定的血肿扩大预测评分（表3-2，表3-3）能够协助临床医师更准确地进行早期血肿扩大的预测。"点征"总体出现频率为26%，发病2小时内为39%，发病8小时后下降至13%，所以"点征"对血肿扩大的预测价值会随着CTA距发病时间的增加而降低。虽然"点征"能够在早期很好地预测血肿扩大，但是多数基层医院不具备完善的急诊CTA能力，而且"点征"的判读准能力在不同级别的医院参差不齐，这在很大程度上限制了"点征"在早期预测血肿扩大方面的应用。

表 3-2　依据 CTA "点征" 对血肿扩大的预测评分

指标	得分
"点征" 个数	
1~2	1
≥3	2
轴位最大直径	
1~4mm	0
≥5mm	1
最大密度	
120~179Hu	0
≥180Hu	1
合计	0~4

注：当 "点征" 个数大于 1 个时，轴位最大直径取一个 "点征" 进行测量，最大密度取最大的 "点征" 进行测量。得分越高提示血肿扩大可能性越大。

表 3-3　依据 CT 及 CTA 对于血肿扩大的预测评分

指标	得分
华法林使用	
无	0
有	2
发病至 CT 时间	
≤6h	2
>6h	0
基线脑出血体积	
<30ml	0
30~60ml	1
>60ml	2
CTA "点征"	
无	0
有	3
未提供	1
合计	0~9

注：得分越高提示血肿扩大可能性越大。

CT平扫（NCCT）图像上血肿的不均质性有助于预测血肿早期扩大，血肿扩大速度、黑洞征、混杂征、低密度征、岛征等均为在CT平扫下可获得的能够预测血肿扩大的影像标志物，由于操作相比CTA方便，更适用于基层医院。在应用时也应注意对每一个征象定义的正确把握和正确判读。BAT评分为应用较为广泛的依据CT平扫结果制定的预测血肿扩大的评价工具（表3-4）。

表3-4　BAT评分

指标	得分
混杂征	
有	1
无	0
任意低密度征	
有	2
无	0
发病至CT时间	
<2.5h	2
≥2.5h 或未知	0
合计	0~5

注：得分越高提示血肿扩大可能性越大。

当然，对于血肿扩大的预测，除了影像学工具外还有很多非影像学预测因素，如发病前应用抗血小板药物或抗凝药物均会增加血肿扩大的风险。此外，还有研究表明高血糖为脑出血血肿扩大的独立危险因素。一些研究结果显示，血钙水平、白细胞计数、超敏C反应蛋白、高密度脂蛋白、低密度脂蛋白、年龄、饮酒史、体温、APOE基因、血浆基质金属蛋白酶9、凝血功能障碍、格拉斯哥昏迷评分、NIHSS评分也与血肿扩大存在相关性。所以，在血肿扩大评估时应根据每一个患者的个体差异，结合上述因素进行综合评估。

随着人工智能的发展和应用，通过深度学习训练建立预测模型有望建立基于人工智能的脑出血血肿扩大预警体系，并在多中心前瞻性队列中进一步验证脑出血血肿扩大人工智能预警模型的可靠性。基于人工智能的脑出血血肿扩大预警体系将会为临床医生筛选血肿扩大高危人群提供高效便捷的临床工具，为探索脑出血精准医疗管理模式和相关临床研究提供重要的支撑工具。

2. 脑出血病因、脑灌注及血脑屏障的评估　在 CTA 重建图像上，可以显示潜在的脑血管异常，如颅内动脉瘤，从而进一步明确脑出血的病因。CTP 原始图像显示血肿呈高密度，周边无强化。在 CTP 脑血流参数图像上，脑出血发生后血肿周围低灌注表现为血肿周围出现低灌注梯度，呈现出不同的色阶变化，低灌注区相对脑血流参数值低于 0.5，则提示该区域脑组织将发生缺血性损伤；血肿周围相对脑血容量参数值增加，则提示该区域脑组织启动脑血流代偿；患侧脑皮质或远隔区出现高灌注，则与该区域脑血流自身调节障碍有关。CTP 的 PS 参数图可以显示血肿周围出现血脑屏障（BBB）通透性增加区，提示该区域 BBB 破坏。

3. 脑水肿及脑静脉回流评估　脑出血后 1~2 小时即可出现脑水肿，48 小时左右达到高峰，持续 3~5 天后逐渐减轻，可持续 2~3 周或更长时间，临床上可分 3 期：①一期（发病 6 小时内），又称代偿期，属脑水肿早期，血凝块回缩、血浆蛋白渗出、流体静压升高，此时即使经实验室检查考虑为脑水肿，但患者除原发病临床表现及轻微头痛、恶心外，尚无颅内压增高等脑水肿典型症状；②二期（发病 6 小时 ~2 天），又称颅内压增高期，属失代偿期，属脑水肿中期，患者出现典型颅内压增高表现，并伴有意识障碍，但尚无脑疝形成或昏迷；③三期（发病 2 天后），又称危重期，属脑水肿终末期，患者出现脑疝、昏迷及生命危象，若未得到及时、有效治疗则预后多不良。血肿周边水肿通常可分为细胞毒性水肿与血管源性水肿，由于发病机制不同，因此出现时间也略有不同，评价血肿周围水肿通常依靠头颅 CT 和 MRI 进行。细胞毒性水肿多由于细胞损害导致离子泵异常，离子和水分子从细胞外向胞内移动，细胞肿胀所致，在磁共振中 DWI 显示为高信号，ADC 对应低信号，而血管源性血肿则多由于血脑屏障破坏，血浆蛋白质渗漏到细胞外空间，积存于血管周围及细胞间质所致，在头颅 CT 中表现为血肿高密度周围的一圈低密度带。

近年来随着影像技术的不断提高，通过颈静脉超声、CTV、MRV 等手段对脑出血患者静脉方面的研究越来越多，已有研究表明颈静脉反流（jugular venous reflux，JVR）及颈静脉回流量与脑出血后的血肿周围水肿体积密切相关，存在颈内静脉反流及颈静脉回流量减少的患者血肿周围水肿更为显著。还有学者指出，大约 1/3 的脑出血患者在发病后 6 小时内出现出血同侧脑静脉充盈缺失（absent ipsilateral venous filling，AIVF），5 个脑静脉回流区中至少有 1 个静脉充盈缺失。脑静脉回流量减少与相对应静脉回流区域内急性期血肿周围水肿的发展和出现低灌注密切相关。同时提示检测脑静脉充盈状态可能是识别血肿周围水肿范围的影像学指标，也可能是脑内出血的潜在治疗靶点。以上研究均表明，对急性期脑出血患者进行静脉评估十分必要。CTV 可以清晰显示全脑静脉及静脉窦引流情况，判断有无静脉窦发育异常及静脉窦血栓形成，为脑出血预后评价和脑出血发生机制研究提供帮助。

血肿周边水肿的出现通常也预示着神经功能的恶化及远期不良结局。既往有研究提示基质金属蛋白酶 3、肿瘤坏死因子 α 等标志物可能与血肿周边水肿的产生发展相关，近年研究提示脑静脉系统回流障碍与血肿周边水肿形成及增长亦有关，颈内静脉反流及颅内静脉、静脉窦结构异常能够预测血肿周边水肿的大小及变化。

4. 一站式多模式 CT　脑出血急性期，可以一站式完成多模式 CT 检查（NCCT+CTA+CTP+CTV），以在早期完成对脑出血患者出血部位、血肿体积、血肿扩大的风险、血肿周围组织损伤、血管结构、血脑屏障及脑静脉回流的评估，进一步指导临床治疗决策（图 3-1）。

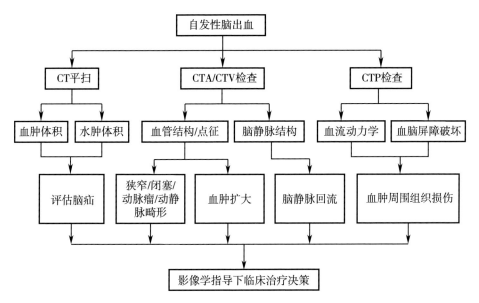

图 3-1 脑出血急性期一站式多模式 CT 检查

【治疗】

（一）一般治疗

脑出血患者在发病后的数小时到数天病情往往不稳定，应常规予以持续生命体征及心肺功能监测，包括血压、心电图、氧饱和度监测等。原则上就近治疗，尽量避免患者长途搬运。急性期卧床休息，保持呼吸道畅通，加强口腔、气道护理，避免误吸，维持水电解质平衡，给予营养支持。对于体温升高的患者，多采用物理降温，降低脑代谢率，减少耗氧量。评估并监测神经系统的症状、体征，以及时发现病情变化。

（二）出凝血异常相关脑出血

出凝血异常时可以引发脑出血，常见的有先天性或获得性凝血因子缺乏、先天性或获得性血小板数量和功能异常、抗凝治疗、抗血小板治疗等。继发于凝血因子缺乏或严重血小板减少紫癜的脑出血患者应尽快接受凝血因子或血小板替代治疗。

华法林抗凝治疗是自发性脑出血的常见病因之一，与其他类型自发性脑出血相比，华法林相关脑出血通常血肿体积更大、血肿扩大风险更高、临床预后更差。华法林相关脑出血的患者应尽快接受静脉维生素 K、凝血酶原复合物或新鲜冰冻血浆治疗，以逆转异常增高的 INR。有研究显示，对于华法林相关脑出血，凝血酶原复合物的安全性和有效性优于新鲜冰冻血浆。新型口服抗凝药相关脑出血可采用相应的拮抗剂进行治疗〔如达比加群的拮抗剂依达赛珠单抗（idarucizumab）；利伐沙班、阿哌沙班、依度沙班的拮抗剂andexanet alfa 等〕。

对于口服抗血小板药物相关性脑出血，PATCH 研究将发病前使用抗血小板药物且发病在 6 小时内的自发性脑出血患者随机分为治疗组（标准治疗 + 血小板输注）和对照组（单纯标准治疗）。研究结果显示，发病 90 天治疗组死亡和残疾风险（改良 Rankin 评分 3~6 分）明显高于对照组；同时，治疗组严重不良事件发生率明显高于对照组（42% vs. 29%）。PATCH 研究提示对于抗血小板药物相关自发性脑出血患者，不建议输注血小板治疗。

（三）超早期血肿扩大的监测

血肿扩大（hematoma expansion）是自发性脑出血后的常见病理生理过程，主要发生在发病 6 以内，甚至发病 24 小时以内，发生率约为 30%~38%。血肿扩大是脑出血早期神经功能恶化，短期及长期预后不良的重要独立危险因素，因此，在脑出血超早期，除了对出血部位，血肿体积，血肿扩大风险及病因进行评估外，需要对是否发生血肿扩大进行持续监测。对于发病 6 小时内到院的患者，在发病 6 小时和 24 小时复查头颅 CT，发病 6~24 小时到院的患者，在发病 24 小时复查头颅 CT。同时，监测神经系统症状和体征，如果病情变化随时复查头颅 CT，以明确颅内血肿变化情况，必要时与神经外科协作，共同调整和制定治疗方案。

（四）强化血压管理

约 2/3 的脑出血患者在急性期会出现血压升高，且血压升高的幅度与血肿扩大、神经功能恶化，以及不良临床预后密切相关。

关于脑出血急性期血压管理目前仍存在一定争议，针对早期强化降压治疗的研究主要包括强化降压治疗急性脑出血的临床研究（Intensive Blood

Pressure Reduction in Acute Cerebral Haemorrhage Trial，INTERACT）和急性脑出血的降压治疗（Antihypertensive Treatment of Acute Cerebral Hemorrhage，ATACH）系列研究，研究结果不完全一致。积极降压治疗可以减少血肿扩大的发生，但是不能改善脑出血的临床预后。总体来讲，脑出血急性期积极降压是安全的。对于收缩压 >220mmHg 的患者，在密切监测血压的前提下，通过持续静脉输注药物来控制血压可能是合理的，应有效、持续并平稳地控制血压，收缩压目标值为 160mmHg，避免血压峰值过高和血压波动可以增强早期积极降压治疗的临床获益。对于收缩压波动于 150~220mmHg 患者，收缩压目标值为 130~139mmHg，收缩压 <130mmHg 可能与不良预后相关。对于收缩压在 140~150mmHg、无急性降压禁忌证的脑出血患者，将收缩压降至 140mmHg 是安全的。脑出血急性期建议给予快速降压药物，快速将升高的血压降至血压控制目标值，并维持血压稳定，避免血压过度波动。可根据患者高血压病史的长短、基础血压值、颅内压情况及入院时的血压进行个体化选择。常用的静脉用药包括乌拉地尔、地尔硫䓬、盐酸艾司洛尔、尼卡地平等。口服用药可选择钙离子拮抗剂、血管紧张素转化酶抑制剂、β 受体阻滞剂、利尿剂等。短期用药选择短效或中长效制剂，长期用药选择长效制剂。同时，积极处理导致血压升高的其他原因，如颅内压升高、躁动、头痛、尿潴留和便秘等。

（五）止血促凝药物

氨甲环酸可以与纤溶酶和纤溶酶原上的纤维蛋白亲和部位的赖氨酸结合部位强烈吸附，阻抑了纤溶酶、纤溶酶原与纤维蛋白结合，从而强烈地抑制了由纤溶酶所致纤维蛋白分解。TICH-2（Tranexamic Acid for Hyperacute Primary IntraCerebral Haemorrhage）研究评价氨甲环酸用于自发性脑出血治疗的安全性和有效性。结果显示氨甲环酸治疗组和安慰剂对照组之间，发病 90 天 mRS 评分差异无统计学意义。然而，治疗组严重不良事件低于安慰剂对照组，提示氨甲环酸应用于脑出血是安全的。亚组分析显示，对于平均收缩压小于 170mmHg 的患者，氨甲环酸的治疗效果优于安慰剂对照组。氨甲环酸与强化降压的交互作用需要进一步临床试验的验证。

FAST（Factor Seven for Acute Hemorrhagic Stroke）研究评价重组活性Ⅶ因子用于预防自发性脑出血后血肿扩大的安全性和有效性。这项Ⅲ期临床试验随机将 841 例发病 4 小时内的自发脑出血患者随机分为 3 组。研究结果显示安慰剂对照组、低剂量治疗（重组活化Ⅶ因子 20μg/kg）组和高剂量治疗组（80μg/kg）之间 90 天死亡或严重残疾差异无统计学意义。然而，重组Ⅶ因子治疗组动脉血栓事件发生率明显高于对照组。FAST 研究提示对于自发性脑出血的患者不推荐使用重组Ⅶ因子预防血肿扩大。

（六）血肿清除

1. 手术治疗评估　血肿体积是影响脑出血预后的重要独立危险因素。自发性脑出血的手术治疗的选择需要多方面综合考虑，包括以下几个方面。

（1）意识状况：意识状况直接反映脑实质受损的情况，是判断手术与否最重要的因素。意识清醒的患者多不需要施行手术，但发病后意识障碍较轻，其后缓慢加重者，在出现中度意识障碍前，应考虑手术治疗。

（2）出血量：大脑半球出血 >30ml，或小脑半球出血 >10ml，即可考虑手术。但应结合患者年龄、颅腔容积代偿能力综合考虑。对于脑萎缩较明显的老年患者，颅腔代偿能力较大，基础病较多，手术耐受性差，在出血量不太多的情况下，可选择保守治疗。

（3）出血部位：出血部位表浅者适合手术治疗，如大脑皮质下出血、壳核出血及小脑半球出血者。

（4）病情的演变：出血后病情进展迅猛，短时间内即陷入中深度昏迷者，手术获益少，多不考虑手术。

（5）合并其他情况：年龄大并不是手术的绝对障碍，一般选择 70 岁以下的病例。如果合并恶性高血压、严重的心肺肾疾患、代谢病及凝血功能异常，则属于手术禁忌。

（6）中线移位：移位 <10mm 多数可以采取保守治疗。

2. 手术适应证

（1）位于基底节、丘脑、脑叶的出血：颞叶钩回疝；血肿量≥30ml 或

血肿量 <30ml 但血肿周围组织水肿严重，影像学有明显颅内高压的表现（中线结构移位超过 5mm；同侧侧脑室受压闭塞超过 1/2；同侧脑池、脑沟模糊或消失；实际测量颅内压 >25mmHg）。

（2）小脑出血：小脑血肿 >10ml；四脑室、脑干受压或并发梗阻性脑积水。

（3）脑干出血：尽管开颅清除脑干血肿技术上可以实现，但成功率极低，且生命体征不稳定的患者不能忍受这种手术。现较多研究尝试结合导航、立体定向、三维打印的方式行血肿穿刺引流术，多为单中心研究，有效性仍待进一步评价。

3. 手术禁忌证

（1）深度昏迷患者（GCS 3~5 分），脑损伤严重，预后不良。

（2）严重的伴随疾病，如心肺肾有严重疾患、代谢病及凝血功能异常。

（3）意识状况基本正常（GCS 13~15 分）的患者一般不需要手术。

4. 手术治疗时机的选择　高血压脑出血手术时机分为超早期（发病 6 小时内），早期（发病 1~2 天）及延期（发病 3 天）手术。高血压脑出血 24 小时后，血肿周围脑组织出现海绵样变性、凋亡、坏死等病理改变，脑水肿范围也明显扩大，虽然此时血肿自溶较易清除，但术后神经功能恢复较差。而在超早期手术则有助于改善脑灌注、减轻脑水肿、提高术后生活质量。但也有研究显示，脑出血患者再出血多发生在 6 小时以内，且有学者认为血肿量小于 60ml 的患者保守治疗生存良好率略高于手术治疗组，待"病情稳定"后再行手术的观点仍有一些支持者。

手术治疗的目的是去除血肿的占位效应，迅速降低颅内压，减轻局部缺血，防止脑水肿的发展，以利颅神经功能恢复，而不是完全彻底地清除血肿。

5. 手术方法

（1）传统骨瓣（窗）开颅血肿清除术：以血肿最大层面为中心，设计头部皮肤切口及骨瓣位置、大小。选择避开功能区的脑池、脑裂或脑沟入路，利用手术显微镜的放大及良好照明作用，尽可能清除血肿，并达到良好止血。电凝出血的分支血管是最可靠的止血方法，但应注意避开其主干，以免造成术后较大范围的缺血。部分血凝块与血肿腔粘连紧密时，不必勉强清除。但如遇到血凝块下方有活动出血，则需要清除阻碍视野中的血凝块，看清出血血管，彻底止血。综合考虑患者术前意识水平、血肿量、术中操作情况、脑压情况等，估计术后恢复的可能过程，决定骨瓣是还纳还是去除，以及是否需要行颞肌下减压术。术前出现脑疝者可行去骨瓣外减压。骨瓣开颅术的缺点是需要全麻，手术创伤大、时间长、出血多，对脑组织过度牵拉，术后水肿反应重，影响患者的术后恢复，手术病死率较高，患者术后恢复后需要行颅骨修补手术。

赵继宗等总结 2001 年 9 月—2003 年 11 月国内 135 家医疗单位手术治疗 2 464 例出血性脑卒中病例，完成 3 个月随访，采用多中心单盲研究方法比较不同手术方式疗效，结果显示微骨窗入路及 CT 引导吸引术组优于传统开颅组。目前开颅术多用于出血部位不深、出血量大、中线严重移位、病情分级Ⅲ级以上并已有脑疝但时间较短者。小脑出血也多主张采用此法，以达到迅速减压的目的。

（2）微骨窗入路（keyhole approach）血肿清除术：根据术前 CT 或 MRI 检查确定血肿在头部表面的投影位置和钻孔部位，骨窗直径约 3cm，属于常规开颅手术的微创化改良。此方法简化了手术操作，可在直视下钳取清除血肿，借助显微镜的良好照明和放大作用，血肿清除效果不亚于传统大骨瓣开颅，减压效果肯定。手术操作过程中脑组织牵拉轻，创伤小。但是比其他微侵袭手术创伤大，可能存在术野过于狭小，术中止血困难等问题，但如不强求吸除血肿腔周壁及底部的血凝块，一般不会引起活动性出血。少部分病例可能因血肿腔内压力迅速降低，术后血压升高或波动而发生再出血。

（3）锥颅或钻孔血肿抽（碎）吸引流术：单纯穿刺血肿抽吸治疗脑内血肿，术中可清除血肿体积的 29%~85%。由于脑内血肿的液态成分仅占血肿体积的 20%，故该方法很难在急性或亚急性期将血肿大部分清除。在立体定向引导下，将排空针置入血肿腔内，通过套管针内的导芯，将血凝块搅碎后吸入套管内。该手术适用于有严重其他疾病不能耐受全麻手术的患者。这项技术在我国有 CT 的二级以上医院都能开展。

（4）神经内镜辅助下血肿清除术：用神经内镜辅助清除脑内血肿是在立体定向引导下钻孔，将内镜导入血肿腔，通过反复冲洗抽吸清除血肿，较其他锥颅或钻孔方式清除血肿有其独特优点。它可以在直视下进行手术操作，可有效止血，并可在吸取血肿后直视下观察结果，避免了手术操作的盲目性和不必要的损伤。此外，还可以对可疑组织进行活检。这种手术能做到精确定位，脑损伤轻微，操作也比较简单。

（5）立体定向血肿排空术：这种微创手术一般在局麻下进行，即使是部位深在的血肿也能取得较好的治疗目的。立体定向手术可准确地将穿刺针或吸引装置置于血肿中心。除单纯抽吸，还可利用超声外科吸引器、阿基米德钻、旋转绞丝、高压冲洗等将血凝块破碎后再吸除，或应用溶栓药物（尿激酶或组织型纤溶酶原激活物等）进行血肿腔内注射，以利于术后引流。

（6）脑室外引流血肿溶解术：对于原发性脑室内出血或血肿破入脑室者，采用颅骨钻孔或锥颅后穿刺脑室，放置引流管进行外引流，可立即缓解梗阻性脑积水，并排出血液的液体部分，缩小原发血肿体积，必要时可行双侧脑室外引流术。若间断注入尿激酶，可使血肿溶解以利于引流。

（七）脑水肿

血肿周围水肿（perihematomal edema，PHE）是脑出血后常见的临床表现。研究显示 PHE 在脑出血后即开始出现，逐渐加重，发病 14 天左右达到高峰。同时，PHE 与脑出血不良预后明显相关，尤其对于血肿体积在 30ml 以下的患者。PHE 的发生发展是一个非常复杂的病理生理过程。早期（脑出血后数小时）PHE 的形成主要与静脉压力增高和血肿收缩相关，导致血清从血肿中渗透到周围组织中；后期（脑出血数天后）PHE 形成主要与凝血瀑布激活和凝血酶的产生，以及继发的炎症反应相关。血红蛋白降解产物和铁离子的释放也加重 PHE 及脑出血后继发脑损伤。目前，临床上针对 PHE 治疗的方法（如激素、甘露醇、甘油果糖、过度通气等）均无明确的循证医学证据支持。前期研究显示芬戈莫德（fingolimod）有助于降低血肿周围水肿和改善脑出血的临床预后，其临床应用的安全性和有效性需要进一步临床研究的证实。

（八）脑室内出血

脑室内出血是脑出血不良预后的独立危险因素之一。美国卒中学会脑出血指南建议，对于自发性幕上脑出血患者，有明确的脑积水影像证据和 / 或临床证据（如患者出现进行性意识水平下降）建议脑室外引流（external ventricular drain）。CLEAR Ⅲ研究幕上自发性脑出血并伴第三脑室或第四脑室梗阻的患者，脑室内 rt-PA 溶栓 + 脑室外引流（治疗组）或者单纯脑室外引流（对照组）治疗改善预后的有效性。研究结果显示，两组患者发病 180 天 mRS 评分差异无统计学意义。治疗组 180 天死亡率明显低于对照组，但是严重残疾比例高于对照。虽然有研究提示脑室镜血肿清除、腰大池引流对脑室出血有一定的临床疗效，但其临床应用的安全性和有效性仍需要进一步临床研究的验证。目前针对脑室出血的手术适应证选择，对于少量到中等量出血，患者意识清醒，GCS>8 分，无梗阻性脑积水，可保守治疗或行腰大池持续外引流；出血量较大，超过侧脑室 50%，GCS<8 分，合并梗阻性脑积水者行脑室钻孔外引流；出血量大，超过脑室 75% 或脑室铸型，GCS<8 分，明显颅内高压者需要行开颅手术直接清除脑室内血肿。

（九）继发性脑出血的病因诊断与治疗

对于继发性脑出血，早期识别、评价、监测与管理原则上同原发性脑出血一致。然而，鉴于继发性脑出血再出血的风险较高，因此临床上应尽快明确诊断，联合神经外科和 / 或神经介入科，及时启动针对继发性脑出血的病因治疗至关重要。

（十）并发症管理

1. 颅内压增高　脑出血患者颅内血肿及水肿占位效应可导致颅内压增高，进而导致病死率、致残率升高。可通过脑室内和脑实质内置入探头装置监测脑出血患者颅内压，以早期控制颅内压，可改善患者预后。目前降低颅内压可考虑以下几种方法：①抬高床头，须除外低血容量；②镇痛镇静，明显躁动或谵妄患者可考虑给予镇痛、镇静治疗，小剂量起始，逐渐加量；

③可选用渗透性药物，如甘露醇、高张盐溶液、呋塞米、甘油果糖及白蛋白进行脱水降颅内压治疗，但应防治低血容量、电解质紊乱、肾功能及心功能受损等。

2. 癫痫发作 继发性癫痫是脑出血后常见并发症之一，发生率约5%~10%。美国卒中学会指南推荐对于脑出血患者不建议常规给予预防性抗癫痫治疗。对于脑出血合并癫痫发作的患者，抗癫痫药物通常要持续3~6个月以预防癫痫发作。

3. 卒中相关肺炎 卒中相关肺炎（stroke associated pneumonia，SAP）是脑血管病常见临床并发症之一。大量证据显示SAP不仅增加了卒中相关死亡率、残疾率，还增加了患者住院时间和住院费用。基于中国国家卒中登记研究，我国脑出血患者住院SAP的发生率为18%，明显高于脑梗死（11%），如何精准地预测风险人群是预防和管理SAP的关键环节。目前国际上诞生了多个用于筛选脑出血相关肺炎的预测模型，如ICH-APS和ISAN评分等。前期研究显示ICH-APS较ISAN有更好的灵敏度、特异度和准确率。《卒中相关性肺炎诊治中国专家共识（2019更新版）》推荐ICH-APS作为脑出血后SAP的筛查工具。将SAP作为改善脑出血预后干预靶点的理念有待于进一步临床研究和验证。

4. 深静脉血栓 脑出血患者是静脉血栓栓塞的高危人群，研究显示，出血性卒中发生深静脉血栓形成的风险显著高于缺血性卒中。美国卒中学会建议，对于脑出血患者建议使用血栓泵预防深静脉血栓。脑出血稳定后（发病1~4天后）可以采用低分子肝素或普通肝素皮下注射以预防深静脉血栓形成。关于抗凝药物选择、启动时机、持续时间、管理模式仍需要进一步临床研究。

5. 高血糖 多项研究显示，脑出血患者无论是否合并糖尿病，其入院时高血糖均与不良预后及高死亡风险相关，而通过使用胰岛素严格控制血糖水平可改善危重患者预后，但亦有研究表明强化降糖治疗不能降低危重症患者死亡风险，同时会明显增加低血糖风险。因此，对脑出血患者应当密切监测血糖，对高血糖进行控制，可考虑血糖控制在7.8~10.0mmol/L，注意避免低血糖发生。

6. 体温 脑出血患者体温升高较为常见，多种因素均与脑出血后发热相关，如卒中程度严重、血肿体积增加、丘脑出血或脑干出血、合并脑室出血或蛛网膜下腔出血、接受脑室外引流、开颅血肿清除等手术操作，以及肺炎等感染性因素。而脑出血后体温升高可增加不良预后风险。因此，对脑出血后发热患者，应明确发热原因，予针对病因及对症降温等治疗。

（十一）康复

脑出血具有高发病率、高致残率和高病死率，康复是对降低致残率最有效的方法，是脑出血治疗中不可或缺的关键环节。脑出血早期康复的根本目的是预防并发症，最大限度地减轻障碍和改善功能，提高日常生活能力，其最终目的是使患者回归家庭，回归社会。

1. 脑卒中（脑出血）的三级康复 一级康复是指患者早期在医院急诊室或神经内科的常规治疗及早期康复治疗；二级康复一般在康复中心和综合医院中的康复医学科进行；三级康复指患者经过一段时间专业康复后，回到社区生活，社区康复医生在二级康复的基础上，根据患者居住环境制定康复计划并负责实施训练。

2. 早期康复 一级康复多在发病后14天以内开始。此阶段多为卧床期，主要进行良肢位摆放、关节被动活动、早期床边坐位保持和坐位平衡训练。预防并发症包括是否存在吞咽呼吸障碍、营养不良和脱水、皮肤破溃、深静脉血栓、尿便障碍，是否有疼痛、骨质疏松、癫痫发作，以及预防摔倒，康复护理等。卧床期应将患者摆放于良肢位，鼓励患侧卧位，适当健侧卧位，尽可能少采用仰卧位，应尽量避免半卧位，保持正确的坐姿。应尽早在护理人员的帮助下渐进性地进行体位转移训练，并注意安全。卧床期患者应坚持肢体关节活动度训练，注意保护患侧肢体避免机械性损伤。

3. 肢体康复 脑出血患者病情稳定后早期离床训练，即借助器械进行站立、行走训练，早期的坐位训练、起坐训练、站立训练是安全可行的，能够提高患者3个月后的步行能力。偏瘫患者早期应积极进行抗重力肌训练、患侧下肢负重支撑训练、患侧下肢迈步训练及站立重心转移训练，以尽早获得基本步行能力。重视瘫痪肌肉的肌力训练，针对相应的肌肉进行渐进式抗阻训练、交互性屈伸肌肉肌力强化训练可以改善脑卒中瘫痪肢体的功能。针对相应的肌肉进行功能电刺激治疗、肌电生物反馈疗法，结合常规康复治疗，可以提高瘫痪肢体的肌力和功能。

4. 语言康复　交流障碍及其相关的认知损害存在于高达 40% 的卒中后患者，最常见的交流障碍是失语和构音障碍。卒中后存在交流障碍的患者应早期开始语言功能障碍的康复，早期可针对患者听、说、读、写、复述等障碍给予相应的简单指令训练、口颜面肌肉发音模仿训练、复述训练，口语理解严重障碍的患者可以试用文字阅读、书写或交流板进行交流。早期失语症患者的康复目标主要是促进交流的恢复，帮助患者制定交流障碍的代偿方法，患者周围的人员应多与患者交流、减少对患者的孤立、满足患者的愿望和需求。

5. 心理康复　卒中后抑郁（poststroke depression，PSD）是脑卒中后以持续情感低落、兴趣减退为主要特征的心境障碍。在脑卒中患者中总体发生率高达 40%~50%，其中约 15% 为重度抑郁，可伴严重自杀倾向甚至自杀行为。卒中后抑郁可发生于脑卒中后各时期，显著增加脑卒中患者的病死率、致残率和认知功能障碍，降低患者的生活质量，给患者及其家庭乃至社会带来十分沉重的负担。因此，对于卒中后抑郁进行早期积极干预是非常重要的。应尽可能减少并消除脑卒中引起的症状和体征，鼓励患者重新开始自理活动，重新开始与外界的交流，并给予患者及其家属精神支持。此外，还应减少卒中再发和复发、社会支持、心理治疗，以及必要时给予药物（如 5-羟色胺重摄取抑制剂）治疗。

（十二）治疗管理

自发性颅内出血具有高致残率、高病死率的特点，其治疗管理需要急诊科、影像科、神经内科、神经外科、神经介入科、神经重症医学科、内科、神经心理科、康复科等多学科的合作。卒中单元（stroke unit）是有明确循证医学证据支持的脑血管病临床管理模式。一项纳入 13 项临床研究（n=3 570）的荟萃分析显示，与普通病房管理相比，卒中单元可以明显降低脑出血患者死亡和残疾的风险，而且效果与缺血性卒中相当。脑出血患者应尽早转移至卒中单元，病情危重者进入重症监护病房接受组织化的卒中医疗救治，见图 3-2。

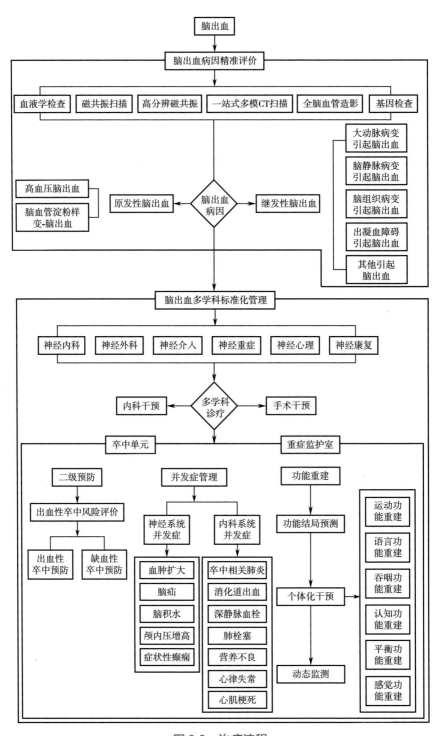

图 3-2　治疗流程

【预后评估与二级预防】

（一）预后评估

脑出血患者临床结局相差较大，轻者可基本完全恢复，不留任何后遗症，重者可导致死亡或严重残疾，因此在脑出血发生早期预测临床结局尤为重要。影响脑出血患者预后的因素主要包括年龄、基线 GCS 评分、基线 NIHSS 评分、基线时血压、基线时血糖、出血部位、出血量、出血破入脑室或蛛网膜下腔等。

目前国际上用于脑出血结局预测量表主要包括原发 ICH 量表（Original ICH Score）、改良 ICH 量表（Modified ICH Score）、Essen ICH 量表（Essen ICH Score）、ICH 分级量表（ICH Grading Scale Score）、FUNC 量表（FUNC Score）、ICH 功能结局预测量表（ICH-FOS）等，大部分量表主要针对脑出血后短期预后（如脑出血后 30 天、1 个月或 3 个月预后），其中 ICH 功能结局的预测量表（ICH-FOS）基于中国国家卒中登记（CNSR）数据库，首次建立了中国人群脑出血长期（1 年）功能结局的预测量表。ICH-FOS 在建模样本（n=1 953）和验证样本（n=1 320）中均显示了较好的预测价值（ROC 曲线下面积分别为 0.836 和 0.830）。同时，与其他国际同类量表进行对比显示，ICH-FOS 对脑出血发病后不同时间点（脑出血后 1 月、3 个月、6 个月和 1 年）死亡风险和功能结局均显示了更好的预测价值，为临床医生预测脑出血的长期结局提供了有效的临床工具。

（二）脑出血的二级预防

脑出血后再发卒中事件，包括出血性和缺血性卒中，以及再发心血管事件的风险明显增高，因此脑出血后二级预防非常重要。应建议所有的脑出血的患者有效控制血压、控制血糖、戒烟限酒、规律体育锻炼。

目前认为，脑出血复发的主要危险因素包括：脑叶出血、高龄、MRI 显示微出血、正在进行抗凝治疗、合并 *APOE ε2* 或 *APOE ε4* 等位基因等。所有脑出血患者均应控制血压，且在脑出血发作后立即开始，长期血压控制目标为 <130/80mmHg。

对于口服华法林相关的自发性脑叶出血，由于脑出血复发风险相对较高，应避免长期应用华法林治疗，若患者存在抗凝或抗血小板治疗适应证，可酌情给予单一抗血小板药物治疗。对于非脑叶出血患者可酌情给予抗凝治疗。脑出血后恢复口服抗凝治疗的最佳时机尚不确定，对于没有机械瓣膜的患者，至少 4 周内避免口服抗凝药物，可能降低 ICH 复发的风险。尽管最佳时间尚不确定，对于病情需要进行抗血小板治疗的患者，可在脑出血后的几天内重新开始阿司匹林单药治疗。达比加群、利伐沙班或阿哌沙班在脑出血合并房颤的患者中对于降低脑出血复发风险的作用尚不确定。

脑出血患者通常也是缺血性卒中和冠心病发生的风险人群，何时启动抗栓治疗一直是临床研究的热点和难点问题。RESTART 研究将发病前服用抗栓药物（抗血小板或抗凝治疗）的自发性脑出血患者随机分为治疗组（重新使用抗血小板治疗）和对照组（不使用抗血小板治疗），随访 5 年，主要终点事件为症状性脑出血再发。发病 - 重启抗血小板治疗时间的中位数为 78 天（四分位间距 29~146 天）。该研究结果显示，两组之间主要终点结局差异无统计学意义。然而，对于 CAA 等再发出血风险较高的脑出血患者，如何重新启动抗栓治疗需要结合患者的具体情况实施个体化治疗方案。

另外，目前还没有足够的数据推荐他汀类药物在脑出血患者中的应用。关于他汀类药物与脑出血功能预后的关系尚有待于进一步随机对照临床研究。

王文娟　冀瑞俊　王昊

推荐阅读 ● ● ●

［1］WANG W Z, JIANG B, SUN H X, et al. Prevalence, incidence, and mortality of stroke in China: Results from a nationwide population-based survey of 480 687 adults［J］. Circulation, 2017, 135（8）: 759-771.

［2］FEIGIN V L, FOROUZANFAR M H, KRISHNAMURTHI R, et al. Global and regional burden of stroke during 1990-2010: Findings from the Global Burden of Disease Study 2010 [J]. Lancet, 2014, 383 (9913): 245-254.

[3] HEMPHILL J C, GREENBERG S M, ANDERSON C S, et al. Guidelines for the management of spontaneous intracerebral hemorrhage: A guideline for healthcare professionals from the American Heart Association/American Stroke Association [J]. Stroke, 2015, 46 (7): 2032-2060.

[4] STEINER T, AL-SHAHI SALMAN R, BEER R, et al. European Stroke Organisation (ESO) guidelines for the management of spontaneous intracerebral hemorrhage [J]. Int J Stroke, 2014, 9 (7): 840-855.

[5] LANGHORNE P, FEARON P, RONNING O M, et al. Stroke unit care benefits patients with intracerebral hemorrhage: Systematic review and meta-analysis [J]. Stroke, 2013, 44 (11): 3044-3049.

[6] BAHAROGLU M I, CORDONNIER C, AL-SHAHI SALMAN R, et al. Platelet transfusion versus standard care after acute stroke due to spontaneous cerebral haemorrhage associated with antiplatelet therapy (PATCH): A randomised, open-label, phase 3 trial [J]. Lancet, 2016, 387 (10038): 2605-2613.

[7] QURESHI A I, PALESCH Y Y, BARSAN W G, et al. Intensive blood-pressure lowering in patients with acute cerebral hemorrhage [J]. N Engl J Med, 2016, 375 (11): 1033-1043.

[8] ZHENG H P, CHEN C L, ZHANG J, et al. Mechanism and therapy of brain edema after intracerebral hemorrhage [J]. Cerebrovasc Dis, 2016, 42 (3-4): 155-169.

[9] 中国卒中学会急救医学分会, 中华医学会急诊医学分会卒中学组, 中国老年医学学会急诊医学分会, 等. 卒中相关性肺炎诊治中国专家共识 (2019更新版)[J]. 中国卒中杂志, 2019, 14 (12): 65-76.

[10] WINSTEIN C J, STEIN J, ARENA R, et al. Guidelines for adult stroke rehabilitation and recovery: A guideline for healthcare professionals from the American Heart Association/American Stroke Association [J]. Stroke, 2016, 47 (6): e98-e169.

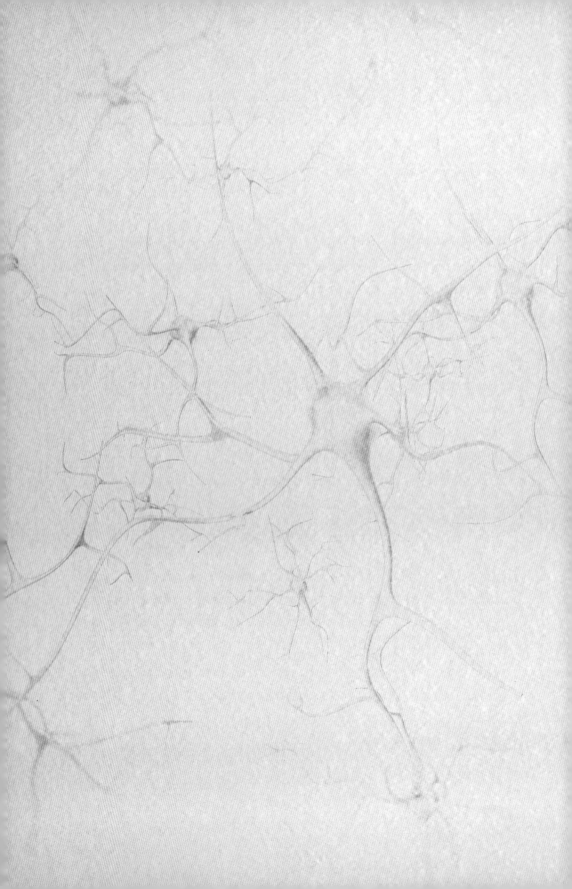

第四章

蛛网膜下腔出血

4

【概述】

（一）定义与流行病学

蛛网膜下腔出血（subarachnoid hemorrhage，SAH）是一种严重的出血性脑血管病，是指某些疾病引起的脑血管破裂，血液流至蛛网膜下腔而出现的一组临床症状。SAH 是一种致残率、致死率高的脑卒中，占所有脑卒中的 5%~10%。世界范围内，SAH 发病率为（2~16）/10 万人年，该数据在过去 30 年中保持稳定，我国发病率为 2.0/10 万人年。1995—2007 年全球动脉瘤性 SAH 的病死率数据显示，8.3% 的患者在入院前死亡，入院后患者病死率为 26.7%~44.4%。患者发病后的神经功能状态，尤其是意识水平是决定 SAH 预后的重要因素。此外，影响预后的因素还包括出血量多、脑水肿、迟发性神经功能恶化。再出血是影响患者预后的另一重要因素。动脉瘤一旦发生破裂再出血，其病死率可高达 60.2%~73.3%。随着医疗技术的发展，对重症患者给予重症监护治疗，对动脉瘤及早手术治疗，使得死亡率显著降低。每年诊治 SAH<10 例的医院，30 天病死率远远高于诊治 35 例以上的医院（39% vs. 27%，OR=1.4）。高级别的 SAH 治疗中心，能够大大降低死亡率，改善预后。

（二）病因与发病机制

1. 病因　颅内动脉瘤破裂是自发性 SAH 的首要病因，约占 85%，其他病因包括脑动静脉畸形，良性中脑周围出血、烟雾病（脑底异常血管网病）、硬脑膜动静脉瘘、夹层动脉瘤、中枢神经系统血管炎、颅内静脉系统血栓形成、颅内肿瘤卒中、血液病及口服抗凝药物、外伤等。部分患者病因不明。

SAH 的独立危险因素主要有吸烟、过量饮酒和高血压。动脉瘤的危险因素中，可干预的因素包括吸烟、酗酒、高血压、低脂血症、不完全栓塞、女性激素替代治疗；不可干预因素包括性别、年龄、动脉瘤或 SAH 家族史、多发动脉瘤、脑动静脉畸形、常染色体显性遗传多囊肾病。

2. 发病机制　重症 SAH 会出现一系列多器官损害，了解其病理生理对掌握 SAH 的诊疗很有帮助。SAH 后，脑池和脑沟内血细胞沉积、血凝块聚集。48 小时后，血细胞破裂溶解，释放出大量含铁血黄素，可见不同程度的蛛网膜局部粘连。SAH 可继发一系列颅内、颅外的病理生理过程，包括：①颅内压增加，即血液流入蛛网膜下腔，使颅内容量增加，同时血液刺激后脑脊液分泌增加，引起颅内压增高，严重者出现意识障碍，脑疝。颅内压增高时，为保证脑灌注，自身条件反应可引起血压增高。②阻塞性脑积水，即血液在颅底或脑室发生凝固，造成脑脊液回流受阻，导致急性阻塞性脑积水。③脑膜刺激征，即血液进入蛛网膜下腔，通过围绕在脑和脊髓周围的脑脊液迅速扩散，出现刺激症状。脑膜可表现为无菌性炎症反应。④下丘脑功能紊乱，可引起各种症状。脑心综合征是由于急性颅内高压或血液直接刺激下丘脑，导致儿茶酚胺大量释放，又称"心肌顿抑"，可出现心肌缺血、心肌酶异常、心电图改变，甚至心脏超声异常。此改变为一过性，可在短期内缓解。其他表现包括神经源性肺水肿、顽固性低钠血症、血糖增高、发热等。⑤动脉瘤周围血块溶解。SAH 后，动脉瘤周围产生血凝块，同时蛛网膜下腔也产生血凝块。纤溶系统启动后，血凝块溶解可能导致动脉瘤破裂再出血。⑥化学性炎症反应。血细胞崩解后释放的各种炎性或活性物质导致化学性炎症，进一步引起脑脊液增多而加重颅内高压的症状，同时也诱发血管痉挛，导致脑缺血或梗死。

【临床表现】

（一）轻症

各年龄段均可发病，青壮年更常见，女性多于男性。突然起病，数秒或数分钟突发的迅速达到顶峰的剧烈爆裂样头痛是常见的起病方式。情绪激动、剧烈运动、用力、咳嗽、排便、性生活等是常见的发病诱因。头痛持续不缓解或进行性加重，多伴有恶心、呕吐。发病数小时后可见脑膜刺激征、颈强直、克尼格（Kernig）征、布鲁津斯基（Brudzinski）征阳性。

轻症患者无语言障碍和肢体无力，能正常进食、排便。少数患者可见颅神经麻痹和局灶性神经功能缺损，如动眼神经麻痹、一侧上睑下垂、轻偏瘫、失语、感觉障碍等。

有些轻症患者症状不典型，特别是老年患者头痛和脑膜刺激征不典型，精神症状较明显。少数患者出现部分性或全面性癫痫发作，也可能以头昏、眩晕等症状起病。

（二）重症

重症患者表现为突发剧烈头痛，并在短时间内陷入昏迷，严重者出现呼吸、心搏骤停。部分患者的意识丧失是短暂性和一过性的，发病即刻出现意识不清，摔倒在地，之后自行恢复，仅表现为头痛。意识障碍持续存在的患者表现为嗜睡、昏睡或昏迷，可通过呼叫和疼痛刺激辨别严重程度。例如呼叫无应答、疼痛刺激有躲避反射为浅昏迷。更严重的患者呈现去大脑强直等濒死状态，需要气管插管呼吸机辅助通气。重症患者因严重的中枢神经系统损伤，对全身多个器官产生病理影响，临床治疗涉及多学科专业知识及技术，通常需要在重症监护病房接受专业医疗团队的治疗。

（三）病情严重程度临床评分

国际常用的 SAH 病情严重程度临床评分包括 Hunt-Hess 分级法和世界神经外科医师联盟（WFNS）分级法（表 4-1）。分级越高，病情越严重，并且与预后相关。Hunt-Hess 分级Ⅰ~Ⅱ级病情较轻，经积极救治病死率低。Ⅳ级以上的患者，由于意识障碍及脑损伤严重，治疗方法及预后与轻症患者有较大差别。虽经积极救治，其病死率仍高达 30.5%~35%，通常称为高分级 SAH。Ⅲ级以上患者占病例数的 20%~30%，《重症动脉瘤性蛛网膜下腔出血管理专家共识（2023）》将Ⅲ级以上患者纳入重症监护管理。

SAH 患者的临床状况在急性期是一个动态变化的过程，其病情分级是可变的，应在发病后连续动态评估。在回顾性分析的研究中，建议以发病至入院后持续时间较长的最高临床分级为评价标准。

Hunt-Hess 分级为Ⅰ~Ⅱ级的患者一旦诊断为动脉瘤应立即手术。Ⅲ级及以上的患者应先治疗至患者的情况恢复至Ⅱ或Ⅰ级后手术。若 CT 等提示颅内危及生命的血肿或多发出血，则不必考虑分级，应立即进行手术以挽救患者生命。

表 4-1　动脉瘤性蛛网膜下腔出血的临床分级

分级	Hunt-Hess 分级法	WFNS 量表
Ⅰ级	无症状或有轻度头痛、颈强直	GCS 15 分，无运动功能障碍
Ⅱ级	中度至重度头痛、颈强直，颅神经麻痹	GCS 13~14 分，无运动功能障碍
Ⅲ级	轻度局灶性神经障碍，嗜睡或意识错乱	GCS 13~14 分，有运动功能障碍
Ⅳ级	昏迷，中度至重度偏瘫，去大脑强直早期	GCS 7~12 分，有或无运动功能障碍
Ⅴ级	深昏迷，去大脑强直，濒死状态	GCS 3~6 分，有或无运动功能障碍

注：伴有严重系统疾病（如高血压肾病、糖尿病、严重的动脉硬化、慢性阻塞性肺病）或血管造影上显示有严重的血管痉挛者加 1 级；GCS，格拉斯哥昏迷评分。

【辅助检查】

SAH 轻症临床表现可能仅有头痛，辅助检查对诊断极其重要。头颅 CT 平扫可以为临床医生提供诊断依据，判断病因，推断动脉瘤的位置。CTA 能够快速的筛查动脉瘤，是影响预后的重要检查。对于诊断困难的情况，腰椎穿刺脑脊液化验、磁共振、DSA 都是很好的辅助检查方法。动脉瘤的位置、形态可以通过 CTA、DSA，甚至高分辨磁共振精细显示，为手术效果保驾护航。重症 SAH 会出现各种并发症，如迟发性血管痉挛，可以通过脑电图和 CTA 诊断。而脑心综合征则通过血液化验和心脏超声等诊断。

下面详细的辅助检查方法按照用途分类，用于 SAH 诊断、动脉瘤诊断。

（一）用于 SAH 诊断

1. CT　在 SAH 后 48 小时内，CT 诊断率大于 95%。头颅 CT 平扫显示脑沟和脑池密度增高，出血量大者则形成高密度的脑池铸型。同时可能见脑（室）内血肿、脑积水、脑梗死和脑水肿等。CT 显示的出血部位有助于临床医生判断动脉瘤的位置，特别有助于多发性动脉瘤确定责任动脉瘤的位置。CTA 可显示动脉瘤位置及动静脉畸形（arteriovenous malformation，AVM）、海绵状血管畸形或脑肿瘤影像，有助于鉴别诊断。出血 1 周后蛛网膜下腔的出血逐渐吸收，CT 可能显示不清，可以进行脑脊液检查。

头颅 CT 平扫能显示 SAH 出血的部位及程度，出血程度与预后紧密相连，分级越高，迟发性血管痉挛的发生率越高。出血程度的分级常用的有 Fisher 分级（表 4-2）和改良 Fisher 分级（表 4-3）。改良 Fisher 分级量表比较好记忆，1 级和 2 级都是薄层出血（图 4-1），3 级和 4 级是厚层出血（图 4-2），是否合并脑室出血又分为两级，合并脑室出血的更重。血管痉挛是致残和死亡的一个重要并发症，故可以用改良 Fisher 分级量表预测血管痉挛的风险。

2. 脑脊液（CSF）检查　是诊断 SAH 最敏感的方法。若头颅 CT 阴性，可对可疑的患者进行腰椎穿刺脑脊液检查，但应注意鉴别穿刺损伤的假阳性和避免因过度降低脑脊液压力、增加跨壁压力而诱发再出血的可能。如

表 4-2　Fisher 分级

分级	CT 表现
1 级	蛛网膜下腔未见血液
2 级	纵列、脑岛池等各扫描层面有弥漫性出血，厚度 <1mm
3 级	存在血块或较厚积血，垂直面上厚度 ≥1mm
4 级	脑内血肿或脑室积血，无或有蛛网膜下腔出血弥漫性出血

注：最大蛛网膜下腔血液的厚度是在出血最厚的区域（横切时垂直于脑池或裂隙的方向）上测量的。

表 4-3　改良 Fisher 量表

分级	CT 表现	血管痉挛风险 /%
0 级	未见 SAH，或仅见 IVH 或实质内出血	
1 级	局灶性或弥漫性薄层 SAH，无 IVH	24%
2 级	局灶性或弥漫性薄层 SAH，伴 IVH	33%
3 级	局灶性或弥漫性厚层 SAH，无 IVH	33%
4 级	局灶性或弥漫性厚层 SAH，伴 IVH	40%

注：SAH，蛛网膜下腔出血；IVH，脑室出血。

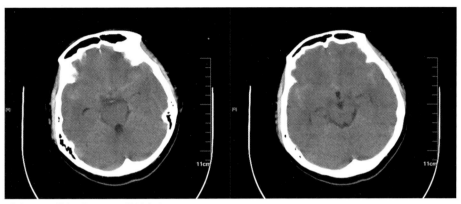

改良Fisher分级1级，SAH薄层出血

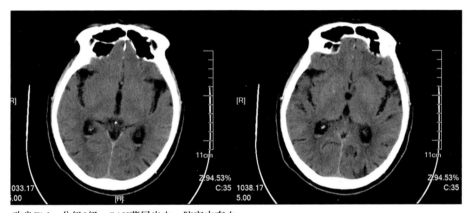

改良Fisher分级2级，SAH薄层出血，脑室内有血

图 4-1　1 级和 2 级（改良 Fisher 量表）蛛网膜下腔出血的 CT 表现

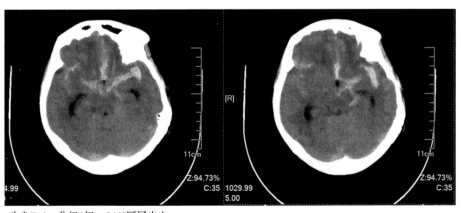

改良Fisher分级3级，SAH厚层出血

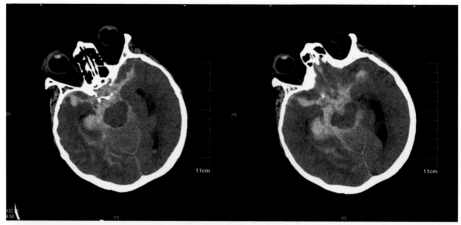

改良Fisher分级4级，SAH厚层出血，脑室内有血

图 4-2　3 级和 4 级（改良 Fisher 量表）蛛网膜下腔出血的 CT 表现

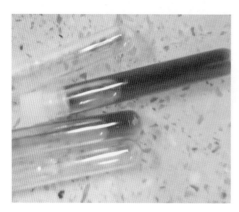

图 4-3　CT 表现阴性的 SAH 脑脊液表现

急诊一例头痛的患者，53 岁女性，3 天前头顶部疼痛，伴恶心、呕吐。体温 37.3 ℃。CT 平扫未见明显异常。以"颅内感染？"收入留观。腰穿发现均匀一致的血性脑脊液（图 4-3）。再行 CTA 和 DSA 后明确诊断为右侧椎动脉动脉瘤，确定了 SAH 的诊断。

3. 磁共振　临床高度怀疑 SAH 患者，可行头颅磁共振检查，SWI 序列可以突出显示脑底和脑表面的出血。

（二）用于动脉瘤诊断

1. CTA　CT 血管造影（CT angiography，CTA）是一种经静脉快速推注对比剂而显示血管的检查方法，CTA 对动脉瘤的显示率为 97%。目前 CTA 已经逐步成为破裂或未破裂脑动脉瘤的首选检查方式，其对颅内动脉瘤的诊断价值在指南中已经得到肯定，除对微小动脉瘤（<3mm）的检出率尚不及 DSA 外，大多数情况下可替代 DSA。CTA 提供的多角度三维图像可以同三维

DSA 相媲美，而且 CTA 同时可以显示动脉瘤同周围骨性结构的关系，有助于手术计划的制定（图 4-4）。

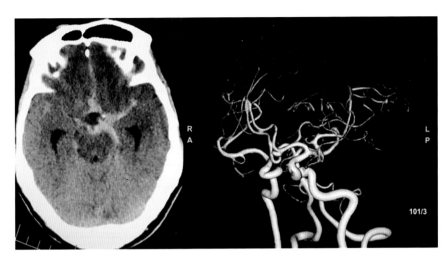

图 4-4　前交通动脉瘤破裂 SAH 患者的 CT 和 CTA 表现

临床上对动脉瘤，特别是急性期破裂的动脉瘤，建议首先尽早实施 CTA 检查，因同 DSA 相比，CTA 简便易行、快速、安全性高，成像质量优于二维 DSA，接近三维 DSA，而且必要时可以显示动脉瘤同邻近骨性结构的关系。对于 SAH 患者，如 CTA 扫描阴性或可疑阳性，或复杂性动脉瘤，或需要关注侧支循环开放情况［如球囊闭塞试验（BOT）检查］，并且应进一步行 DSA 检查。

2. MRI　SAH 后 24~48 小时内 MRI 不敏感，可能由于薄层出血、高铁血红蛋白过少、去氧血红蛋白表现为等信号所致。SAH 后 4~7 天后灵敏度增加，SAH 后 10~20 天效果更好。MRI 的 FLAIR 像是检查 SAH 最敏感的影像学检查，对于确定多发性动脉瘤的出血来源有帮助。同时，MRI 特别是强化的 MRI 对确定颅内或脊髓内 AVM、海绵状血管畸形和颅内肿瘤的诊断也十分有帮助。

磁共振血管成像（MR angiography，MRA）可分为有钆增强和非增强两种方式。前者主要用于颅外血管检查，后者使用血流相关增强技术，最常用的是二维时间飞跃法（2D TOF）。文献报告 MRA 同 DSA 相比，颅内动脉瘤灵敏度为 87%，特异度为 92%，对直径小于 3mm 的动脉瘤灵敏度差。MRA检出动脉瘤同动脉瘤的大小、瘤内相对于磁场的血流速度和方向、动脉瘤血栓和钙化形成有关。

　　对于以下患者应行头颅 MRI 检查：年龄大于 60 岁；既往发生脑梗死、脑内出血、脑血管狭窄、动脉瘤最大直径≥10mm；动脉瘤内血栓形成；以颅神经受累为主要表现；特殊病理形态的动脉瘤（如夹层动脉瘤、梭形动脉瘤、冗长扩张症、假性动脉瘤等）的患者（图 4-5）。

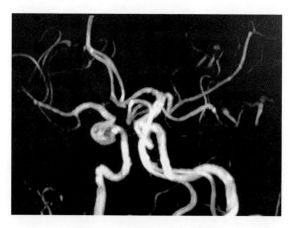

图 4-5　动脉瘤的 MRA 表现

　　3. 数字减影血管造影（DSA）　DSA 是脑动脉瘤诊断的金标准。首先，80%~85% 的患者中可以显示出血的脑动脉瘤；其次，DSA 可以显示是否有脑血管痉挛存在；最后，DSA 检查可以评价侧支循环。DSA 检查应是全脑和全时相的检查。全脑是指在 DSA 检查时，应首先检查高度怀疑的血管，然后无论是否发现动脉瘤，都应继续常规完成 4 根血管（双侧颈内动脉、双侧椎动脉）造影，因 SAH 患者有 15%~33.5% 为多发性动脉瘤。必要时加做双侧颈外动脉造影，除外来自颈外动脉供血的硬脑膜动静脉瘘等的存在而引起的 SAH。全时相是指在 DSA 检查时，影像应包括动脉期、毛细血管期、静脉期和窦期。虽然动脉瘤是造成 SAH 的最主要原因，但其他疾病也可引起 SAH，如静脉畸形，静脉窦闭塞等，所以全时相的观察可以提高 SAH 的诊断。

对于 Hunt-Hess 分级为Ⅰ~Ⅲ级的自发性 SAH 患者，都应尽早积极实施血管影像检查，如 CTA 或 DSA，以明确诊断。早期诊断和积极干预是改善 SAH 预后的重要手段。对于Ⅳ~Ⅴ级患者可待病情稳定后再进行脑血管造影检查，此外还应行 CT 扫描，除外颅内血肿和急性的脑积水等需要外科紧急处理的情况。

经 DSA 检查后，有 14%~22% 的自发性 SAH 患者不能明确出血原因，应常规在 SAH 后 1~2 周常规复查 DSA。特别是对于第一次造影有严重脑血管痉挛的患者，可防止因血管痉挛造成动脉瘤诊断的遗漏。

【诊断与鉴别诊断】

（一）SAH 诊断

1. 诊断　突发性的迅速达到顶峰的剧烈爆裂样头痛，急诊头颅 CT 可见蛛网膜下腔出血，即可明确诊断。蛛网膜下腔出血后 1~5 天，CT 诊断的灵敏度为 99.7%，5 天后急剧下降。因此，怀疑 SAH 的患者，需要尽快完成头颅 CT 检查。如果 CT 结果阴性，疑诊 SAH，可以通过腰穿进一步明确。

2. 病情的严重程度评估　评估 SAH 严重程度的工具主要包括临床评分〔Hunt-Hess 分级、世界神经外科医师联盟（WFNS）分级〕和影像评分（Fisher 分级，改良 Fisher 分级评分）。如前所述，评分较高的患者出血量大，常伴有意识障碍，需要监护室高级生命支持，同时进行动脉瘤手术的风险高，容易出现迟发性脑缺血等各种并发症。故应该熟练掌握临床和影像评分，有利于制定诊疗方案和判断预后。

（二）病因鉴别诊断

1. 动脉瘤性 SAH　需要迅速识别，并安排转院或者手术。CT 典型的表现为环池的出血（图 4-6），也可以表现为前纵裂的出血（图 4-7）、外侧裂的出血（图 4-8）。CT 平扫考虑动脉瘤性 SAH 的患者应该反复进行检查，有一些患者出血后有血管痉挛存在,动脉瘤不能显示。如一例女性 53 岁患者,CTA 未见明确动脉瘤,可见双侧椎动脉血管痉挛,第 2 天血管造影显示右椎动脉动脉瘤(图 4-9)。

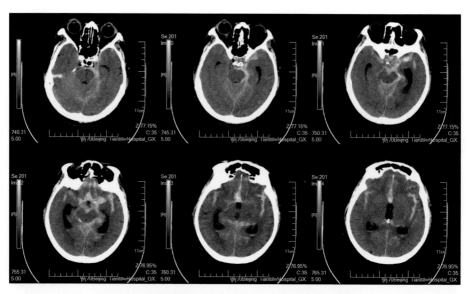

图 4-6 动脉瘤性 SAH 环池出血的典型 CT 表现

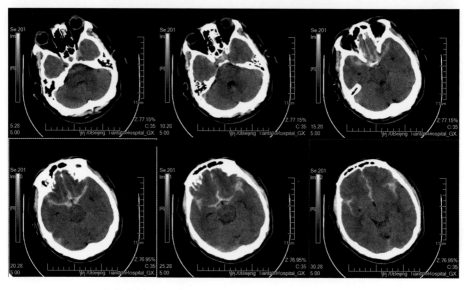

图 4-7 动脉瘤性 SAH 前纵裂出血的典型 CT 表现(前交通动脉瘤)

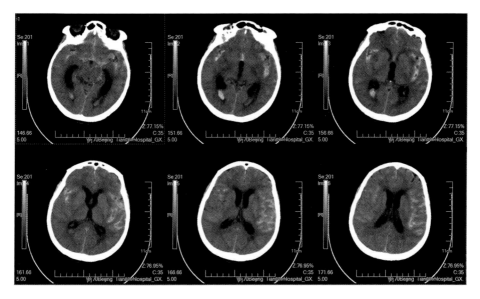

图 4-8　动脉瘤性 SAH 外侧裂出血的典型 CT 表现

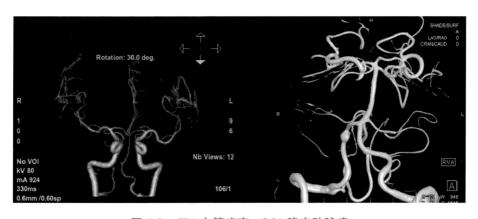

图 4-9　CTA 血管痉挛，DSA 确定动脉瘤

2. 非动脉瘤性SAH　病因有很多，包括脑动静脉畸形、硬脑膜动静脉瘘、夹层动脉瘤、良性中脑周围出血、烟雾病（脑底异常血管网病）（图4-10）、中枢神经系统血管炎、颅内静脉系统血栓形成、颅内肿瘤卒中、血液病及口服抗凝药物、外伤等。最快速客观的鉴别诊断方法是CTA检查。如果存在血管畸形，很可能需要手术，可以安排转院或者手术。如果不需要急诊手术，可以安排输液和监护治疗，以避免长途转运的不便和风险。

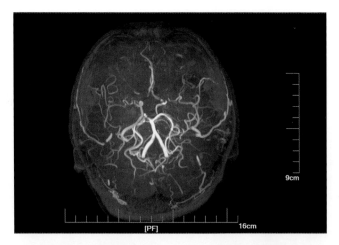

图 4-10　非动脉瘤性 SAH 的 CTA 表现（烟雾病）

（三）动脉瘤诊断

结合病史、影像学检查，动脉瘤容易诊断。但是在选择治疗方式的时候，也需要进一步明确结构信息。当存在以下情况时应该考虑行 DSA 检查。

1. 大或巨大动脉瘤　即直径≥10mm（图 4-11）。

2. 动脉瘤累及重要分支血管　进行 DSA 检查是为了更好地制定治疗计划。此类动脉瘤包括脉络膜前动脉瘤、豆纹动脉瘤、对侧无 A1 的前交通宽

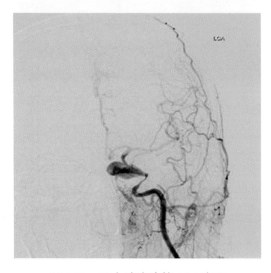

图 4-11　巨大动脉瘤的 DSA 表现

颈动脉瘤、小脑后下动脉宽颈动脉瘤，以及 M1 主干的动脉瘤等。

3. 伴有狭窄　动脉瘤瘤颈附近的载瘤动脉有狭窄（图 4-12）。

4. 特殊病理类型的动脉瘤　如梭形动脉瘤（图 4-13）、蛇形动脉瘤（图 4-14）、夹层动脉瘤（图 4-15）。

5. 动脉冗长扩张症　见图 4-16。

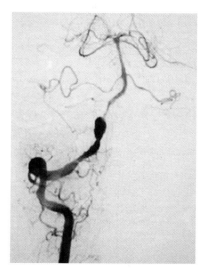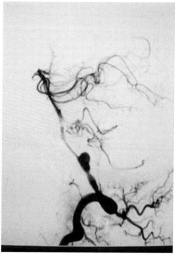

图 4-12　动脉颈附近的载瘤动脉狭窄

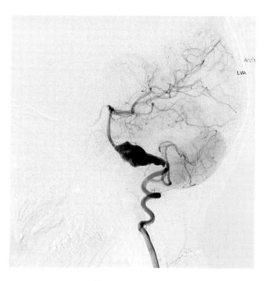

图 4-13　梭形动脉瘤的 DSA 表现

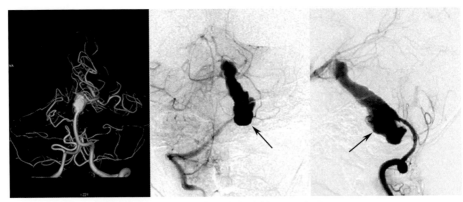

图 4-14　蛇形动脉瘤的 DSA 表现

箭头所示为蛇形动脉瘤。

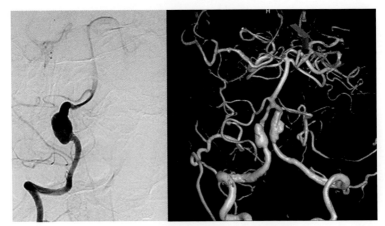

图 4-15　夹层动脉瘤的 DSA 表现

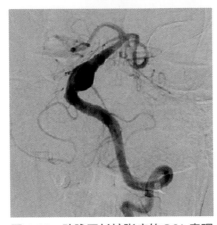

图 4-16　动脉冗长扩张症的 DSA 表现

【治疗】

（一）绿色通道与超急性期治疗

1. SAH 救治中心和绿色通道　SAH 患者应尽可能到有丰富诊疗经验的卒中中心救治，能够降低患者的死亡率。在初级卒中中心诊断为 SAH 并考虑动脉瘤性 SAH 的患者，应积极转运至就近具有手术和 / 或介入条件的综合卒中中心进行病因治疗。

急诊 SAH 绿色通道的原则是区分轻症和重症患者，重症患者需要给予重症监护和治疗，并尽快完善动脉瘤的筛查，如 CTA，给予动脉瘤尽快手术治疗。对于分级较高的危重患者，应以生命支持和急性期治疗为先，情况好转后可以进行动脉瘤手术。但是，动脉瘤筛查不应该延误，存在动脉瘤和动脉瘤破裂的风险将会影响医师下一步的诊疗方案。北京天坛医院 SAH 绿色通道流程如下所示（图 4-17）。

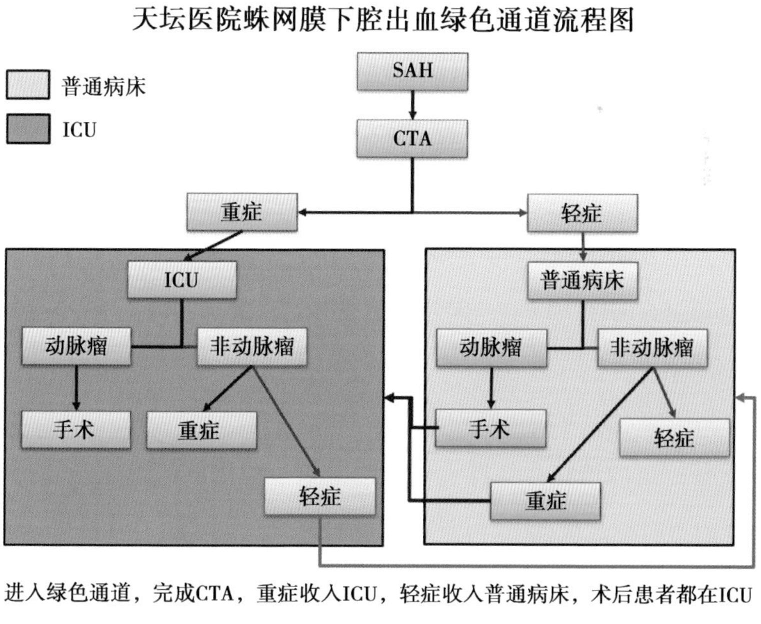
天坛医院蛛网膜下腔出血绿色通道流程图
普通病床
ICU
SAH
CTA
重症
轻症
ICU
普通病床
动脉瘤
非动脉瘤
动脉瘤
非动脉瘤
手术
重症
手术
轻症
轻症
重症
进入绿色通道，完成CTA，重症收入ICU，轻症收入普通病床，术后患者都在ICU

图 4-17　北京天坛医院 SAH 绿色通道流程

2. 超急性期治疗

（1）生命体征监护：患者需要安静卧床，减少外界对患者的刺激。SAH早期（24小时）再出血风险高达13.6%，其中1/3的再出血发生在3小时内，约一半的再出血发生在6小时内。SAH患者病情可能突然变化，出现呼吸、心搏骤停情况。即使患者神志清楚，有条件的医院也应该给予心电、血压、血氧监测。定期的神经功能评估也非常重要。再出血、颅内高压、脑积水、血管痉挛不一定会引起血压和心率的变化，仅仅表现为意识障碍程度的改变。故早期神经功能评估对判断病情的变化帮助很大。需要定期进行瞳孔的监测、GCS评分、Hunt-Hess分级。

对于重症SAH，如前所述，需要收入监护病房治疗。ICU的医生应根据情况给予气管插管、呼吸机辅助通气等急救措施。入监护室的条件为Hunt-Hess分级Ⅲ级以上，即有意识障碍的患者（昏睡就可以入监护室）。

（2）颅内高压治疗：SAH后血液在蛛网膜下腔，会刺激脑脊液大量分泌，导致颅内压迅速增高，患者剧烈头痛与颅内高压有关。而严重的颅内高压可以出现精神症状，以及昏睡和昏迷。有研究表明住院患者中54%出现了颅内高压，而在这些患者中包括了近一半临床分级良好的患者。在北京天坛医院进行的一项脑脊液置换的临床试验中，对于Hunt-Hess分级Ⅰ~Ⅱ级的患者，在发病72小时内完成的腰穿检查，脑脊液压力均在300mmH$_2$O（1mmH$_2$O=9.806 65Pa）以上，因此给予及时足量的降颅内压治疗对患者是非常有益处的。

颅内高压的治疗方法包括：床头抬高20°~30°；导尿防止尿潴留；保持呼吸道通畅；镇静镇痛；保持大便通畅；给予脱水降颅内压药物治疗；轻度~中度的短时程过度换气，过度换气的目标值为PCO$_2$在28~32mmHg；去骨瓣减压手术。

脱水降颅内压的药物治疗包括：普通患者甘露醇用量为250ml，每8小时1次。如果需要加强脱水，可以给予甘露醇250ml，每6小时1次。输注白蛋白10g，每12小时1次，30分钟后给予呋塞米20mg入壶。10%氯化钠

（浓钠）持续泵入，起始泵速 5ml/h，每 4 小时监测一次血钠变化，调整泵速。希望通过浓钠泵入将血钠调整到 145~150mmol/L。

（3）预防迟发性脑缺血（迟发性血管痉挛）：迟发性脑缺血（DCI）是动脉瘤破裂后患者致死和致残的主要因素之一，表现为短暂性或进展性功能障碍，如出现肢体或语言功能的不全，甚至出现意识水平下降，一般持续 1~2 周，严重者可造成永久性功能障碍。其定义为神经缺陷的延迟发展，GCS 下降至少 2 分，和 / 或与动脉瘤治疗或其他原因无关的脑梗死。高峰期是 SAH 后 6~8 天，典型风险期为 3~14 天。DCI 的发病机制尚不明确，可能与细胞内大量钙离子聚集有关。

静脉输注生理盐水以保证充足血容量是预防迟发性血管痉挛的关键。出血量多的改良 Fisher 分级高的患者发生迟发性脑缺血的风险增加，而这类患者会给予强化脱水，常常存在循环血量不足，严重的会影响到肾功能，造成肾前性的急性肾功不全。如果心功能正常的患者，生理盐水输注量建议在 2 500~3 000ml/d。尼莫地平是现有的预防迟发性脑缺血的有效药物，静脉使用尼莫地平已经是临床常规。超急性期治疗时可以给予足量，达到 3 支 /d。但是需要注意，尼莫地平可能引起颅内高压的风险，对于重症颅内高压患者需要注意。

（4）抗纤维蛋白溶解药物：止血药预防再出血的临床证据不足，如果早期不能对动脉瘤及时治疗，使用抗纤维蛋白溶解药物（如氨甲环酸或氨基己酸）可减少早期再出血的发生，但不能改善患者总体的转归。动脉瘤处理以后再破裂的风险减低。长时间（>72 小时）抗纤维蛋白溶解治疗可能增加血栓栓塞事件，使用期间要对深静脉血栓进行筛查。对进行介入治疗的患者，可以考虑手术前 2 小时停药。当有心肌梗死病史、肺栓塞、凝血功能障碍及深静脉血栓等高危因素时，禁忌使用抗纤维蛋白溶解药物。共识建议，在动脉瘤处理前可以进行早期、短程的抗纤维蛋白溶解药物治疗（诊断后开始，持续至处理动脉瘤时），不超过发病后 72 小时（低质量证据，弱推荐）。

（5）血压管理：高血压是引起再出血的危险因素，可能导致预后不良。

收缩压 >160mmHg 是动脉瘤再出血的独立危险因素，因此，动脉瘤未处理前将收缩压维持在 160mmHg 以内是合理的。可以使用尼卡地平、乌拉地尔等静脉用降压药物，短期管理血压。口服降压药物，如硝苯地平、厄贝沙坦，都可以同时使用。但患者准备急诊手术，可能需要禁食水，静脉应用降压药可能更方便。

（6）癫痫的预防与控制：SAH 后可能出现癫痫发作，7% 的患者在发病时合并癫痫，另外有 10% 的患者在数周内发生迟发性癫痫，总发病率为 20%。早期癫痫发作的危害主要是引起急性血压升高和动脉瘤破裂再出血，预防性抗癫痫治疗存在争议。指南推荐，对于具有明确癫痫发作史的动脉瘤性 SAH 患者，应该行抗癫痫药物治疗，不推荐预防性抗癫痫治疗。但对于高危险因素人群，如存在迟发性癫痫发作、Hunt-Hess 分级 Ⅳ ~ Ⅴ 级、脑梗死、大脑中动脉动脉瘤破裂、接受动脉瘤夹闭手术患者，可以预防性抗癫痫治疗。

（7）头痛管理：头痛是 SAH 常见表现，也非常剧烈，可以给予镇痛药对症治疗。轻症患者给予口服镇痛药。重症患者常躁动不安，可以静脉给予镇静和镇痛药物，降低脑代谢，缓解颅内高压，避免躁动引起动脉瘤破裂。

（8）通便药物：轻症 SAH 患者因病情表现轻微，可能不遵医嘱安静卧床，在下地排便、排尿用力时，可导致动脉瘤破裂再出血。故要重视给予通便药物，如乳果糖。

（9）血糖管理：研究报道，基线高血糖与预后不良相关。Hunt-Hess 分级越高，血糖越高，但是严格控制血糖并不会改善患者的死亡率。建议对于高血糖进行处理。避免低血糖，推荐血糖水平维持在 8~10mmol/L。

（10）体温管理：41%~72% 的患者在 SAH 后会出现发热，发热与预后不良独立相关。但无研究证实控制发热对 SAH 患者转归有影响。体温升高可能与中枢性因素有关，血液刺激下丘脑引起，可以给予药物控制。

（二）动脉瘤的手术治疗

动脉瘤一旦发生破裂出血，容易发生再次破裂出血（24 小时内再出血发生率为 4.0%~13.6%），发生再出血的患者 80% 以上预后不良，并且再出血发生得越早预后越差。因此，对大多数破裂动脉瘤应尽早进行病因治疗，以降低再出血的风险。早期进行手术干预，有利于对 SAH 后继发性损伤的治疗创造条件。动脉瘤的治疗方法有外科开颅夹闭及血管内介入栓塞两大类技术。部分患者有严重基础病和 / 或动脉瘤本身结构复杂，无法实施手术，可以进行对症保守治疗。下面将分别论述夹闭治疗、栓塞治疗，以及神经外科与介入科会商制度。

1. 夹闭治疗　目前，动脉瘤显微手术死亡率已降至 2% 以下，而保守治疗患者 70% 最终会死于动脉瘤再出血。

（1）手术时机：早期手术与晚期手术的选择目前存在争议。动脉瘤破裂出血后 48~96 小时内为早期手术，出血后 10~14 天后的手术为晚期手术。近年来趋向于对破裂动脉瘤实施早期手术，理由是：①动脉瘤再破裂出血的高峰期在初次出血后 1 周内，早期手术可减少动脉瘤再破裂危险；②术中可清除血凝块等引起血管痉挛的有害物质。但是出血早期，脑组织肿胀，生命体征不平稳增，增加了手术难度，使手术死亡率和致残率升高。提倡晚期手术的理由：①早期手术牵拉脑组织，加重脑水肿；②术中动脉瘤破裂概率较高；③手术易造成血管损伤，可加重术后的血管痉挛。

（2）手术方法：①动脉瘤夹闭术手术的目的是阻断动脉瘤的血液供应、避免发生再出血，保持载瘤及供血动脉通畅，维持脑组织的正常的血运。②动脉瘤孤立术是在动脉瘤的两端夹闭载瘤动脉，但在未证实脑的侧支供应良好的情况下应慎用。③动脉瘤壁加固术的疗效不肯定，应尽量少用。临床不适宜手术而导管可到达的动脉瘤，可选弹簧圈栓塞的介入治疗。④动脉瘤孤立切除 + 搭桥：对于某些复杂动脉瘤，载瘤动脉及分支难以通过塑形夹闭进行保留，则需要根据动脉瘤部位选择不同搭桥方式。

2. 栓塞治疗

（1）治疗步骤

1）建立通路：通常情况下导引导管在颈内动脉需要放置于岩段起始，

在椎动脉需要放置于 V3 段起始，以获得微导管系统稳定并降低系统张力。当存在动脉系统迂曲的时候，常常需要采用套叠方式。常用的套叠方式包括长鞘套叠导引导管，如需要进入椎动脉及颈内动脉系统，常需要选择 70cm 以上的长度；8F 导引导管套叠 6F 导引导管。

2）选择治疗策略：窄颈或者相对窄颈（瘤体 / 瘤颈 ≥1.5，瘤颈 <4mm）可选择单纯栓塞，宽颈动脉瘤可选择球囊辅助及支架辅助。支架通常分为编织支架和激光雕刻支架。如果瘤颈附近载瘤动脉迂曲明显，常需要选择激光雕刻支架，通常又分为开环支架和闭环支架。如果动脉瘤较小（直径 ≤2mm），常需要选择网眼较小的编织支架。球囊辅助栓塞，根据需要选择合适的长度和直径。

3）选择合适的工作角度：选择工作角度应考虑多种因素，如注意动脉瘤近端的危险结构；充分展开动脉瘤瘤颈；注意动脉瘤周围的危险血管避免误栓；尽可能避免在栓塞的过程中对动脉瘤上的危险结构形成过大的张力；如果需要支架辅助，需要考虑合适的工作角度展平载瘤动脉以达到较理想的支架释放。

4）合适的微导管：根据动脉瘤的位置及血管条件选择合适的微导管。通常情况下，微导管越硬其支撑性能越好，但是通过性能越差；反之，支撑性能越差，通过性能越好。

5）微导管塑形：通常情况下对于主干血管的动脉瘤，理想的微导管塑形不需要微导丝导引进入动脉瘤囊内。这样在栓塞的过程中可较好地保持微导管的稳定性，并且在栓塞的过程中可随时调整微导管的位置以达到基本"无张力栓塞"。弹簧圈栓塞微导管根据动脉瘤和载瘤动脉的关系采取"适形塑型"的原则。

6）弹簧圈的选择：通常采用"直径 =（长 + 宽）/2"的公式选择二级螺旋的直径。

7）肝素化：动脉鞘置入成功后即开始使用肝素。通常情况下需要全身肝素化，一般使 APTT >120 秒。使用量的计算公式是肝素（mg）= 体重（kg）×

2/3。每1小时追加半量直至治疗结束。

（2）介入治疗并发症

1）术中动脉瘤破裂：如果是微导丝或者微导管引起的，微导丝或者微导管已经穿出动脉瘤，微导丝或者微导管保持不动，利用另一根微导管快速填塞动脉瘤，致密填塞后再撤出致动脉瘤破裂的微导丝或者微导管。如果是填塞的过程中弹簧圈所致的破裂，应尽快继续填塞止血，同时中和肝素（鱼精蛋白中和肝素的比例为每1mg肝素应用1~1.5mg鱼精蛋白，使用鱼精蛋白时应注意患者是否有海鲜过敏史）。

2）术中血栓形成：①血栓脱落，常见于导引导管内或导引管限制血流形成血栓，引起载瘤动脉远端闭塞。如果引起大血管闭塞或者重要功能血管闭塞，应考虑再通。脱落血栓常常对替罗非班不敏感，此时应考虑静脉补充肝素达到全身肝素化，局部注射尿激酶，一般可使用不超过80万U。尿激酶不能再通，可行机械再通。②局部血栓形成常常是由于操作不当，此时首选的治疗方法是动脉内给予替罗非班，同时静脉持续泵入。

3）弹簧圈移位：如果是小而短的弹簧圈，应造影评价血流，若不影响血流可不处理。如果是长而大的弹簧圈脱出，应考虑弹簧圈抓取。可使用人工套索或者使用支架抓取弹簧圈。

4）迟发血栓形成：是术后常见的并发症。如术后患者出现新的神经功能障碍，应立即行头颅CT检查，除外出血后，应造影检查血管闭塞情况，可酌情行动脉或静脉溶栓、替罗非班抗血小板治疗或机械取栓治疗。

5）迟发性出血：动脉瘤栓塞治疗后的患者中偶尔可以发生迟发出血。早期发现且在患者条件允许的情况下，应尽早造影复查，如果有动脉瘤囊显影或新出现的血管结构异常，应及时进一步行血管内治疗动态观察。支架辅助栓塞的患者需要暂时停用抗血小板药物，等待血肿稳定后（通常需要动态观察24小时）再考虑单抗治疗。根据血肿的体积大小选择不同的外科干预或保守治疗方法。

3. 神经外科与介入科会商及手术方式选择　影响手术方式选择的因素：

①可用的医疗环境/设备，包括神经外科医生和介入科医生的技术和经验，操作者每年治疗动脉瘤的数量。②动脉瘤的解剖和位置：有利的顶/颈比相较宽颈动脉瘤更适合栓塞，大脑中动脉瘤可能栓塞较困难，因为瘤颈部附近有一些分支，基底动脉尖端更适合栓塞治疗。③相关脑实质出血：手术可以治疗大脑动脉瘤破裂所致的出血，减轻占位效应所致的症状。④患者年龄：年龄小手术风险低，动脉瘤复发风险比介入低。⑤临床状态/合并症：在状况不好的患者（WFNS Ⅳ级/Ⅴ级）当中，夹闭治疗后有63%的患者预后良好，而栓塞治疗后有46%的患者预后良好（与实践指南中的发现相反）。因此，依据血管造影的特点选择治疗方式可使显微手术和介入治疗达到同样的良好预后水平。抗凝患者（如正在接受氯吡格雷治疗）更适合介入治疗。

目前，应用以弹簧圈栓塞为主要方式的介入方法，治疗动脉瘤的病例数量在逐渐增加。2002—2008年，在美国和英国，栓塞方法治疗动脉瘤的比例分别从17%和35%增加到了58%和68%。目前关于动脉瘤（破裂和未破裂）的最佳治疗方式仍存在很大争议和讨论。目前阻碍学界达成一致的障碍主要是已发表的研究中方法学的缺陷，以及介入治疗的快速发展使很多研究还未完成就已经过时，并且介入治疗目前迫切需要长期随访结果。

在当前我国的医疗环境下，治疗决策应该是基于多学科的考虑（由经验丰富的脑血管和介入专家制定），并考虑到患者和动脉瘤的特点来决定治疗策略。此外还需要考虑的是费用问题。介入治疗的费用往往高于夹闭治疗的费用。尽管平行推荐，但是仍有患者迫于经济原因选择夹闭治疗，甚至选择放弃治疗。

对于在两种技术均成熟的单位，两种治疗方式的风险接近，北京天坛医院的绿色通道流程是两个科室的医生经研究，认为最合适的手术方式。急诊SAH患者在CTA明确颅内动脉瘤后，需要请神经介入科及神经外科医师会诊。实际情况中因某些因素不能完成手术，如医生、床位、手术室、费用等，尽快手术还是优先原则。

《中国颅内破裂动脉瘤诊疗指南2021》的介入推荐意见：①开颅夹闭

和介入治疗对动脉瘤性 SAH 患者是有效的治疗方式，对于病情分级较低的患者进行夹闭与介入均可，但应首先考虑介入治疗（Ⅰ级推荐，A 级证据）。②对重症、老年、椎 - 基底动脉患者，倾向于首选介入栓塞治疗（Ⅱ级推荐，B 级证据）。③球囊辅助或支架辅助栓塞与单纯弹簧圈栓塞相比，围手术期并发症的差异无统计学意义；对单纯弹簧圈栓塞困难的破裂宽颈动脉瘤，可考虑选择支架辅助栓塞治疗（Ⅲ级推荐，C 级证据）。④与单纯弹簧圈栓塞或球囊辅助栓塞相比，支架辅助栓塞动脉瘤具有较高的动脉瘤闭塞率，在降低动脉瘤再治疗率方面很可能更有效（Ⅱ级推荐，C 级证据）。⑤FD（密网支架）可用于治疗破裂囊状动脉瘤、血泡样动脉瘤（BBA）和夹层动脉瘤，但急性期治疗具有较高的再出血和缺血并发症风险，应慎重选择（Ⅲ级推荐，B 级证据）。

《中国颅内破裂动脉瘤诊疗指南 2021》的开颅手术推荐意见：①合并明显占位效应的血肿（出血量 >50ml）推荐开颅手术治疗，特别是前循环动脉瘤（Ⅰ级推荐，B 级证据）；②对于年轻、大脑中动脉分叉部位动脉瘤患者，可首选开颅夹闭，且合并血肿患者同期开颅清除血肿或钻孔引流血肿是可行的（Ⅱ级推荐，B 级证据）；③对于复杂动脉瘤患者或后循环动脉瘤破裂合并血肿（尤其是脑池血肿）患者，可以考虑复合手术处理（Ⅲ级推荐，D 级证据）。

（三）术后管理与并发症的治疗

经神经外科和介入科手术后，患者会收入 ICU 观察，如果情况稳定，会转入普通病房。对于无法完成手术的患者，重症会继续在 ICU 治疗，轻症则在普通病房治疗。轻症和重症之间也是不断转化的，因为蛛网膜下腔出血造成的各种并发症也可能是致命的，同样也是治疗的重点。从发病以后，对于并发症的治疗就开始了，即北京天坛医院的流程图中的原则——"手术不延误，治疗不间断"。

在前述的超急性期治疗中，已经提到对颅内高压、迟发性血管痉挛、癫痫、高血压、发热及血糖等情况的管理，以下将补充一些并发症的急性期管理方法，并介绍其他并发症的治疗方法。

1. 颅内高压　重症 SAH 患者的颅内高压管理除了前面提到的甘露醇等脱水药物的应用，还需要在监测颅内压下采用更加精准的治疗。在血压不变的情况下，颅内压增高会使得脑灌注压减低，加重脑组织的损害。Hunt-Hess 分级越高，颅内高压越严重，治疗难度越大。推荐对重症 SAH 进行颅内压监测。对存在急性脑室扩大及大量蛛网膜下腔出血、脑室出血的患者，首选脑室内颅内压监测，既可以监测颅内压，又可以经脑室外引流将血性脑脊液排出。对脑室较小、弥漫性脑肿胀的患者，可以采用脑实质内颅内压监测。

颅内压监测的适应证：①GCS 评分 <9 分；②Hunt-Hess 分级 Ⅳ ~ Ⅴ级；③Hunt-Hess 分级 Ⅲ 级合并脑积水。如果动脉瘤未处理，需要控制性引流，避免过度引流后动脉瘤再破裂。颅内压控制的目标是防止脑疝、防止低灌注。动脉瘤处理后可以通过升高血压维持脑灌注压，脑灌注压在 70~90mmHg 是理想的。处理动脉瘤前，颅内压维持 <20mmHg，不必过低。处理动脉瘤后，颅内压目标值为 5~10mmHg。

2. 急性脑积水　通常在 SAH 后的最初几分钟至数小时内出现，也可能是后期并发症。初次 CT 检查时急性脑积水的发生率文献报道的范围为 9%~67%。北京天坛医院神经外科脑血管病房统计了 2015—2020 年部分接受治疗的动脉瘤性蛛网膜下腔出血患者共计 1 232 人，通过术前 CT 扫描影像资料，确定急性脑积水的发生率为 37.7%（464/1 232）。SAH 后的脑积水被认为是由血液粘连阻塞脑脊液（CSF）流动或蛛网膜颗粒处 CSF 吸收减少引起的。前者为急性并发症，后者易发生于术后两周或以后，更易合并分流依赖性脑积水。在这种情况下，脑积水的体征有头痛、恶心、呕吐、共济失调和视物不清，或伴有意识水平进行性恶化，确诊依赖于影像检查，头颅 CT 扫描显示的脑室扩张，较为常见的 CT 测量方法为侧脑室两前角尖端之间最大距离 >45mm，第三脑室宽度 >6mm，第四脑室宽度 >12mm。大约 30% 的急性脑积水和意识障碍患者可在 24 小时内自发改善，其余患者的急性脑积水与继发于再出血和脑梗死的发病率和死亡率增加相关。与脑积水风险增加相关的因素包括高龄、脑室内出血、后循环动脉瘤、抗纤溶药物治疗和就诊时较低的 GCS 评分。

急性脑积水通常为梗阻性（由于血凝块阻塞脑脊液循环通路），但 SAH 后早期脑室增大及后期阶段脑积水通常为交通性（由于血液分解产物对蛛网膜颗粒的毒性作用）。

急性或亚急性脑积水引起颅内压增高时，除常规处理外，可以在处理动脉瘤后选择控制性脑室外引流（EVD）。EVD 的主要风险在于动脉瘤再出血和感染。腰大池引流存在诱发脑疝的风险，不推荐首选治疗。5.7%~15% 的患者在 EVD 后发生颅内感染。

3. 迟发性脑缺血（迟发性血管痉挛）　如前面所述，迟发性脑缺血（DCI）是 SAH 的常见并发症，且是预后不良的一个主要因素。DCI 是涵盖许多临床实体的综合术语，包括症状性血管痉挛、延迟性缺血性神经功能缺损和无症状延迟性脑梗死。脑血管痉挛（cerebrovascular spasm，CVS）是 SAH 后引起的颅内动脉可逆性收缩狭窄状态。1951 年，Ecker 根据脑血管造影首次报道了 CVS 的病理现象，并引起临床医师的关注。CVS 不是一个疾病的诊断名词，而是影像学或血管超声检查时，对动脉形态改变的描述性术语。DSA 是诊断 CVS 的金标准，但是 CTA 检测大动脉狭窄与 DSA 高度一致，故高质量的 CTA 可以用于 CVS 的筛查。CTA 与 CTP 结合对狭窄血管和低灌注区进行观察，能够帮助判定 CVS 的存在和严重程度。

经颅多普勒（TCD）可以用于检测 CVS 的发生，与 DSA 相比特异度较高，而灵敏度中等，其优点是无创性，可以反复及连续监测。在 TCD 频谱上，可以看到动脉狭窄导致的血流速度加快。最常选用的是大脑中动脉的检测，TCD 诊断血管痉挛的标准：①大脑中动脉（MCA）平均流速（MBF）>120cm/s，Lindegaard 指数（Lindegaard index，LI）>3；②大脑前动脉（ACA）MBF>50% 基线；③大脑后动脉（PCA）MBF>110cm/s；④基底动脉（BA）MBF>60cm/s，LI>3；⑤椎动脉（VA）MBF>60cm/s。

CVS 的直接病理性影响是导致供血区域的 CBF 减少，造成 DCI。DCI 的诊断依据除了患者的临床表现外，还依靠在 CT 平扫或 MRI 中发现的新发缺血灶，需要排除动脉瘤再次破裂导致 SAH、脑积水、发热、癫痫、电解质紊乱。然而，面对一些临床分级较差（即已经昏迷或昏迷）的患者中，DCI 可能在临床上无法识别。北京天坛医院脑血管病房统计了 2015—2020 年部分接受手术治疗的 aSAH 患者共计 1 232 人，通过判读术后患者的影像资料（DSA/CT/CTA/CTP/MRA/MRI），结合患者的临床表现，术后迟发性脑缺血的发生率为 26.5%（327/1 232），并且迟发性脑缺血的发生也是患者出院及出院后 3 个月不良预后结局的独立危险因素。

CVS 和 DCI 的治疗包括三个方面：血流动力学、药物及血管内治疗。改善血流动力学、增加脑灌注是 DCI 确诊后的初始治疗，能迅速改善患者的缺血症状，而过早停止治疗，患者临床症状又会恶化。具体的方法包括维持正常的血容量、诱导性高血压治疗。药物治疗包括尼莫地平和法舒地尔。罂粟碱会产生神经毒性，故已经较少应用。对血流动力学疗法和药物治疗不能改善临床症状者，可行血管内治疗，包括对狭窄血管进行球囊扩张成形术和对远端血管进行血管扩张药物的灌注。血管内治疗的时机尚不清楚。

脑脊液置换或腰大池引流在国内许多医院都有应用，对于血管痉挛有一定疗效。可以进行腰穿脑脊液置换，方法是取 20ml 注射器抽取 20ml 氯化钠溶液，回抽 2ml 脑脊液，推注 2ml 盐水，直到注射器中液体变为血性。如此脑脊液等量置换，可以进行 20~60ml。对于颅内高压患者，可以腰穿放出脑脊液 30ml，保持腰穿末压在正常范围即可（不低于 80mmH$_2$O）。这种方法可以缓解颅内高压，也可以减少蛛网膜下腔的红细胞数量。也有行腰大池引流的报道，引流量控制在 200ml 以内，但可能造成感染风险。动脉瘤未处理患者不建议进行腰穿脑脊液置换或引流。

TCD 床旁监测可以尽早发现 CVS，给予强化干预治疗，同时也有助于对 DCI 患者治疗效果的评估，及时调整治疗方案。北京天坛医院观察了 2011 年 10 月—2013 年 10 月进行 TCD 监测的 SAH 绿道患者共 244 例，血管痉挛的发生率为 34.8%（85 例），其中 70.6% 的患者（60 例）诊断血管痉挛后给予加强治疗，56.5% 的患者（48 例）病情缓解。DCI 发生率为 29.1%（71 例）。

TCD 发现血管痉挛与 DCI 有高度的相关性,可以将 TCD 发现血管痉挛作为 DCI 的预测手段之一。对于 TCD 发现血管痉挛的患者给予加强治疗能够显著改善血管痉挛。其中一例 SAH 患者(图 4-18),49 岁女性,右侧后交通动脉瘤,弹簧圈栓塞后,TCD 显示右侧大脑中动脉流速逐渐增快,发病第 5 天达到高峰,平均流速最高达到 196cm/s。在发病第 3 天,发现 TCD 提示血管痉挛后给予强化治疗,患者情况逐渐好转,TCD 流速也逐渐回落。

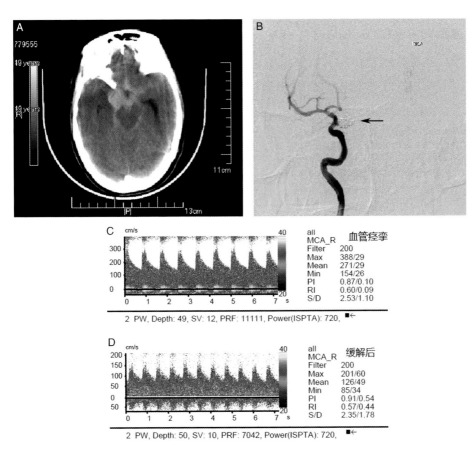

图 4-18 动脉瘤性 SAH 后血管痉挛的 CT、DSA 和 TCD 动态监测结果

A. 发病后头 CT 检查,示蛛网膜下腔出血;B. 急诊血管造影检查,箭头所示为右侧后交通动脉瘤填塞后;C. 血管痉挛期,TCD 右侧大脑中动脉血流速度增快;D. 血管痉挛缓解后,TCD 右侧大脑中动脉血流速度回落。CT,计算机断层扫描;DSA,数字减影血管造影;TCD,经颅多普勒超声。

4. 低钠血症　在 SAH 患者中约 30% 会出现低钠血症，可能原因是下丘脑受损而导致水潴留，由于抗利尿激素分泌失调综合征（syndrome of inappropriate secretion of antidiuretic hormone，SIADH）或大脑盐分丢失而造成低钠血症。SIADH 与大脑盐分丢失在生理与病理生理上有所区别：SIADH 患者体液量正常，通常对其进行限水处理，但对 SAH 患者进行限水可能导致血容量下降进而增加血管收缩、痉挛相关缺血性损伤的风险，因此对于此类患者常给予高张盐溶液治疗；大脑盐分丢失是由于体液丢失后抗利尿激素增多导致，此类患者可用等张盐溶液混合高张盐溶液及氟氢可的松治疗，体液的恢复能抑制抗利尿激素的释放。aSAH 中发生低钠血症的概率在 10%~30%。低钠血症的神经症状可能模拟血管痉挛引起的迟发缺血性神经功能障碍，低钠血症患者 SAH 后迟发性脑梗死的发生率约是正常血钠患者的 3 倍，并且住院时间更长。可能增加 SAH 后低钠血症的危险因素包括：糖尿病史、慢性心衰、肝硬化、肾上腺分泌不足，或应用非甾体抗炎药（NSAID）、对乙酰氨基酚、麻醉剂、噻嗪类利尿药。低钠血症的病因可能是多因素的，在特定病例中可能有所不同。脑性盐耗（CSW）是利钠利尿的结果，大多数 SAH 患者低钠血症的原因，其发生时细胞外液容量（较难测量）较低，而 SIADH 发生时的细胞外液容量正常或升高。如病因是 SIADH，aSAH 发生后可能先观察到低血容量，再观察到 ADH 升高。

5. 下肢深静脉血栓和肺栓塞　SAH 为下肢深静脉血栓（DVT）与肺栓塞（PE）的危险因素。DVT 主要是由于血栓或血块脱落形成栓子（包括肺动脉栓子）阻塞血管，造成肺梗死，严重者可因心搏骤停而猝死，或造成脑梗（发生于卵圆孔未闭等反常性栓塞情况）。SAH 患者出现 DVT 与 PE 的原因可能是由于发作后体液丢失（大脑盐分丢失）造成血液黏稠度增高。建议对患者使用血栓泵治疗，动脉瘤处理以后，可以给予低分子肝素预防下肢深静脉血栓。

6. 心肌缺血　SAH 后可出现神经源性心肌顿抑。这是一种儿茶酚胺引起的短暂性心肌病，临床表现出广泛的心脏异常，包括心电图改变、心律失常、心肌坏死、左室收缩和舒张功能不全。心肌顿抑可以逐渐恢复，无须特殊治疗，但可能影响需要急诊手术处理的动脉瘤。可以行多学科合作手术，造影行心脏检查，排除冠心病、动脉硬化导致的心脏血管狭窄，之后顺利完成动脉瘤栓塞手术。

【预后评估与随访管理】

通常介入治疗的患者在术后 6 个月进行第 1 次随访，12 个月时进行第 2 次随访。随访方式包括临床随访和影像随访，影像首选 DSA 检查，次选 MRA。支架辅助栓塞的患者需要关注术后是否有自发出血倾向，如果易自发出血，应及时调整抗血小板药物。通常术后 6 个月和 12 个月随访时调整药量或停药。如果患者存在抗血小板药物治疗的潜在风险，可提前至术后 3 个月随访以调整药物用量。

开颅夹闭 / 血流重建的患者通常术后 6 个月和 12 个月进行临床和影像随访。影像随访可采用 DSA、CTA 或者 MRA 的检查方式。

之后的随访可根据前一次的随访结果进行。

丁则昱　陈晓霖　张义森

推荐阅读 ● ● ◐ ◌

　［1］张彤宇，刘鹏，向思诗，等 . 中国颅内破裂动脉瘤诊疗指南 2021［J］. 中国脑血管病杂志，2021，18（8）：546-574.

　［2］中华医学会神经病学分会，中华医学会神经病学分会脑血管病学组，中华医学会神经病学分会神经血管介入协作组 . 中国蛛网膜下腔出血诊治指南 2019［J］. 中华神经科杂志，2019，52（12）：1006-1021.

　［3］徐跃峤，石广志，魏俊吉，等 . 重症动脉瘤性蛛网膜下腔出血管理专家共识（2023）［J］. 中国脑血管病杂志，2023，20（2）：126-145.

　［4］丁则昱，张倩，吴建维，等 . 床旁 TCD 监测对蛛网膜下腔出血后迟发性脑缺血价值研究［J］. 中国卒中杂志，2015，10（10）：841-848.

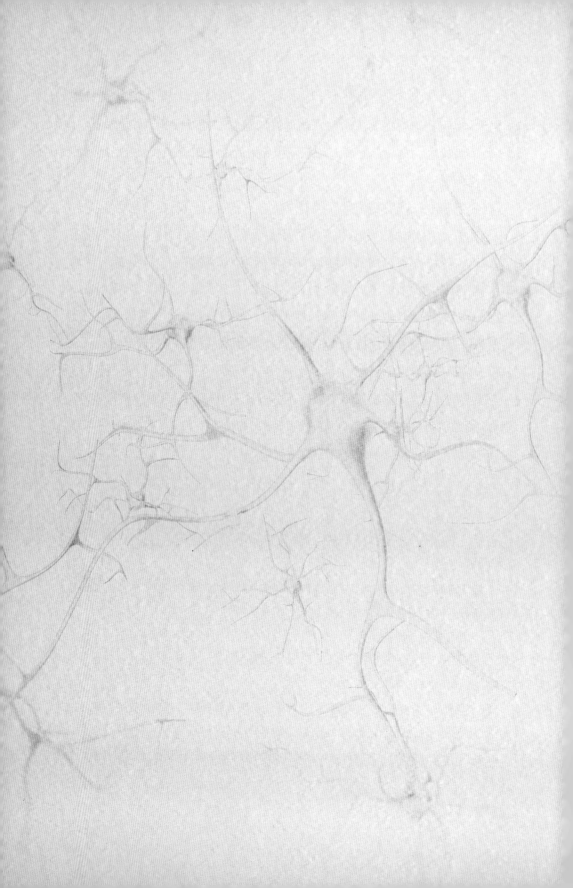

第五章

颅内静脉窦血栓形成

5

【概述】

颅内静脉窦血栓形成（cerebral venous sinus thrombosis，CVST）是指由于多种病因引起的以脑静脉回流受阻及脑脊液吸收障碍导致颅内高压为特征的特殊类型不常见的脑血管病，占成年人脑血管病的 0.5%~1%。成人 CVST 发病年龄较其他脑血管病更年轻，女性较男性多见（2.9∶1）。据荷兰报告，成人发病率为 1.32/10 万，其中 31~50 岁的女性发病率为 2.78/10 万，产褥期可达 10/10 万。我国尚缺乏相关流行病学数据。近些年，由于影像技术的发展，诊断率提高，发病率可能高于目前的报告。

CVST 在颅内不同静脉窦的发病率是有差别的，一项荟萃分析总结了510 例 MRI 证实的 CVST 患者，静脉血栓在各个静脉窦检出率如表 5-1。多达 90% 患者中存在多位置血栓，特别是横窦和乙状窦。

表 5-1　510 例 CVST 患者血栓分布部位

血栓部位	患者数目（检出率）	血栓部位	患者数目（检出率）
上矢状窦	323（63%）	Galen 静脉	36（7%）
横窦	290（57%）	直窦	75（15%）
乙状窦	78（15%）	颈静脉球	43（8%）
深静脉	165（32%）	皮质静脉	30（6%）
大脑内静脉	45（9%）		

所有影响血液成分、静脉血管壁（特别是内皮）、静脉血流瘀滞的危险因素（Virchow 三角）可以导致 CVST，常见危险因素如表 5-2。大多数动脉血管危险因素（如高血压、糖尿病、房颤等）不是 CVST 的危险因素。

【临床表现】

CVST 的临床表现差异很大，并且通常是非特异性的，这主要是由于血栓累及静脉的位置、受累及脑实质的位置、血栓发展的速度、颅内高压程度、发病到诊断的时间等因素所致。VENOST 研究为大型多中心回顾性研究，收集了 1 144 例患者，其中发病时急性、亚急性、慢性分别占 47%、34%、

表 5-2　CVST 危险因素

分类	危险因素
女性特异性危险因素	口服避孕药
	怀孕
	产褥期
	激素替代疗法
遗传性血栓前状态	蛋白 S 缺乏
	蛋白 C 缺乏
	抗凝血酶缺乏
	因子 V 莱登（Leiden）突变
	凝血酶原 G20210A 突变
	MTHFR 基因突变（高同型半胱氨酸血症）
获得性血栓前状态	肿瘤疾病
	骨髓增生性肿瘤
	白血病
	实性肿瘤
	脑膜瘤
	炎症性疾病
	抗磷脂综合征
	系统性红斑狼疮
	炎性肠病
	肾病综合征
药物相关血栓前状态	环孢素
	他莫昔芬
	甾体类
	静脉注射免疫球蛋白
	锂剂
	西地那非
感染因素	头和颈部感染：耳、乳突、鼻窦、面、颅骨感染
	系统性感染：败血症、心内膜炎、结核、艾滋病、疟疾
诊断及治疗操作	腰穿、脊髓造影、鞘内用药
	中心静脉导管
	颈部根治术、神经外科手术
	化疗、放射治疗

续表

分类	危险因素
血液异常	贫血（镰状细胞贫血、缺铁性贫血、叶酸缺乏性贫血） 阵发性睡眠性血红蛋白尿症 红细胞增多症（原发或继发） 血小板增多症（原发或继发）
其他	脱水、糖尿病酮症酸中毒、运动少、肥胖

19%。最常见的临床症状和体征为头痛（87%），其中特发性头痛为25%，恶心和呕吐为28%，痫性发作为24%，视野缺损为27%，其他局灶性神经功能缺陷为18%，意识改变为18%，颅神经麻痹占18%。

（一）颅内高压

CVST由于静脉回流障碍、血脑屏障破坏等可导致血管源性水肿和细胞毒性水肿，因血管壁破裂而出现脑实质出血或蛛网膜下腔出血。血栓可致静脉窦狭窄或闭塞，血液回流障碍，脑脊液吸收减少而产生颅内高压。颅内压（ICP）升高牵拉血管壁神经纤维、炎性介质释放导致头痛。头痛是CVST患者最常见的症状，70%~90%患者出现头痛症状。头痛性质常表现为持续性的双颞胀痛；25%~40%的CVST患者仅表现为弥散头痛，容易与偏头痛和丛集性头痛混淆；孤立性头痛常容易误诊为特发性颅内高压。严重的颅内高压作还可以表现恶心、呕吐；头痛合并局灶性神经功能缺损提示静脉性梗死。28%~80%的CVST患者出现视神经乳头水肿，是常见体征。

（二）局灶性神经功能缺损

由于静脉性梗死或出血性脑损害，18%~72%的CVST患者出现局灶性神经功能缺损（focal neurological deficit，FND），表现为偏瘫、单瘫、失语、视野缺损、颅神经瘫痪、偏身感觉异常等，少数患者表现类似于短暂脑缺血发作。FND不伴随头痛常容易延误诊断。FND能够提示血栓位置。与动脉性梗死不同，CVST常出现双侧FND，亦可出现左右交替FND表现。

（三）痫性发作

20%~47% 的 CVST 患者出现痫性发作，近一半为局限性发作，全面发作甚至可能发展为癫痫持续状态。痫性发作主要是由于 CVST 常出现幕上皮质及近皮质下白质为主的水肿或出血，刺激皮质所致。幕上出血、皮质血栓、上矢状窦血栓患者常出现痫性发作。痫性发作可以为孤立性皮质血栓患者唯一临床表现。CVST 患者痫性发作经常表现为癫痫持续状态，而且近 1/6 的癫痫持续状态表现为难治性。

（四）全脑症状（脑病表现）

少数患者表现严重全脑症状，表现为意识下降、精神状态改变、双侧或多灶性体征和 / 或痫性发作或癫痫持续状态。此类患者常为多发静脉窦闭塞（特别是合并矢状上窦和深部脑静脉系统），并表现出双侧实质性病变，弥漫性脑水肿，或脑疝病变。研究提示 40% 的 CVST 患者入院时存在意识水平下降，15% 表现为昏迷，昏迷是 CVST 不良预后的独立预测因子。

（五）CVST 临床特点

与动脉性卒中不同，CVST 有以下特点：①发病率较低；②主要影响女性年轻患者；③经常表现为非卒中样发病；④很少表现为动脉性卒中症候群；⑤诊断难度大，经常被延误甚至误诊；⑥具有多种危险因素和相关病症。

（六）CVST 累及不同的脑静脉窦临床表现有差别

1. 上矢状窦血栓形成　CVST 最常见的累及部位，多为非炎性，早期即出现颅内压增高的表现，血栓部位越靠近心端，颅内压常越高。由于皮质静脉回流障碍，常出现近静脉窦合并近皮质及皮质下出血和 / 或水肿，双侧病灶多见，出现局限或全身痫性发作、偏瘫、偏身感觉障碍、双下肢瘫、排尿障碍等表现。

2. 横窦、乙状窦血栓形成　CVST 第二常见累及部位，中耳炎及乳突炎为常见病因。主要表现为颅内高压症状和体征，而且常为唯一表现，常误诊为良性颅内高压症，精神症状常见。此部位的血栓容易向周围连接的静脉窦及皮质静脉发展，导致临床症状进一步进展。

3. 直窦血栓形成　CVST 中最危重的一型，非炎性多见。病情进展快，常进一步累及大脑大静脉及其分支。临床表现为意识障碍、精神行为异常、颅内高压、去大脑强直、去皮质强直甚至死亡等。双侧丘脑水肿是直窦血栓典型临床影像学表现，甚至可能延伸至尾状区和深部白质，单纯丘脑水肿少见，容易误诊为颅内占位。

4. 海绵窦血栓形成　炎性多见，常继发于鼻窦炎及口以上面部皮肤细菌感染，临床表现具有一定特异性。由于眶内静脉回流受阻可出现眶内软组织、眼睑、眼结膜、前额部皮肤水肿，眼球突出。累及海绵窦内动眼神经和三叉神经眼支出现相应症状，表现为患侧上睑下垂、眼球活动受限、瞳孔散大、对光反射消失、角膜反射消失等。累及视神经表现为视力障碍、眼底瘀血、水肿、出血等改变。

5. 单纯皮质静脉血栓形成　此型少见，临床表现常轻微甚至无临床表现，多无明显颅内高压。临床表现为头痛和局灶性神经功能障碍（如轻偏瘫、偏盲、偏身感觉异常等），痫性发作可能为临床唯一表现。典型脑实质改变是局灶皮质和皮质下水肿或出血，伴有相邻的血栓性静脉结构，在该静脉轴位层面常表现为肾形水肿或出血。

【辅助检查】

由于 CVST 临床表现多样，特异性差，辅助检查对诊断极其重要，主要检查包括影像学检查、D-二聚体检测、腰穿脑脊液检查等。影像学检查主要是 DSA、MRI、CT 等。DSA 以前被认为是黄金标准，但目前仅限于需要溶栓/取栓、诊断有争议情况下才进行 DSA 检查。近些年随着 MRI、CT 技术的发展，CTV、MRV、MRI 已取代 DSA 成为诊断 CVST 金标准。每种成像方式都具有不同的优势，应根据临床怀疑量身定制具体的检查，并考虑到每个患者的个人特征。CVST 影像表现分为直接征象和间接征象，直接征象能够显示病变静脉窦或静脉内血栓，间接征象表现为脑组织肿胀、静脉梗死、特征性脑出血（位于皮质和皮质下脑组织间）。

（一）头颅 CT

CT 是颅脑最常用检查方法，特别是在急诊，通常是 CVST 患者接受的第一个影像学检查。近年来 CT 技术飞速发展，特别是多排螺旋 CT、CTV 的应用，使得 CVST 早期诊断率明显提高，特别对 CVST 相关脑实质改变的诊断，且有助于排除其他原因，例如脑肿瘤和硬膜下血肿。

1. CT 平扫　30%CVST 患者在 CT 平扫（NECT）上直接表现为病变静脉窦和皮质静脉高密度改变（图 5-1），受累的高密度静脉窦 CT 值 >62Hu 则高度提示血栓形成，上矢状窦后部表现为高密度三角，皮质静脉血栓可以表现为绳索样高密度信号，也可由于脱水、血细胞比容升高或血流减慢出现假阳性结果。CT 平扫间接征象包括：脑组织肿胀（脑回肿胀、脑沟变浅和脑室受压）、静脉性梗死（跨多个动脉流域、皮质下脑白质为主、常伴随脑出血）、特征性的脑出血（位于皮质和皮质下脑组织间）、凸面蛛网膜下腔出血等（图 5-2）。间接征象通常可以提示血栓累及的静脉，如内囊、丘脑或基底节的脑出血或水肿提示深静脉 CVT；矢状窦旁异常可能提示矢状窦血栓形成；颞叶受累通常继发于下吻合静脉（Labbé vein）或横窦血栓形成。继

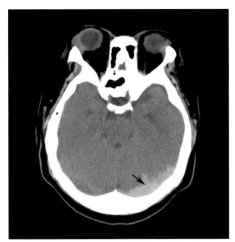

图 5-1　头颅 CT 平扫显示的左侧横窦高密度（箭头）

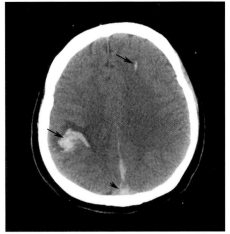

图 5-2　头颅 CT 平扫显示的上矢状窦高密度（短箭头），双层皮质下脑出血（长箭头）及右侧脑组织肿胀

发于 CVST 的实质性病变的部位和程度取决于受影响的静脉血管、血栓分布范围及是否存在侧支引流通路，脑室可能由于脑水肿而受压变小，也可能由于脑积水而增大。

2. 增强 CT 与 CT 静脉成像　增强 CT（contrast-enhanced CT，CECT）与 CT 静脉成像（CTV）是疑诊 CVST 时应该考虑使用的检查，临床上容易推广。研究证明 CTV 对 CVST 诊断准确度等同于 TOF-MRV，在某些情况下甚至优于 TOF-MRV（如非优势侧横窦血栓）。CTV 由于受颅底骨质的影响，对深静脉血栓诊断的灵敏度低于对静脉窦血栓，但是可以考虑经过特殊序列〔如最大密度投影（MIP）序列〕处理提高灵敏度。CVST 患者 CECT 与 CTV 直接征象表现为在受累静脉窦内对比剂充盈缺损，上矢状窦后半部或窦汇表现为空三角征（δ征，图 5-3），横窦与上矢状窦表现出双轨征（图 5-4），并能够显示侧枝静脉的形成；间接征象包括大脑镰和 / 或小脑幕的强化，还有延伸到脑白质的沟回强化。CTV 可同时显示静脉窦闭塞和窦内血栓。对于皮质静脉血栓形成，CTV 的分辨率优于 MRI，特别是对于单一皮质静脉血栓而言。但是，30%CVST 的 CECT 表现为假阴性，对高度疑诊 CVST 患者建议复查 CECT。

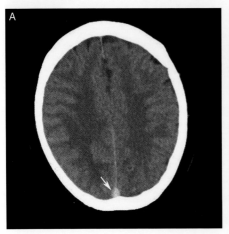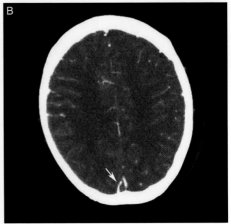

图 5-3　上矢状窦血栓患者的头颅 CT 表现

A. 上矢状窦后部高密度（箭头）；B. 增强扫描显示空三角征（箭头）。

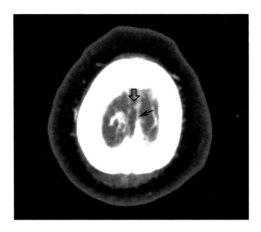

图 5-4　上矢状窦血栓患者头颅 CT 增强扫描显示的双轨征

黑色箭头示硬膜强化，空心箭示血栓不强化。

（二）磁共振

　　与 NECT 相比，非强化 MRI 检查 CVST 的灵敏度更高。由于血液的流空效应，即使不做特殊的静脉显影序列也可以直接显示脑静脉窦血栓。MRI 信号采集成像平面与血流方向垂直时信号显示更敏感，因此 CVST 检查中头颅冠状位显示矢状窦、横窦、乙状窦血栓更敏感；平行于静脉窦 / 静脉走行方向的平面能够更好地显示血栓延伸范围。

　　MRI 显示的脑静脉窦血液流空消失或窦内的异常信号都是 CVST 的直接征象。由于血红蛋白、去氧血红蛋白和高铁血红蛋白衍生的时间、顺磁性不同，故能根据窦内血栓的信号变化判断血栓形成的时间（表 5-3，图 5-5~图 5-7），临床上静脉窦内血栓经常表现为不同信号，甚至在同一部位也显示混杂信号，提示血栓的形成经常是渐进的过程（图 5-5）。以亚急性期的静脉窦 / 静脉内 T_1 加权序列高信号对 CVST 诊断最为可靠。磁敏感加权成像（SWI）较磁共振常规序列对诊断 CVST 具有更高的灵敏度和特异度，特别是对皮质静脉血栓、CVT 急性期。但是 SWI 序列伪迹相对明显，容易夸大静脉窦血栓范围。毛刷征在部分 CVST 患者 SWI 序列中可以出现，特别是深静脉或直窦血栓的患者。与 CT 一样，MRI 还能够很好地显示 CVST 的间接征象，如出血、水肿等（图 5-5），但 MRI 较 CT 更灵敏。

表 5-3 CVST 不同时期 MRI 表现

CVST 血栓形成分期	T₁ 加权像	T₂ 加权像
急性期（1~5d）	等信号	低信号
亚急性期（6~15d）	高信号	高信号
慢性期（≥16d）	等信号	等信号~高信号

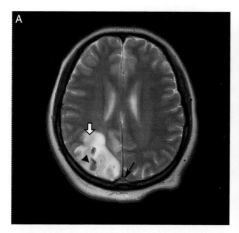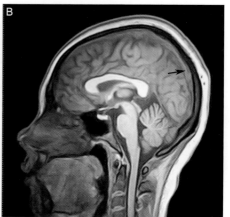

图 5-5　上矢状窦血栓急性期伴右侧顶枕叶水肿与出血的头颅 MRI 表现

空心箭头示右侧顶枕叶水肿，黑色短箭头示右侧顶枕叶出血，黑色长箭头示上矢状窦内低 T₂ 信号（A）和等 T₁ 信号（B）。

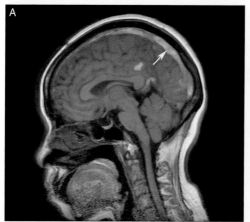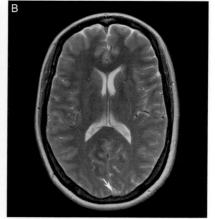

图 5-6　上矢状窦血栓亚急性期的头颅 MRI 表现

箭头示上矢状窦内 T₂ 高信号（B）与 T₁ 高信号（A）。

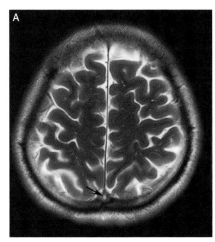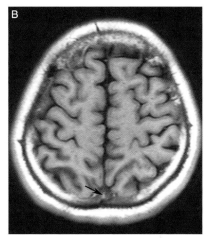

图 5-7 上矢状窦血栓慢性期的头颅 MRI 表现

箭头示上矢状窦内 T_2 高信号（A）和 T_1 等信号（B）。

　　头颅磁共振静脉成像（MRV）不但能够发现 CVST，还是 CVST 随访最合适的检查工具，包括三种检查方法：TOF 法（TOF-MRV）、相位对比血管成像（PCA）和静脉注射钆剂法（CE-MRV）。头颅 MRV 可发现相应的脑静脉窦主干闭塞、皮质静脉显影不良、侧支静脉扩张、板障静脉和头皮静脉显像等征象（图 5-8）。CE-MRV 较 TOF-MRV、PCA 更灵敏，与 CTV 有相似的灵敏度和特异度。有时 3D MRV 重建显示单侧的横窦、乙状窦不显影，结合 MRV 的原始图片亦不好分辨为单侧静脉窦发育不良还是静脉窦血栓形成，需要结合 CT 的下颌骨切迹来诊断。新的 4D MRV 技术目前已经在科研中开始使用，能够获得关于血流延迟等更多信息，比 SWI、T_2GRE 和 TOF-MRV 对 CVST 的检测灵敏度更高。

　　近些年，颅内静脉窦/静脉高分辨 MRI（HR-MRI）在临床和科研中已经开始探索使用，也探索出特殊的序列，从而能够对静脉壁、静脉内血栓及静脉内外的异常结构进行详细诊断，为 CVST 病因诊断和治疗提供帮助（图 5-9）。

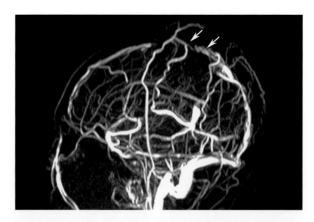

图 5-8　TOF-MRV 显示的上矢状窦充盈缺损及虫噬样改变

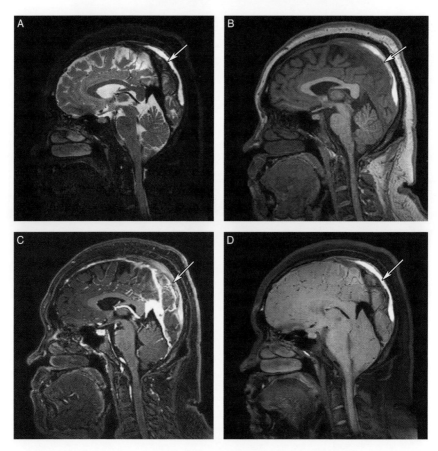

图 5-9　HR-MRI 显示的上矢状窦后部亚急性静脉窦血栓形成（箭头）

A. T_2 高信号；B. T_1 高信号；C. 强化 T_1 上矢状窦充盈缺损，血栓部分不强化；D. 压水相 T_1。

横窦与乙状窦经常表现为非对称性，常出现一侧横窦和/或乙状窦发育不全甚至不发育，在一项使用 DSA 进行的解剖学研究中，49% 的病例发现了不对称的横窦，20% 的病例部分或完全没有一条横窦。在一项使用 TOF-MRV 进行的研究中，20% 的患者左横窦闭锁，39% 的患者相对发育不全，横窦的中间部分更多见闭锁或发育不全。横窦发育不全容易误诊为静脉血栓（特别是使用 TOF-MRV），因此对于横窦发育不全及非优势窦的诊断，MRI 较 CT 没有优势，而且容易误诊为血栓形成。

蛛网膜颗粒是突入静脉窦的正常结构，最常见于横窦和上矢状窦，它们是硬脑膜静脉窦中最常见的充盈缺损，可能被误诊为血栓。影像表现通常相对较圆，并附着在硬脑膜静脉窦壁的一侧，常具有类似于脑脊髓液的信号强度和衰减，在增强图像上显示出中央不均匀增强。

血流缓慢、复杂血流模式及解剖变异能导致令人困惑的影像学表现。血流缓慢或停滞可能在 MRI 出现上信号强度增加。即使在正常患者中也可能发生，停滞血流表现为 T_1 等信号、T_2 长信号。

在 TOF-MRV 图像上，横窦、乙状窦和颈静脉中可见不对称的信号强度和增强流动间隙（flow gap）（图 5-10），可能导致误诊。在非优势横窦中最常出现血流间隙，这与细小静脉窦有关，必须对源图像和 MR 图像进行仔细评估，以准确评估静脉结构并减少误诊可能性。使用 CE-MRV 或 CTV 通常不易出现流动间隙。

（三）数字减影血管造影（DSA）

DSA 被认为是 CVST 诊断的金标准，但不是常规和首选的检查手段，常用于诊断有争议、不能确诊、需要除外硬脑膜动静脉瘘、需要介入治疗的患者的诊治。DSA 可直接显示血栓累积的部位、范围和侧支循环代偿状况（图 5-11），亦可计算动静脉循环时间，分析脑血流动力学障碍的程度。DSA 还可以进行静脉窦血管内测压，如果上矢状窦到颈静脉球部压力差超过 10~12mmHg 提示静脉窦狭窄或血栓形成可能。但 DSA 很难区分发育低下和血栓形成，也很难直接显示血栓，亦不能明确静脉窦壁的病变，故通常需要结合其他影像资料进行综合分析。

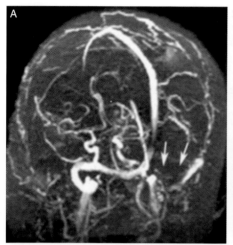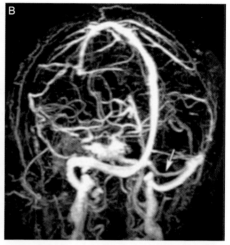

图 5-10　横窦流动间隙

A. 箭头示 TOF-MRV 的冠状图像显示左横窦内侧部分血流明显中断；B. 箭头示 CE-MRV 倾斜
MIP 图像显示左横窦内侧部分正常血流。

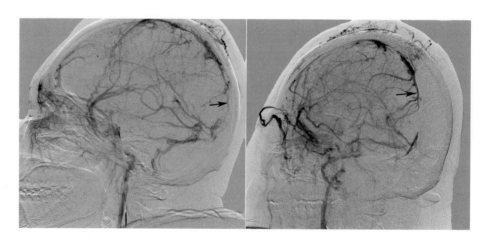

图 5-11　右侧颈内动脉 DSA 侧位与左前斜位显示的上矢状窦血栓

箭头示 DSA 静脉期上矢状窦充盈缺损。

（四）其他辅助检查

1. D- 二聚体　是 CVST 诊断中非常重要的诊断工具，特别是对急性和
亚急性 CVST 的诊断意义很大，D- 二聚体增高对 CVST 诊断的平均灵敏度为
93.9%，特异度为 89.7%。假阴性也可能会发生，如孤立性头痛、症状持续

时间较长（即超过 1 周）、孤立性皮质静脉血栓的患者。

2. 腰椎穿刺脑脊液检查　CVST 患者脑脊液压力明显增高，伴有脑脊液细胞数和蛋白增高，对脑脊液的检验可以对 CVST 病因进行鉴别并指导治疗。腰椎穿刺甚至可以降低颅内压，缓解颅内高压症状。但是，腰椎穿刺也有可能出现脑疝并发症。在抗凝剂有效的治疗时间窗内进行腰穿容易导致腰穿部位出血性损伤。

3. 血栓形成倾向筛查　目前，遗传性血栓形成倾向筛查（如易栓症、凝血因子等筛查）对 CVST 诊治的临床意义尚存在争论。有研究认为遗传性血栓形成倾向高的患者预后更差，亦有研究认为二者没有显著性联系。笔者认为，因遗传性血栓形成倾向高的患者容易复发血栓性事件，抗凝治疗的时间应该更长，并进行更严格的随访。由于 CVST 急性期和亚急性期及抗凝治疗对这些指标存在影响，所以不建议在急性期或抗凝治疗期间进行易栓症、凝血因子的筛查。对获得性血栓形成倾向的筛查（如恶性肿瘤、感染等）可以帮助临床医师明确病因，并对病因进行针对性干预，笔者认为有必要对病因进行探究筛查。

【诊断与鉴别诊断】

（一）CVST 的诊断

CVST 的临床表现多样，缺乏特异性，因此对诊断提出了很高的挑战。当怀疑 CVST 时，都需要立即进行神经影像检查。目前尚无可信的经过验证的评分或实验室测试检查能够排除 CVST。D- 二聚体是诊断 CVST 重要实验室工具，D- 二聚体增高提示 CVST 的可能性很大，但是不增高不代表 CVST 不存在，即有可能出现假阴性（特别是症状持续时间较长或轻微的患者）。

1. 病因诊断　通过详细询问患者现病史及既往史、月经生育史、家族史等可为病因诊断提供可靠的依据。腰穿脑脊液检查可为排除感染性、免疫性颅内高压提供诊断依据。血液成分检查（如细胞学、凝血因子、同型半胱氨酸）及基因筛查也是不可缺少的明确病因的重要手段。虽然有专家甚至指南认为病因探查没有必要，但笔者认为明确 CVST 病因是不可忽视的，并且经常可以发现是多病因同时存在的。

2. 定位诊断　结合脑影像学的直接和间接影像学表现可以为判断具体累及的静脉窦及静脉提供诊断依据。脑结构影像（CT 或 MRI 非血管图像）能够显示脑实质的水肿和血肿，继发于 CVST 的实质性病变的部位和范围取决于受累及静脉位置及范围，以及是否存在侧支引流通路。在主要静脉窦或脑静脉附近存在出血或水肿，应考虑邻近静脉窦及静脉 CVST 的可能性。内囊、丘脑或基底神经节的脑出血或水肿提示大脑深静脉或直窦 CVST；矢状窦旁异常提示矢状窦血栓形成可能；颞叶异常通常继发于下吻合静脉（Labbe 静脉）、横窦血栓形成。脑静脉内的异常影像表现为定位提供直接证据。

3. 定性诊断　定性诊断主要依靠确定的病因或危险因素、临床症状与体征及神经影像。虽然不同部位的静脉窦及脑静脉血栓临床症状与体征常表现有差别，但是颅内高压症候群是绝大多数 CVST 共同特点。神经影像学可以为诊断的确立提供最有力的证据。

（二）鉴别诊断

CVST 主要应与颅内静脉窦狭窄相鉴别。静脉窦狭窄主要是由于异常增大的蛛网膜颗粒、静脉窦壁病变（炎症、钙化等）、肿瘤压迫等病因所致。静脉窦狭窄影响颅内血流的回流，导致颅内压增高，颅内压增高又会导致蛛网膜颗粒回吸收障碍，加重静脉窦狭窄。静脉窦狭窄主要表现出颅内高压症状，主要是头痛、视神经乳头水肿、视物模糊、波动性耳鸣等症状，但是不出现脑实质的出血和水肿，而且静脉窦内没有典型的血栓信号，除非静脉窦完全闭塞才可能出现血栓信号表现。静脉窦狭窄诊断主要依靠 DSA 诊断，近几年 HR-MRI 也可用于静脉窦狭窄的诊断。

【治疗】

（一）病因与危险因素控制

积极查找引起 CVST 的可能病因和危险因素，特别需要注意的是，很多患者为多病因和多危险因素，积极控制或脱离这些病因和危险因素能够预防CVST 病情反复和复发。

对于感染性病因，在没有明确敏感抗生素的情况下，及早给予广谱抗生素治疗是有必要的；在感染的微生物种类和药物敏感性都明确时，可以调整为针对性强的敏感抗生素治疗，要求足量足疗程；需要外科治疗的可以考虑内外科综合治疗。

避孕药物相关 CVST 患者应尽快停用此类药物，既往患 CVST 者应避免使用避孕药物。自身免疫病（如抗磷脂综合征）相关 CVST 应积极治疗自身免疫病。与妊娠相关的 CVST 患者没有必要终止妊娠，也不是将来再次妊娠的禁忌证。

静脉血栓栓塞（VTE）患者中，在无持续抗凝治疗情况下，VTE 累计复发率最高的是抗凝血酶、蛋白 C 和蛋白 S 缺乏，2 年、5 年、10 年复发率分别为 19%、40%、55%；因子 V Leiden 杂合子突变、凝血酶原 G20210A 突变或因子Ⅷ增多，2、5、10 年血栓复发风险分别为 7.0%、11.0%、25%。基于大型家族队列研究，将遗传性血栓形成倾向的血栓事件风险分层为轻度或严重。凝血酶原 G20210A 纯合子、因子 V Leiden 纯合子突变、蛋白 C、蛋白 S 或抗凝血酶缺乏、复合型血栓形成倾向（双杂合子 / 纯合子）为严重的血栓形成倾向；更常见的遗传性血栓形成倾向，如因子 V Leiden 杂合子突变、凝血酶原 G20210A 突变或因子Ⅷ增多，属于轻度血栓形成倾向；为获得准确的筛查结果，上述筛查应在血栓形成 6 周后或抗栓结束 2~4 周后进行。有遗传性血栓形成倾向的患者 CVST 复发风险更高，需要注意预防，避免其他诱发 CVST 的可能情况，如脱水等。

（二）抗凝治疗

对 CVST 患者行抗凝治疗的目的是控制血栓扩展、促进血栓溶解和建立侧支循环、预防肺栓塞和深静脉血栓形成，是治疗 CVST 的首选金标准治疗方法。

一项荟萃分析纳入了两项使用普通肝素（UFH）或低分子肝素（LMWH）治疗的随机对照研究，共涉及 79 名成年患者。结果显示，与对照组比较，抗凝治疗不良结局减少，但结果无统计学意义［死亡或生活不能自理的相对风险率（*RR*）为 0.46，95% *CI* 0.16~1.31；死亡的 *RR* 为 0.33，95% *CI* 0.08~1.21〗。有多项观察性研究结果也支持 CVST 抗凝治疗。常用抗凝药物包括 UFH 和 LMWH。LMWH 较 UFH 更为安全有效，但也有研究显示 LWMH 和 UFH 对神经功能缺损和功能障碍的结果当似乎相当。LMWH 无须监测凝血指标，治疗剂量按体重进行调整，通常为 90~100A XaIU/kg，每日 2 次皮下注射。普通肝素首先一次性静脉注射 80U/kg，随后续予 400~600U/h 微量泵持续静脉注射，使部分凝血活酶时间延长 1.5~2.5 倍，每 2 小时监测部分凝血酶原时间，调整肝素注射速度。急性期的抗凝时间通常持续 1~2 周。

CVST 急性期抗凝治疗后，除特殊情况（如孕期）外，应选择口服抗凝药物继续抗凝治疗。循证医学证据最为充分的是华法林。由于华法林药代动力学的特性，需要华法林与肝素或低分子肝素重叠使用 3~5 天以防止 CVST 病情的反复。在凝血酶原时间国际标准化比值（PT-INR）达到 2~3 后，停止使用肝素或低分子肝素，并定期根据监测指标调整华法林用量。

目前缺乏新型口服抗凝药物（NOAC）用于 CVST 治疗的大样本临床研究。RE-SPECT CVT 研究入组了 120 例 CVST 患者，比较剂量调整华法林与达比加群（150mg，每日 2 次）治疗效果，结果显示两组的血管再通和出血风险差异无统计学意义。小样本回顾研究也证明利伐沙班治疗 CVST 与华法林具有等效性。这些研究提示新型口服抗凝剂可取得与华法林一样的治疗效果，并有使用方便的优势，特别是对于华法林治疗高危险、依从性差、检测 INR 不方便的患者具有优势。随着 NOAC 使用经验的丰富及临床研究的进行，NOAC 完全有可能在 CVST 的治疗中取代华法林的地位。

口服抗凝治疗持续时间应根据个体遗传因素、诱因、复发和随访情况，以及可能的出血风险等综合考虑。目前缺乏评估口服抗凝药物治疗 CVST 持续时间的前瞻性随机对照研究。与短暂性危险因素（如口服避孕药、脱水、妊娠等）相关的 CVST 患者，口服抗凝可持续应用 3~6 个月；危险因素不明或轻度遗传性血栓形成倾向的 CVST，口服抗凝治疗应持续 6~12 个月；患有复发性血栓形成、有血栓形成危险的血栓形成相关疾病、严重遗传性血栓形成倾向的患者可能需要永久性抗凝治疗。静脉窦再通不是停止抗凝治疗的指征，有研究证明抗凝一年后，继续抗凝治疗静脉再通率没有增加。口服抗凝治疗停止后存在凝血反跳的可能性，但目前针对是否考虑抗凝治疗减量还是后续是否采用抗血小板治疗，目前没有可靠临床研究依据。

（三）血管内治疗

CVST 的血管内治疗主要包括经动脉溶栓、经静脉局部接触溶栓、球囊扩张成形、机械取栓和血管内支架置入等，临床上有时联合使用两种或以上的治疗方法。由于 CVST 的血管内治疗尚存在许多未知和风险，所以血管内治疗在 CVST 的治疗中处于次要地位，需要严格掌握适应证。血管内治疗的适应证包括：患者临床症状重，血栓累及范围广且发展快；使用抗凝治疗依然昏迷、深部 CVST，抗凝禁忌证（血小板减少、胃肠道出血、严重出血等）。血管内治疗的目的是在目标窦内重建顺行静脉血流，以减轻恶性静脉充血/颅内高压及相关并发症。

1. 静脉窦内溶栓治疗　CVST 血管内治疗的报道少，在不同研究报道中，静脉窦内溶栓操作方法也经常不同。至今仍缺乏静脉窦内接触溶栓治疗与抗凝治疗的比较研究，不能提供静脉窦内接触溶栓临床转归是否优于抗凝治疗的证据。北京天坛医院使用的技术路径是经股静脉将导引导管置于颈静脉球部，经导引导管将微导管置于血栓远心端，在缓慢退出微导管过程中给予溶栓剂（尿激酶或阿替普酶），使溶栓剂尽可能与血栓接触。接触溶栓操作（尿激酶 30 万~100 万 U，阿替普酶 20~40mg）后如果再通不理想，可以给予保留导管持续给药 72 小时，尿激酶每日用量 100 万~150 万 U。72 小时后可以复查 DSA，并可以考虑后续的抗凝治疗。

2. 静脉窦内取栓治疗　操作方法类似于动脉血栓切除术，可以使用抽吸导管、支架、球囊取栓。最近一项荟萃分析纳入了 17 项研究、235 名接受机械取栓治疗（EMT）的 CVST 患者，结果显示 69.0% 的患者实现了 CVST 的影像完全再通；有 34.7% 的患者神经功能完好，死亡率为 14.3%；8.7% 的病例发生了恶化或新的颅内出血。取栓治疗还有许多未知之处，如脑供血动脉与脑静脉窦结构与血流动力学不同，支架取栓对静脉窦内壁损伤后是否可能继发血栓继续扩大？取栓后抗栓药物是抗凝还是抗血小板治疗更能获益？

目前血管内治疗研究大部分为小样本非随机对照研究，要证明血管内治疗的益处尚需要大样本、良好设计的对照研究来探索血管内治疗与抗凝治疗孰优孰劣。笔者对 CVST 患者行血管内取栓治疗持怀疑态度，对适合血管内治疗的 CVST 患者采用血管内溶栓治疗可能是一个很好的选择。

（四）颅内高压治疗

大部分 CVST 患者明显的临床特征表现为颅内高压，主要是由于静脉回流受阻致静脉性充血及脑脊液吸收障碍。其特征为弥漫性脑水肿，侧脑室变窄，临床特征包括进展的头痛、视神经乳头水肿和第Ⅲ对或第Ⅵ对颅神经麻痹。长时间颅内高压会导致视神经受压变性，视力下降。

1. 腰穿　小样本的前瞻性研究证明诊断性腰穿有可能获益，但由于样本量太小，不能很好地评价疗效。ISCVT 研究没有发现腰穿会对死亡率、住院后恶化率、6 个月的死亡与生活不能自理率产生影响。腰穿存在一定的风险，但是可以快速改善头痛等症状。笔者主张对于颅内高压的患者可以进行临时腰穿降颅内压治疗，这可能对头痛和视力的保护有益，但是前提是要保证腰穿的安全性。

2. 乙酰唑胺　乙酰唑胺是碳酸酐酶抑制剂，能够抑制脉络丛脑脊液的分泌。目前有小样本的研究提示乙酰唑胺能够降低颅内压，但是这些研究尚不足以证明其有效性。对于有明显颅内高压的患者，特别是不能进行外科治疗的患者，可以考虑给予乙酰唑胺治疗，以期降低颅内压、保护视力。

3. 激素　有研究表明激素不能提高 CVST 患者的预后，但是对白塞病、系统性红斑狼疮等免疫介导疾病为病因的 CVST 患者，激素治疗确实能够改善预后。对于非免疫介导疾病为病因的 CVST 患者，激素治疗有可能增加血栓形成倾向。

4. 甘露醇和利尿剂　渗透性利尿剂在临床上确实能够改善患者的颅内

高压症状，但是确实缺乏良好设计的研究证明其有效性，而且此类药物能够导致水电解质紊乱、肾功能损伤、血液黏滞度增加，故在使用时应注意水电解质和出入量的平衡。

5. 脑室引流术　除后颅窝占位性病变、脑室内出血外，CVST 很少引起严重的脑积水。丘脑水肿会导致双侧脑室扩大，大面积半球病变会导致轻度对侧脑室扩大。小样本研究表明脑室腹腔分流没有获益，不能降低死亡率及改善预后。

6. 减压手术　当急性 CVST 患者有脑疝风险时应进行减压手术，包括去骨瓣减压或血肿清除术，能够降低死亡率，提高预后良好率。减压手术患者平均死亡率 18.5%，不良预后（死亡和生活不能自理）率 32.2%。现有的研究及荟萃分析均提示减压术能够减少死亡而不增加严重功能缺损。

7. 视神经鞘减压术　进展性视力丧失常提示预后不良，需要紧急处理，采取有效措施积极降低颅内压是保护视神经最有效的治疗手段。对于颅内压持续升高，视力进行性下降，短期内无法降低颅内压的患者，可尽早施行微创视神经鞘减压术。

（五）抗痫性发作治疗

CVST 主要累及幕上脑组织，而且经常表现为皮质及近皮质下的肿胀出血，易导致痫性发病，32%~39% 的 CVST 患者合并痫性发作，是所有脑血管病中合并痫性发作最常见的脑血管病。幕上病变是一些研究中痫性发作的预测因子，并且可能是早期死亡的原因，痫性发作可加重脑损害，一旦发作，启用抗癫痫药是合理的。但由于对抗癫痫药物的长期使用存在安全担忧，各国指南均不建议长程使用抗癫痫药物，具体使用的疗程各国指南没有推荐。笔者建议抗癫痫药物可以使用 6 个月 ~1 年，根据脑电图结果逐渐停药。对于曾罹患癫痫疾病，合并 CVST 的患者，可能需要长期使用抗癫痫治疗的药物。

（六）妊娠 / 产褥期 CVST

妊娠与产褥期存在高凝倾向，是 CVST 第二病因，占所有 CVST 发病的 21%。数个小型研究均表明对妊娠期 CVST 患者，低分子肝素能够获得良好预后，而且不增加孕妇出血和胎儿死亡、新生儿出血及畸形。妊娠患者可以长期使用低分子肝素进行抗凝治疗直至生产结束。小样本研究结果显示，产褥期 CVST 患者使用低分子肝素进行抗凝治疗没有增加出血，且能明显改善预后。生育后，CVST 可以按照短暂危险因素相关 CVST 进行抗凝治疗及其他管理措施，但是需要注意子宫出血的可能性。

【预防、预后评估与随访管理】

1. CVST 患者避免避孕药物使用　数项研究及荟萃分析认为口服避孕药导致 CVST 风险增加（*RR*=7.6）。对于既往曾罹患血栓形成疾病的患者，风险更高。CVST 与激素因素（口服避孕药或妊娠）之间的关联比下肢深静脉血栓形成更强。目前，缺乏使用避孕药持续时间与 CVST 关系的数据，以及缺乏曾使用避孕药与 VTE 复发风险的研究。根据目前的研究结果，CVST 患者应考虑避免使用口服避孕药，以减少 CVST 复发可能性。

2. 妊娠与 CVST 复发　研究提示，与正常人群相比，妊娠能够明显增加曾患 CVST 人群的血栓事件发生，但是复发风险不是特别高（3.6%），所以曾患 CVST 不是怀孕的禁忌证。

临床评分可能有助于预测 CVST 的预后。Barboza 等依据一个大型的多中心墨西哥队列研究开发了 CVST 分级量表（CVTGS）（表 5-4）。该量表总分 13 分，危险度分成 3 级：低风险（0~2 分）、中风险（3~7 分）、高风险（8~13 分）。详见表 5-5。CVTGS 预测 30 天死亡和预后不良（mRS>2）的灵敏度分别是 91.6%、85.3%。

表 5-4　CVTGS 量表

项目	分数	项目	分数
实质损伤直径 >6cm	3	意识水平	
双侧巴宾斯基征	3	清醒	0
女性	2	嗜睡	1
脑实质出血	2	昏睡	2
		昏迷	3

表 5-5 CVTGS 量表的危险度分级

风险分级	CVTGS 量表评分	30 天死亡率 /%	30 天不良预后（mRS>2）率 /%
低风险	0~2	0	7.2
中风险	3~7	9.9	34.5
高风险	8~13	61.4	97.7

曲 辉 莫大鹏 连腾宏 李晓青

推荐阅读 ● ● ●

[1] SAPOSNIK G，BARINAGARREMENTERIA F，BROWN R D，et al. Diagnosis and management of cerebral venous thrombosis：A statement for healthcare professionals from the American Heart Association/American Stroke Association [J]. Stroke，2011，42（4）：1158-1192.

[2] DUMAN T，ULUDUZ D，MIDI I，et al. A multicenter study of 1144 patients with cerebral venous thrombosis：The VENOST study [J]. J Stroke Cerebrovasc Dis，2017，26（8）：1848-1857.

[3] FERRO J M，BOUSSER M G，CANHÃO P，et al. European Stroke Organization guideline for the diagnosis and treatment of cerebral venous thrombosis：Endorsed by the European Academy of Neurology [J]. Eur J Neurol，2017，24（10）：1203-1213.

[4] FERRO J M，AGUIAR DE SOUSA D. Cerebral venous thrombosis：An update [J]. Curr Neurol Neurosci Rep，2019，19（10）：74.

[5] FERRO J M，COUTINHO J M，DENTALI F，et al. Safety and efficacy of dabigatran etexilate vs dose-adjusted warfarin in patients with cerebral venous thrombosis：A randomized clinical trial [J]. JAMA Neurol，2019，76（12）：1457-1465.

[6] LEE S K，MOKIN M，HETTS S W，et al. Current endovascular strategies for cerebral venous thrombosis：Report of the SNIS Standards and Guidelines Committee [J]. J Neurointerv Surg，2018，10（8）：803-810.

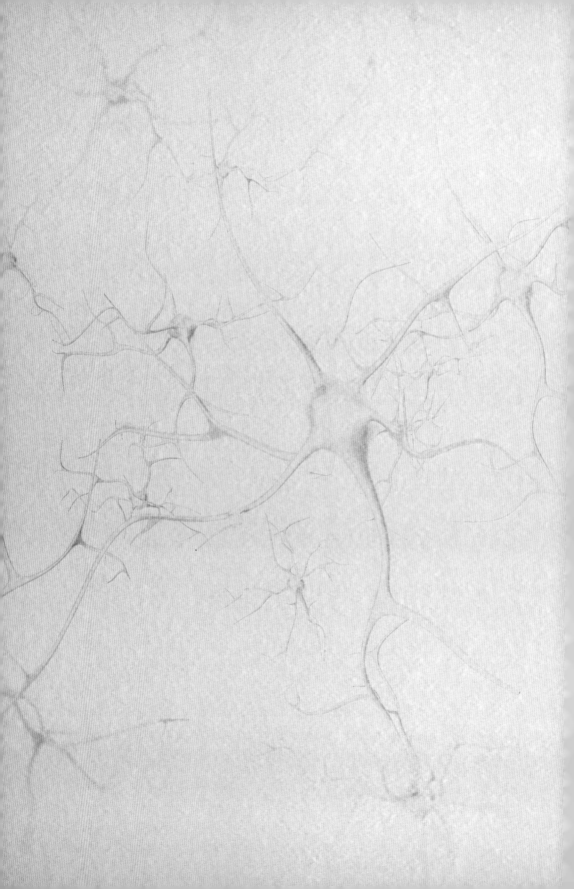

第六章

脑血管狭窄闭塞

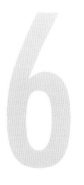

第一节　颈动脉狭窄

【概述】

（一）定义与流行病学

颅外段颈动脉狭窄是导致卒中的主要致病因素之一，约占所有卒中病因的 10%，约 25% 的卒中是由动脉粥样硬化性狭窄所致，大多发生在颈内动脉和颈外动脉分叉处。男性约占 12%，女性约占 7%，并且在伴有糖尿病、高血压、高脂血症及吸烟的 70 岁以上人群中更常见。该病起病隐匿，可分为症状性颈动脉狭窄与无症状性颈动脉狭窄。症状性颈动脉狭窄患者狭窄程度越重，其罹患脑卒中的风险越高，北美症状性颈动脉狭窄内膜剥脱术试验（North American Symptomatic Carotid Endarterectomy Trial，NASCET）提示狭窄程度在 70%~79%、80%~89%、90%~99% 的颈动脉狭窄患者，在其 18 个月的药物治疗期间罹患卒中的风险分别为 19%、28%、33%。对于无症状性颈动脉狭窄患者，越来越多的研究显示，在积极的药物治疗下无症状重度颈动脉狭窄患者罹患卒中的风险相对较低。

（二）病因与发病机制

动脉粥样硬化是颈动脉狭窄最常见的病因之一，其他主要病因包括大动脉炎、纤维肌发育不良、外伤、放射性治疗后纤维化、先天性动脉闭锁、肿瘤和动脉炎等。

【临床表现】

颈动脉狭窄的临床表现根据侧支循环代偿情况而复杂不一，若侧支代偿好，可无明显临床症状；若侧支代偿不良，可表现为短暂性脑缺血发作（transient ischemic attack，TIA）或 / 和脑梗死（cerebral infarction）症状。临床表现因受累部位不同而复杂多样，当眼动脉受累症状，可表现为一过性或永久性单眼视力障碍，也可表现为大脑前动脉或 / 和大脑中动脉或分水岭缺血表现，可有同侧霍纳（Horner）征、对侧偏身感觉障碍、偏瘫、偏盲等表现；优势侧半球受累可出现失语；非优势半球受累可出现体象障碍；大面积脑梗死时可出现意识障碍、严重时甚至死亡。

【辅助检查】

（一）颈动脉狭窄程度评估

对怀疑存在症状性和无症状性颈动脉狭窄患者，首选无创性检查，若超声检查结果无法确定，可进一步行磁共振血管成像（MRA）或 CT 血管成像（CTA）来评估。当无创检查存在争议时，经导管血管造影术对于确诊是必要的。

1. 多普勒超声　多普勒超声将二维实时成像与多普勒流量分析结合，通过测量血流速度间接反映狭窄程度，但在筛查颈动脉重度狭窄时灵敏度和特异度相对较低。其作为一种简便、无创、经济、相对准确的评估手段，可作为颈动脉狭窄患者筛查的首选（图 6-1）。

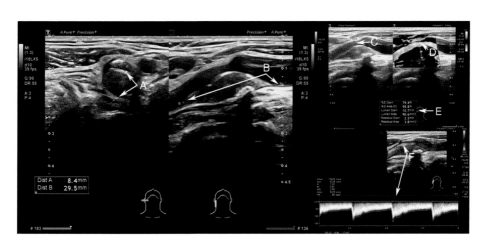

图 6-1　颈动脉狭窄的多普勒超声表现

白色箭头提示颈动脉狭窄部位。A. 斑块厚度；B. 斑块长度；C. 狭窄残余管腔直径；D. 打造影剂后残余管腔直径；E. 管腔直径、横断面面积数值及狭窄率；F. 狭窄处成像及血流速度。

2. 磁共振血管成像（MRA）　MRA 基于血流射频信号与周围组织不同的原理，采用特殊技术对动脉管腔直接成像，由于其易受湍流等因素影响，使用对比剂的增强 MRA 近年受到青睐（图 6-2）。MRA 对于对比剂过敏等人

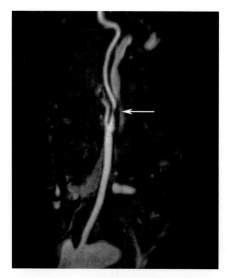

图 6-2 颈动脉狭窄的 MRA 表现

白色箭头提示颈动脉起始处狭窄。

群显示出明显优势，但是部分存在幽闭恐惧症和植入过不兼容起搏器的患者不能进行 MRA 检查。

3. CT 血管成像（CTA） CTA 可以对非常迂曲的血管进行评价，虽然钙化会影响重建像，进而影响管腔狭窄程度的准确性，但结合原始像可相对准确评估（图 6-3）。CTA 对于颈动脉狭窄的灵敏度达 100%，特异度达 63%。

4. 数字减影血管造影（DSA） DSA 是评估颅外段颈动脉狭窄的金标准，由于操作侵入性及成本、风险、并发症等因素影响，很难作为常规筛查手段。因此对于不能行 MRA、CTA 等检查的患者，或无创检查结果存在明显差异、进行血管成形术前时，可选用

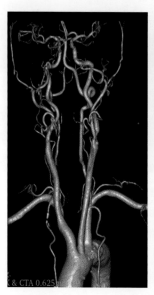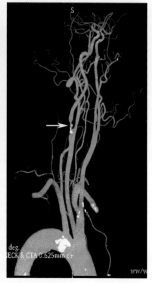

图 6-3 颈动脉狭窄的 CTA 表现

白色箭头提示颈内动脉起始处狭窄伴钙化。

DSA 进行明确（图 6-4）。同时，颈动脉狭窄的位置不同，其侧支代偿途径存在差异，DSA 可直观显示颈动脉狭窄时其侧支代偿途径。

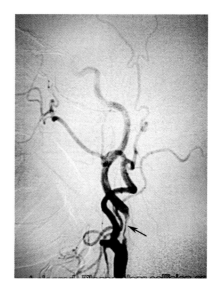

图 6-4　颈动脉狭窄的 DSA 表现
箭头提示颈内动脉起始处狭窄伴钙化。

（二）颈动脉狭窄斑块性质评估

斑块可分为稳定性斑块和不稳定斑块。稳定性斑块脂质成分少，周围平滑肌细胞和胶原组织丰富，这些丰富的纤维结构利于斑块的稳定。而不稳定斑块内脂质成分较丰富且松软，平滑肌细胞少，纤维帽薄。不稳定斑块不仅易破裂增大，而且易继发血栓形成。

斑块的性质及形态可通过超声、CTA、MRI 等多种方式评估。超声检查斑块的回声反射性和病理结构相关，低回声且不均匀提示斑块内出血及脂质成分丰富；高回声提示纤维性斑块。CTA 原始像可评估斑块钙化程度。高分辨磁共振的颈动脉管壁成像可提供更多的斑块细节，且对比剂增强的高分辨磁共振可鉴别斑块的新生血管、炎性成分等，但目前多处于研究阶段。

（三）颈动脉狭窄侧支代偿评估

脑侧支循环指当大脑供血动脉严重狭窄或闭塞时，血流通过其他血管到达缺血区，从而使缺血脑组织得到不同程度的代偿。脑侧支代偿一般通过三级侧支循环途径建立：第一级通过大脑动脉环代偿血流；第二级通过眼动脉、软脑膜吻合及其他相对较小侧支实现血流代偿；第三级通过新生血管血流代偿。

颈动脉依据狭窄部位不同，代偿途径存在一定差异，如图 6-5 及图 6-6 所示。

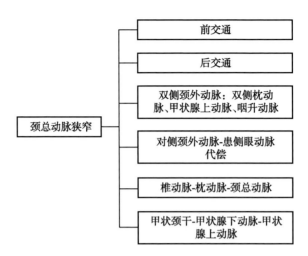

图 6-5　颈总动脉狭窄的侧支代偿

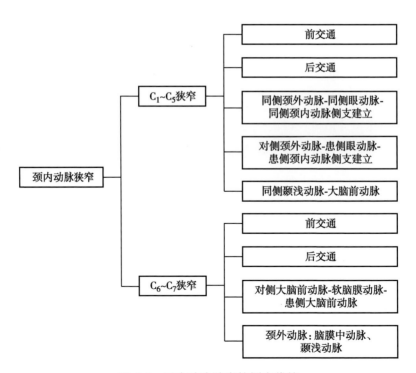

图 6-6　颈内动脉狭窄的侧支代偿

【治疗】

颈动脉狭窄的治疗方法主要有内科治疗、颈动脉支架置入术（carotid artery stenting，CAS）和颈动脉内膜切除术（carotid endarterectomy，CEA）。

（一）内科治疗

颈动脉狭窄的内科治疗以控制导致狭窄的危险因素为主，包括控制血糖、血压、血脂，戒烟，健康饮食，适当的体育锻炼等。低密度脂蛋白水平建议控制在 <2.6mmol/L，严重狭窄或斑块不稳定者建议控制在 <1.8mmol/L。抗栓治疗一般选择单药抗血小板治疗。若出现肢体无力、言语不利、黑矇等短暂性脑缺血发作或缺血性卒中症状，则治疗原则参见本书第一章和第二章。

（二）外科治疗

1. 手术治疗适应证

（1）症状性颈动脉狭窄，无创检查示颈动脉狭窄程度≥70% 或血管造影发现狭窄 >50%，围手术期预期卒中或死亡率发生率 <6%。

（2）无症状性颈动脉狭窄，且无创检查示颈动脉狭窄度≥70% 或血管造影发现狭窄≥60%，围手术期预期卒中或死亡率发生率 <3%。

（3）无症状性颈动脉狭窄，且无创检查示狭窄度 <70%，但血管造影或其他检查提示狭窄病变处于不稳定状态；无症状患者预期围手术期卒中发生率和病死率 <3%，患者预期寿命 >5 年。

2. 手术治疗禁忌证

（1）12 个月内发生过自发性颅内出血。

（2）30 天内发生大面积脑卒中或心肌梗死。

（3）3 个月内有进展性脑卒中。

（4）伴有较大的颅内动脉瘤，不能提前处理或同时处理。

（5）慢性完全闭塞无明显脑缺血症状者。

（6）凝血功能障碍，对肝素及抗血小板类药物有禁忌证者。

（7）伴有活动性出血的胃肠道疾病。

（8）需全麻的 CAS 患者或行 CEA 治疗患者，无法耐受麻醉者。

（9）重要脏器如心、肺、肝和肾等严重功能不全者，CAS 患者对比剂严重过敏。

（10）已有严重残疾的脑梗死患者。

3. 手术时机

（1）急性缺血性脑卒中在发病 6 周后手术较为安全。

（2）非致残性卒中或 TIA 的颈动脉狭窄患者，可在缺血事件发生 2 周内进行干预。

（3）对于大面积脑梗死且保留部分神经功能患者，至少在缺血事件发生 2 周后方可进行 CAS 治疗。

（4）如为双侧病变，根据临床情况两侧手术间隔可以在 2~4 周，有症状侧和 / 或狭窄严重侧优先手术。

4. 麻醉评估　CEA 需要全麻下进行，术前一天麻醉医师访视评估患者是否适合可进行全身麻醉。

CAS 通常在局麻下进行，但术前访视存在以下情况，可考虑全麻进行手术。

（1）病变复杂，预计手术难度大且操作时间较长，患者身体难以耐受长时间卧床者。

（2）病变为孤立系统，侧支循环代偿差，狭窄处扩张可能诱发全脑缺血发作者。

（3）术后需要严格调控血压者，如高灌注风险高患者。

（4）患者意识较差或者患者本身高度紧张，不能配合手术者。

5. 手术方式　主要包括颈动脉内膜切除术和颈动脉支架置入术，术前确认患者服药情况，复习病史、相关影像资料及实验室检查结果并与患者及家属沟通。手术当日术者汇报患者手术预案，全科审阅并讨论，必要时进行适当调整。

（1）开放手术——颈动脉内膜切除术：颈动脉内膜切除术（CEA）是

在经胸锁乳突肌前缘切口，显露并临时阻断颈内动脉（ICA）、颈总动脉（CCA）、颈外动脉（ECA）和甲状腺上动脉（STA）后，纵行切开颈总动脉远段和颈内动脉近段前壁，分离切除粥样硬化斑块，再连续缝合动脉壁切口。斑块切除后，应修剪斑块近端残端，使其呈斜面移行为正常管壁内膜。远端切除范围应超过斑块范围，到达正常血管壁，以完全剥除斑块并形成平滑的残端，并注意远端内膜是否游离。用血管缝合线自远端开始连续严密缝合动脉壁切口。缝合完成前，应先后松开 CCA 和 ICA 的控制夹，使血流冲出术中形成的血栓及进入的空气，并观察回血情况，再夹闭血管；助手用肝素盐水进一步冲出血管腔内的气泡，并完成最终缝合。切口缝合结束后，先撤除 ECA 及其分支 STA、CCA 的控制夹（或钳），约 20 秒后再撤除 ICA 的控制钳，以确保所有可能残留的组织碎片、气泡等冲入 ECA，避免栓塞脑组织。检查缝合后的动脉壁切口有无漏血，然后术区仔细止血，缝合颈动脉鞘、颈阔肌、皮下及皮肤。术后应注意严密观察患者意识和生命体征变化，警惕术后颈内动脉急性闭塞。术后第二天起恢复抗血小板治疗。

颈动脉内膜切除术的手术并发症主要包括术后患者脑血流灌注增高导致的相关症状、局部血肿、淋巴漏、腮腺漏、声音嘶哑、局部皮肤麻木等。另外有罕见并发症是颈动脉等大血管急性闭塞。远期狭窄和闭塞率较低，需要长期药物治疗预防再狭窄。

（2）介入手术——颈动脉支架置入术

1）术前药物准备：CAS 术前建议口服阿司匹林（100~300mg/d）联合氯吡格雷（75mg/d）双药抗血小板聚集治疗至少 3~5 天，对于不能耐受阿司匹林或者氯吡格雷抵抗的患者可使用其他药物代替。

2）术前血压及心率评估：CAS 术前建议使用降压药物有效控制高血压，对于术前反复 TIA 发作或者对侧颈动脉重度狭窄患者，以及收缩压 <180mmHg 的患者不建议强烈降压，以防止低灌注诱发脑梗死发生。术前心率 <70 次 /min 时可行阿托品试验；对于心率 <50 次 /min 或伴有重度房室传导阻滞患者，可考虑术中植入临时起搏器。

3）手术入路评估：CAS 常规经股动脉入路可以完成，术前若患者双侧股动脉搏动差、条件差，或者彩超等检查提示双侧股动脉闭塞而不能选择时，根据患者动脉解剖或病变特点，也可选择腋动脉、肱动脉入路或颈动脉直接放置。股动脉入路穿刺点选择髂前上棘到耻骨结节连线处 - 腹股沟韧带下方 1~2cm 的股动脉搏动最强处，解剖标准不明显的肥胖患者可通过 X 线透视定位。穿刺点位于股骨头中央内侧 1cm 处，也可在超声引导下穿刺。1% 利多卡因 10ml 逐层浸润麻醉，麻醉完毕后，穿刺点处用刀片开一长约 3mm 的皮口，采用 Seldinger 技术进行穿刺置鞘，进行诊断性操作可选长度 11cm 或 23cm 动脉鞘，进行颈动脉支架置入术时优先选择长度 23cm、直径 6~8F 动脉鞘。置鞘成功后，注射器抽吸肝素盐水，连接动脉鞘测管并回抽，回血良好时注入肝素盐水 20ml，接加压滴注 30 滴 /min 左右。给予全身肝素化，北京天坛医院肝素化用法为：缺血局麻造影 2 000IU，颅外段血管成形术 3 000IU，颅内血管成形术 4 000IU。

4）选择性插管造影：选择性造影导管直径常用 4F 或 5F，长度 100~125cm。术前进行选择性插管造影，明确主动脉弓形态、颈动脉狭窄诊断、病变长度、狭窄程度、近端及远端血管直径及迂曲程度、狭窄远端侧支代偿，确定病变局部最佳投射工作角度，观察颅内血管有无潜在出血和分支缺如或狭窄，仔细观察局部有无血栓形成。颈动脉狭窄率测量有多种方式，各种方法测量结果之间存在一定差异，目前最常采用的是 NASCET 法：狭窄率 =（1–A/B）× 100%，其中 A 为颈动脉最狭窄处，B 为狭窄远端颈动脉正常处的直径（图 6-7）。

5）导引导管置入：根据主动脉弓的分型、颈总动脉迂曲程度和颈总动脉血管壁斑块情况选择 6~8F 的导引导管，路图导引下超选至病变侧颈总动脉，导管停留在血管相对平直、光滑的部位，距离病变下缘约 2cm 处。

6）保护装置置入：保护装置是为了避免 CAS 操作过程中栓子脱落进入颅内血管导致栓塞事件。临床使用的保护装置有三种：远端闭塞球囊、远端保护伞和近端保护装置。目前临床最常用的是远端保护伞，但若狭窄远端血

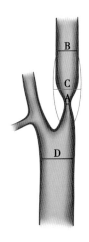
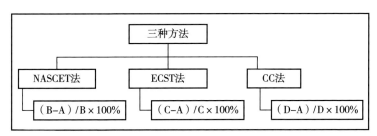

图 6-7　颈动脉狭窄程度的测量方法

NASCET（North American Symptomatic Carotid Endarterectomy Trial），北美症状性颈动脉内膜切术试验；ECST（European Carotid Surgery Trial），欧洲颈动脉外科试验；CC 法（Common Carotid Method），颈总动脉测量法。A. 颈内动脉最窄处管腔内径；B. 颈动脉膨大以远颈内动脉正常管腔内径；C. 颈动脉膨大模拟内径；D. 颈动脉膨大近端颈总动脉正常管腔内径。

管迂曲，保护伞释放位置难以选择或预期回收困难，可能需要使用近端保护装置。近端保护装置主要利用颅内大脑动脉环的特点，在颈总动脉和颈外动脉闭塞后，颈内动脉逆向血流使栓子不易进入颅内，在支架置入操作结束后抽含碎屑的血液，再恢复正常血流。由于近端保护装置需要完全阻断血流，所以不能用于所有患者。远端保护装置预塑形需要根据病变情况进行（根据颈总动脉与颈内动脉成角），在预先确定的病变最佳投射角度取路径图，轻柔通过病变局部送抵岩骨下段后释放并透视确认保护伞张开良好。

　　7）球囊及支架选择与置入：预扩球囊多选择 2.5~5mm 直径、长度 20~40mm 的球囊，既往多项研究表明，直径在 5mm 以下的球囊可明显降低栓塞事件的发生率。球囊送至病变下方时，观察患者血压和心率，必要时嘱护士静脉注射阿托品。推送球囊覆盖病变全程后快速加压至标准压，完全膨胀后释放压力，后撤出球囊。

　　球囊扩张后引入支架，支架一定要覆盖病变全程，可在路图或透视下释放支架。颅外颈动脉支架均为自膨胀式，编织或激光雕刻而成，结构有开环和闭环两种，支架选择应根据病变解剖和病理形态特征确定。支架选择一般可参考以下方案：支架直径 / 颈总动脉直径为（1.1~1.45）/1，支架长度一般要在病变近端和远端各长出 1cm，当颈总动脉直径 / 颈内动脉直径 ≥4 时，可选择锥形支架。撤出支架后观察残余狭窄、支架位置等，当残余狭窄率 ≥30% 时，可进行后扩张。如确认无异常即可引入保护伞回收鞘轻柔回收保护伞。后经导引导管行颈总动脉造影，仔细观察有无支架内斑块、血栓、远端分支是否缺如、对比剂是否外溢或异常滞留、血管痉挛等情况。

罗 岗

第二节　椎动脉起始处狭窄

【概述】

椎动脉狭窄（vertebral artery stenosis，VAS）在临床上并非少见，随着我国人口老龄化趋势的加剧，其患病率逐年增高，但该病临床上往往无明显症状，常被忽视。椎动脉往往是锁骨下动脉的一个分支，绝大多数发自锁骨下动脉近中段。椎动脉是后循环系统的重要供血血管，同时也是后循环缺血性脑卒中的重要起源部位，其中约 20% 的后循环卒中是由颅外椎动脉狭窄（extracranial vertebral artery stenosis，ECVAS）引起，其可直接影响后循环的灌注，狭窄部位的易损斑块或血栓也有可能脱落进入椎 - 基底动脉，导致 TIA 或脑卒中。相关研究提示，在动脉粥样硬化性心血管疾病患者中，超声诊断近段 VAS>50% 的患者达 7.6%。在既往发生后循环小脑卒中的患者中，MRA 发现 26.2% 的患者椎 - 基底动脉狭窄 >50%。

动脉粥样硬化是椎动脉狭窄最常见的病因之一，其他主要病因包括大动脉炎、先天性畸形、纤维肌发育不良、放射性治疗后纤维化、肿瘤和动脉炎等。

【临床表现】

椎动脉一般起源于锁骨下动脉近中段，约 5% 的个体左侧椎动脉直接从主动脉弓发出。两侧椎动脉大小大多不一致，50% 个体左侧椎动脉直径大于右侧，25% 个体左右椎动脉直径相当，25% 个体右侧椎动脉直径大于左侧。椎动脉解剖上一般分为四段，V1~V4 分别为颈段、椎间段、枕段和颅内段，其中 V1 段是 VAS 的常见受累部位。当患者转头时可诱发症状发作。VAS 可直接影响后循环的灌注，并且狭窄部位的易损斑块或血栓也有可能脱落进入椎 - 基底动脉，导致 TIA 或脑卒中。

【辅助检查】

椎动脉起始处影像学检查比较困难，彩色多普勒超声检查可以提供重要的诊断信息和血流动力学信息。随着 CTA 和 MRA 的发展，提高了椎动脉起始处的可视性，可以快速诊断椎动脉起始处的狭窄，但 DSA 仍是量化椎动脉起始处狭窄程度、评估斑块情况、检测溃疡及评估侧支循环的金标准。

【治疗】

椎动脉狭窄的治疗方法包括内科治疗、椎动脉支架置入术和椎动脉内膜切除术或重建术。

（一）内科治疗

椎动脉狭窄的内科治疗以控制导致狭窄的危险因素为主，包括控制血糖、血压、血脂，戒烟，健康饮食，适当的体育锻炼等。低密度脂蛋白水平建议控制在 <2.6mmol/L，严重狭窄或斑块不稳定者建议控制在 <1.8mmol/L。抗栓治疗一般选择单药抗血小板治疗。若出现头晕、行走不稳、肢体无力、言语不利、黑矇、共济障碍等短暂性脑缺血发作或缺血性卒中症状，则治疗原则参见本书第一章和第二章。

（二）外科治疗

1. 手术治疗适应证

（1）症状性椎动脉起始处狭窄

1）动脉粥样硬化性椎动脉起始处狭窄，且狭窄程度≥70%，药物治疗期间仍出现缺血事件。

2）双侧椎动脉狭窄血管成形可以分次实施：若双侧管径相似，首先处理狭窄程度较重一侧，否则处理优势侧椎动脉；优先处理有优势小脑后下动脉一侧。以下情况可同时处理：双侧极重度狭窄，一侧椎动脉起始处重度狭窄，另一侧颅内段小脑下后动脉（PICA）以远闭塞；一侧椎动脉起始处重度狭窄，另一侧次全闭塞。

（2）无症状性椎动脉起始处狭窄：优势侧椎动脉/孤立椎动脉重度狭窄，或者合并严重的前循环动脉狭窄闭塞病变，前循环向后循环侧支失代偿。

2. 手术治疗禁忌证

（1）12个月内发生过自发性颅内出血。

（2）30天内发生大面积脑卒中或心肌梗死。

（3）3个月内有进展性脑卒中。

（4）伴有较大的颅内动脉瘤，不能提前处理或同时处理。

（5）慢性完全闭塞无明显脑缺血症状者。

（6）凝血功能障碍，对肝素及抗血小板类药物有禁忌证者。

（7）伴有活动性出血的胃肠道疾病。

（8）需全麻的椎动脉支架置入患者或椎动脉内膜剥脱或重建治疗患者，无法耐受麻醉者。

（9）重要脏器如心、肺、肝和肾等严重功能不全者，椎动脉支架置入术患者对比剂严重过敏。

（10）已有严重残疾的脑梗死患者。

3. 麻醉评估　椎动脉内膜剥脱或重建术需要全麻下进行，术前一天麻醉医师访视评估患者是否适合可进行全身麻醉。

椎动脉支架置入术通常在局麻下进行，但术前访视存在以下情况，可考虑全麻进行手术。

（1）病变复杂，预计手术难度大且操作时间较长，患者身体难以耐受长时间卧床者。

（2）患者意识较差或者患者本身高度紧张，不能配合手术者。

4. 手术方式

（1）开放手术——椎动脉狭窄内膜切除术或重建术：椎动脉的内膜切除术通常是利用锁骨上切口对椎动脉起始段的动脉粥样硬化狭窄进行动脉内膜切除，但该手术存在暴露困难的问题。一些外科医生采用截取锁骨的方法来增加暴露。由于术后常有淋巴漏、声带麻痹和气胸等并发症，该手术成功率一直较低。

颅外椎动脉狭窄的重建通常指椎动脉转位至颈总动脉或颈内动脉，但也有报告转位至锁骨下动脉和甲状腺颈干动脉。动脉移植手术的同时也进行颈动脉或椎动脉的内膜切除术。该手术并发症和远期预后尚可。远端颅外椎动脉重建术的手术并发症较常见，颅外重建后霍纳综合征和淋巴漏的发生率较高，另外某些病例出现血管血栓形成和需要紧急静脉移植。其他系列将声带麻痹和膈神经损伤描述为其他显著的并发症。

（2）介入手术——椎动脉支架置入术（CAS）

1）术前药物准备：CAS术前建议口服阿司匹林（100~300mg/d）联合氯吡格雷（75mg/d）双药抗血小板聚集治疗至少3~5天，对于不能耐受阿司匹林或者氯吡格雷抵抗的患者可使用其他药物代替。

2）手术入路评估：CAS常规经股动脉入路可以完成，术前若患者双侧股动脉搏动差、条件差，或者彩超等检查提示双侧股动脉闭塞而不能选择时，根据患者动脉解剖或病变特点，也可选择腋动脉、肱动脉入路。置鞘成功后，注射器抽吸肝素盐水，连接动脉鞘测管并回抽，回血良好时注入肝素盐水20ml，接加压滴注30滴/min左右。给予全身肝素化，普通肝素3 000IU团注。

3）选择性插管造影：选择性造影导管直径常用4F或5F，长度100~125cm。术前进行选择性插管造影，明确主动脉弓形态、椎动脉狭窄诊断、病变长度、狭窄程度、近端及远端血管直径及迂曲程度、狭窄远端侧支代偿，确定病变局部最佳投射工作角度，观察颅内血管有无潜在出血和分支缺如或狭窄，仔细观察局部有无血栓形成。

4）导引导管置入：根据主动脉弓的分型、椎动脉自锁骨下动脉发出位置、椎动脉与锁骨下动脉夹角等情况选择 6~8F 的导引导管，路图导引下超选至病变侧锁骨下动脉。对于迂曲的锁骨下动脉，导引导管建议使用 8F 导引导管，如果不稳定，可使用双导丝技术，一根辅助导丝放在锁骨下动脉内，另一根导丝放在椎动脉内实施支架置入。

5）保护装置置入：椎动脉起始处狭窄治疗过程中发生脑栓塞的概率较小，通常在 1% 以下，因此同时目前没有针对专门用于椎动脉的保护装置，能够使用的都是颈动脉远端保护装置，很容易造成椎动脉痉挛或回收困难，造成不必要的风险。亦可采用球囊导管（有效性亦需要进一步证实），在支架释放瞬间充盈球囊阻断锁骨下动脉血流，造成短暂椎动脉逆行血流，释放结束回抽血流后抽泄球囊。因此，进行椎动脉起始处支架成形时，不常规使用保护装置。若椎动脉较粗大（直径≥3.5mm），病变为溃疡斑块，且椎动脉角度合适时，可使用远端保护装置。

6）球囊扩张：椎动脉起始处狭窄大多可不用预扩张直接进行支架成形，对于极重度狭窄或者次全闭塞病变，支架成形前可使用直径 2.0~2.5mm，长度完全覆盖病变的球囊进行预扩张。椎动脉起始处含有大量弹力纤维和平滑肌，单纯球囊扩张后弹力回缩明显，易造成再狭窄，因此目前多选用支架而非单纯球囊扩张。

7）支架成形：导引导管置于锁骨下动脉，一般病变选择 6F 导引导管完全可以满足。若锁骨下动脉高度迂曲，尤其是右侧病变，可以使用 8F 导引导管，一方面可提供较强支撑，另一方面利于辅助导丝通过。使用 0.014 英寸或 0.018 英寸（1 英寸 =2.54cm）导丝通过病变，导丝头端塑性以锁骨下动脉与椎动脉起始处夹角为基础，导丝头端置于 V2 段，沿微导丝跟进支架。支架选择以球囊扩张支架较好，因为自膨式支架很难准确定位，同时径向支撑较差。支架直径选择参考正常椎动脉直径以 1:1 选择，支架长度以病变为基础，远端覆盖病变，近端一定要骑跨在锁骨下动脉和椎动脉内，但突入锁骨下动脉内的支架长度不宜过长，一般以2mm左右合适。支架到位后，以骨性标志物或路途下定位，缓慢充盈球囊，直至支架完全张开，抽泄球囊并回撤。导丝留于椎动脉内，造影观察病变局部有无狭窄、血栓影、对比剂外溢及远端血管是否通畅等情况，正常后回撤微导丝及导引导管。

罗　岗

第三节　锁骨下动脉狭窄

【概述】

锁骨下动脉狭窄患病率约2%，随着年龄增长而逐渐升高，70岁以上人群约9%。一项上海社区老年人筛查调查显示，双上肢收缩压差值≥15mmHg的人数占1.7%。

锁骨下动脉狭窄最常见的病因是动脉粥样硬化，其他主要病因包括大动脉炎、先天性畸形、纤维肌发育不良、放射性治疗后纤维化、肿瘤和动脉炎等。

【临床表现】

锁骨下动脉狭窄因狭窄位置不同所致症状有所差别。狭窄位于椎动脉起始处近心段时，主要表现为上肢缺血和锁骨下动脉盗血综合征；狭窄位于椎动脉起始处远心段时，主要表现为上肢缺血症状。上肢缺血表现为患肢运动耐力差，活动时加重，休息后缓解；缺血加重时表现为患肢发凉或肩周部位酸胀不适，严重缺血时患肢远段可出现苍白、冰冷、麻木、无力，晚期可出现静息痛和局部组织坏死。

锁骨下动脉盗血综合征指锁骨下动脉近段狭窄所引起的椎 - 基底动脉供血不足的临床症候群。尤其是上肢活动增加时，可出现后循环缺血症状，表现为眩晕、恶心、呕吐、复视、视觉模糊、构音 / 吞咽障碍、肢体无力或瘫痪、行走不稳或跌倒、短暂意识丧失等临床表现。

【辅助检查】

双侧上肢血压测量是筛查锁骨下动脉狭窄一个简单、经济、无创的方法，双上肢收缩压差值 >10mmHg 提示上肢动脉存在病变可能。彩色多普勒超声检查可依据管腔大小、狭窄处流速及患侧椎动脉血流方向判断锁骨下动脉狭窄程度，以及是否存在锁骨下动脉盗血。CTA 和 MRA 可提供锁骨下动脉狭窄的高分辨图像，可以快速诊断锁骨下动脉的狭窄，但 DSA 仍是锁骨下动脉狭窄诊断金标准，可提供血管狭窄程度、部位、形态、范围信息，并动态观察血流方向及侧支代偿。

【治疗】

锁骨下动脉狭窄若无临床症状，可进行内科治疗，若内科治疗期间仍有症状发作，可行锁骨下动脉支架置入术或内膜剥脱术、直接动脉吻合术，以及各种经胸内和胸外血管旁路移植术（搭桥手术）。

（一）内科治疗

椎动脉狭窄的内科治疗以控制导致狭窄的危险因素为主，包括控制血糖、血压、血脂，戒烟，健康饮食，适当的体育锻炼等。抗栓治疗一般选择单药抗血小板治疗，治疗原则参见本书第一章和第二章。

（二）外科治疗

1. 手术治疗适应证

（1）症状性锁骨下动脉狭窄：动脉粥样硬化性锁骨下动脉狭窄，有上肢或后循环缺血症状，且狭窄程度≥70% 和 / 或双上肢收缩压差值≥20mmHg。

（2）无症状性椎动脉起始处狭窄

1）计划使用病变侧胸廓内动脉行冠状动脉旁路移植术。

2）已使用胸廓内动脉行冠状动脉旁路移植术，锁骨下动脉近心端狭窄致心肌相应部位缺血。

3）血液透析患者，使用病变侧人工动静脉瘘行透析治疗。

4）对侧锁骨下动脉无法通过上肢血压准确反映中心动脉实际血压患者。

2. 手术治疗禁忌证

（1）12 个月内发生过自发性颅内出血。

（2）30 天内发生大面积脑卒中或心肌梗死。

（3）3 个月内有进展性脑卒中。

（4）伴有较大的颅内动脉瘤，不能提前处理或同时处理。

（5）慢性完全闭塞无明显脑缺血症状者。

（6）凝血功能障碍，对肝素及抗血小板类药物有禁忌证者。

（7）伴有活动性出血的胃肠道疾病。

（8）需全麻的椎动脉支架置入患者或椎动脉内膜剥脱或重建治疗患者，无法耐受麻醉者。

（9）重要脏器如心、肺、肝和肾等严重功能不全者，锁骨下动脉支架置入术患者对比剂严重过敏。

（10）已有严重残疾的脑梗死患者。

3. 麻醉评估　锁骨下开放性手术需要全麻下进行，术前一天麻醉医师访视评估患者是否适合可进行全身麻醉。

锁骨下动脉支架置入术通常在局麻下进行，但术前访视存在以下情况，可考虑全麻进行手术。

（1）病变复杂，预计手术难度大且操作时间较长，患者身体难以耐受长时间卧床者。

（2）患者意识较差或者患者本身高度紧张，不能配合手术者。

4. 手术方式

（1）开放手术——膜剥脱术、直接动脉吻合术、搭桥手术：开放手术主要包括动脉内膜剥脱术、直接动脉吻合术，以及各种经胸内和胸外血管旁路移植术（搭桥手术）。动脉内膜切除术可通过开胸手术暴露主动脉弓和无名动脉，在闭塞部分主动脉闭塞的情况下进行动脉内膜切除术。通过左侧开胸切口可以更好地暴露左锁骨下动脉。直接吻合可通过将锁骨下动脉到颈动脉的端 - 端吻合改善血流。血管旁路移植术包括颈总动脉 - 锁骨下动脉旁路移植术、腋动脉 - 腋动脉旁路移植术、升主动脉 - 右颈总动脉 - 左锁骨下动脉旁路移植术等。开放手术特有的并发症主要包括中枢神经系统症状和周围神经症状等，但发生率较低。

以往，与介入手术相比，开放手术治疗锁骨下动脉狭窄性疾病的并发症发生率和术后早期主要预后无明显差别，而且在长期预后结果方面，如通畅率、症状复发等方面亦无明显劣势。但近年来随着介入手术技术的发展，其微创和低并发症发生率的优势导致其成为了治疗该疾病的主要方法。

（2）介入手术——锁骨下动脉支架置入术（CAS）

1）术前药物准备：CAS 术前建议口服阿司匹林（100~300mg/d）联合氯吡格雷（75mg/d）双药抗血小板聚集治疗至少 3~5 天，对于不能耐受阿司匹林或者氯吡格雷抵抗的患者可使用其他药物代替。

2）入路选择：锁骨下动脉狭窄常规选用股动脉入路，若股动脉无法完成穿刺，个别患者可选择腋动脉、肱动脉入路。置鞘成功后，注射器抽吸肝素盐水，连接动脉鞘测管并回抽，回血良好时注入肝素盐水 20ml，接加压滴注 30 滴 /min 左右。并给予全身肝素化。

3）选择性插管造影：选择性造影导管直径常用 4F 或 5F，长度 100~125cm。术前进行选择性插管造影，明确主动脉弓形态、锁骨下动脉狭窄诊断、病变长度、狭窄程度、近端及远端血管直径及迂曲程度、狭窄远端侧支代偿，确定病变局部最佳投射工作角度，观察颅内血管有无潜在出血和分支缺如或狭窄，仔细观察局部有无血栓形成。

4）导引导管置入：锁骨下动脉狭窄常规选择 8F 导引导管，路图导引下超选至病变侧锁骨下动脉。

5）球囊扩张：锁骨下动脉狭窄大多可不用预扩张，利用多功能选择导管结合导引导管，在导丝支撑下直接通过病变后，撤出多功能选择导管，通过特洛伊木马技术输送及释放支架。对于极重度狭窄或次全闭塞病变，支架成形前可使用直径在 4.0~6.0mm，长度完全覆盖病变的球囊进行预扩张。

6）支架成形：锁骨下动脉狭窄根据狭窄病变部位不同，其介入操作技术也有所差异。

A. 椎动脉前病变：该类病变常会累及锁骨下动脉开口，给支架置入带来一定困难，主要难点在于支架定位的准确性，即支架留在弓内的长度，以及是否会覆盖椎动脉起始处。使用外径较大的球囊扩张支架使得该类病变处理起来相对容易（图6-8）。

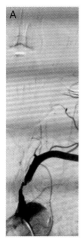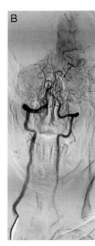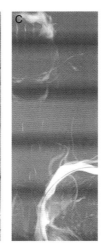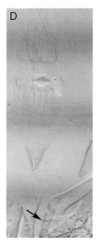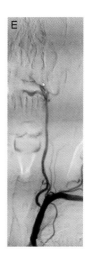

图6-8　锁骨下动脉狭窄椎动脉前病变支架置入

治疗经过：使用5F造影管造影，造影提示左侧锁骨下动脉起始处重度狭窄、左侧椎动脉未显影（A），右侧椎动脉造影提示左侧椎动脉血流完全逆行，存在左侧锁骨下动脉盗血（B）。0.035泥鳅导丝通过病变，携5F 125cm多功能选择导管及8F导引导管置于狭窄远端，撤出5F 125cm多功能选择导管（C）。沿交换导丝输送并释放支架，支架释放后位置如箭头所示（D），支架释放后显示锁骨下动脉狭窄段基本扩至正常，椎动脉正向血流（E），起始处虽有狭窄，但对侧椎动脉正常且双侧椎动脉管径基本相同，暂不予处理。

B. 累及椎动脉病变：该类病变主要问题在于锁骨下动脉支架覆盖椎动脉开口导致椎动脉闭塞，分两种类型：①椎动脉起始处正常，锁骨下动脉支架覆盖椎动脉开口，此种情况一般不会导致椎动脉闭塞；②椎动脉本身存在狭窄，需要使用Y形双支架技术，在椎动脉起始处和锁骨下动脉同时置入支架（图6-9）。

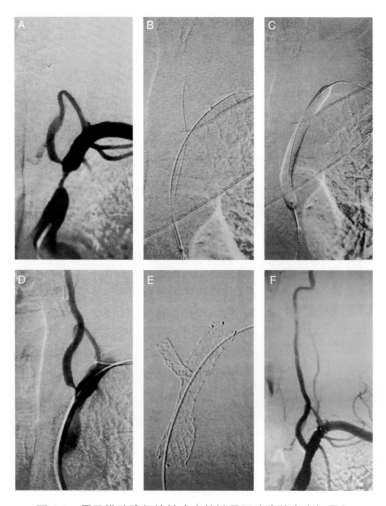

图 6-9　累及椎动脉起始处病变的锁骨下动脉狭窄支架置入

治疗经过：5F 造影管示左侧锁骨下动脉起始处重度狭窄，左侧椎动脉起始处重度狭窄（A）；8F 导引导管置于狭窄近端，一根微导丝置于椎动脉内，一根微导丝置于锁骨下动脉内（B）；采用 5mm~40mm 球囊在锁骨下动脉预扩张（C）。D 示球囊扩张后左侧椎动脉顺向血流明显。首先在椎动脉开口置入 4.5mm~15mm 球囊扩张支架，然后在锁骨下动脉植入 10mm~40mm 自膨式支架（E）。术后造影提示左侧锁骨下动脉狭窄及左侧椎动脉起始处狭窄血管内成形满意 F。

C. 椎动脉开口远端病变：该类病变一般对颅内影响较小，狭窄程度较重时会出现患者上肢的发凉、疼痛等表现，介入操作相对简单，若病变距离椎动脉开口较近，支架可以覆盖椎动脉开口。

罗 岗

第四节 颅内动脉狭窄

【概述】

颅内动脉粥样硬化（intracranial atherosclerotic stenosis，ICAS）是颅内动脉狭窄的重要原因之一，不同人种之间差异明显，亚裔人群中颅内动脉粥样硬化性卒中患者占 30%~50%，北美人群中仅有 8%~10%。2014 年中国症状性颅内大动脉狭窄与闭塞研究（Chinese Intracranial Atherosclerosis，CICAS）显示我国缺血性卒中或短暂性脑缺血发作（transient ischemic attack，TIA）患者中颅内动脉粥样硬化发生率为 46.6%，伴有 ICAS 的患者症状更重，住院时间更长，卒中复发率更高，且复发率随狭窄程度的增加而升高。

尽管颅内动脉狭窄通常继发于颅内动脉粥样硬化性疾病，但确切的发病机制仍然不很清楚，目前有以下四种学说：①狭窄造成低灌注；②斑块破裂引起狭窄部位血栓形成；③斑块部位栓子脱落造成远端栓塞；④斑块部位小的穿支动脉闭塞。

【临床表现】

颅内动脉狭窄临床表现根据狭窄位置与侧支循环代偿情况而复杂不一，狭窄位于前循环，若侧支代偿好，可无明显临床症状；若侧支代偿不良，可表现为 TIA 或 / 和脑梗死（cerebral infarction）症状。

颅内颈内动脉狭窄时，临床表现因受累部位不同而复杂多样。当眼动脉受累时，可表现为一过性或永久性单眼视力障碍；也可表现为大脑前动脉或 / 和大脑中动脉或分水岭缺血表现，可有同侧霍纳征，对侧偏身感觉障碍、偏瘫、偏盲等表现；优势侧半球受累可出现失语，非优势半球受累可出现体象障碍，大面积脑梗死时可出现意识障碍、严重时甚至死亡。

大脑中动脉狭窄可出现对侧偏瘫、偏身感觉障碍和同向性偏盲，可伴有双眼向病灶侧凝视，优势半球受累可出现失语，非优势侧半球病变可出现体象障碍。主干狭窄或闭塞可出现大面积脑梗死，多有不同程度的意识障碍，脑水肿严重时可出现脑疝，甚至死亡。大脑前动脉狭窄可出现对侧偏瘫，下肢重于上肢，有轻度感觉障碍，可伴有尿失禁及对侧强握反射等。

椎 - 基底动脉狭窄可出现后循环缺血症状，表现为眩晕、恶心、呕吐、复视、视觉模糊、构音 / 吞咽障碍、肢体无力或瘫痪、行走不稳或跌倒、短暂意识丧失等。

【辅助检查】

对于动脉狭窄率在 70%~99% 的症状性 ICAS 患者，良好的脑侧支循环有助于减少卒中再发的可能性，因此脑侧支循环的评估是筛选适合血管内治疗患者的重要环节。可应用结构影像学和功能影像学方法评估脑侧支循环。

结构影像学评估方法包括 TCD、经颅彩色双功能超声（TCCS/TCCD）、CTA 原始图像（CTA-SI）、CTA 多平面重建图像（MPR）、CTA 最大密度投影图像（MIP）、非时变 CTA 技术（TI-CTA）、三相 CT 灌注成像、多时相 CTA/ 动态 CTA、CTA 静脉期成像、三维时间飞跃法磁共振血管成像（3D-TOF-MRA）、定量磁共振血管成像（QMRA）、相位对比磁共振血管成像（PC-MRA），以及 DSA。

功能影像学评估方法包括 TCD 血流储备功能测定、氙增强 CT、单光子发射 CT、正电子成像、CTP、磁共振灌注加权成像（PWI）、动脉自旋标记（ASL）灌注成像、灌注图像进行动态因素分析（factor analysis of dynamic studies，FADS），以及 DSA。DSA 可提供血管狭窄程度、部位、形态、范围信息并动态观察血流方向及侧支代偿。

【治疗】

ICAS 的治疗方法包括内科治疗、外科治疗和血管内治疗。外科治疗因为有较高的并发症，迄今没有得到全球范围内指南的推荐，而内科治疗与血管内治疗一直在被探索以求证 ICAS 的最佳治疗。目前的证据仍然支持内科治疗是 ICAS 的一线治疗方式。

（一）内科治疗

颅内动脉狭窄的内科治疗以控制导致狭窄的危险因素为主，包括控制血糖、血压、血脂，戒烟，健康饮食，适当的体育锻炼等。低密度脂蛋白水平建议控制在 <1.8mmol/L。无症状性颅内动脉狭窄抗栓治疗一般首选单药抗血小板治疗。若出现肢体无力、言语不利、黑矇等短暂性脑缺血发作或缺血性卒中症状，则抗栓治疗首选双联抗血小板治疗 3 个月，后续长期单药抗血小板治疗，其他治疗原则参见本书第一章和第二章。

（二）外科治疗

1. 手术治疗适应证

（1）症状性颅内动脉狭窄

1）症状性 ICAS 狭窄率≥70%、强化药物治疗无效或脑侧支循环代偿不良、责任血管供血区存在低灌注的患者是血管内治疗的适应证。

2）ICAS 患者在急性缺血性卒中 2 周后行血管内治疗可能是安全的。

（2）无症状性颅内动脉狭窄不建议行介入治疗。

2. 手术治疗禁忌证

（1）12 个月内发生过自发性颅内出血。

（2）30 天内发生大面积脑卒中或心肌梗死。

（3）3 个月内有进展性脑卒中。

（4）伴有较大的颅内动脉瘤，不能提前处理或同时处理。

（5）慢性完全闭塞无明显脑缺血症状者。

（6）凝血功能障碍，对肝素及抗血小板类药物有禁忌证者。

（7）伴有活动性出血的胃肠道疾病。

（8）无法耐受麻醉者。

（9）重要脏器如心、肺、肝和肾等严重功能不全者，锁骨下动脉支架置入术患者对比剂严重过敏。

（10）已有严重残疾的脑梗死患者。

3. 麻醉评估　症状性颅内动脉狭窄手术一般需要全麻下进行，术前一天麻醉医师访视评估患者是否适合可进行全身麻醉。

4. 手术方式

（1）开放手术——直接颅外 - 内血运重建术和间接颅外 - 内血运重建术

1）直接颅外 - 内血运重建术：或称直接颅外 - 内血管搭桥术。根据供血动脉的流量和部位又可以分为低流量搭桥、高流量搭桥和原位搭桥。低流量搭桥一般指供血动脉血流量低于 50ml/min，流量常在 15~25ml/min 左右，如颞浅动脉、枕动脉等；而高流量搭桥供血动脉血流量则超过 50ml/min，常在 70~140ml/min 左右，如颈内、外动脉等；原位血管搭桥是指将颅内 2 条邻近动脉通过侧侧吻合连通，或将切除病变部分后的两个动脉残端通过端端吻合的方式实现血管重建。与高流量或低流量搭桥不同，原位搭桥不需要颅外受体血管，完全位于颅内，只需要一次吻合。

高流量血管搭桥一般选择颈部较大血管，常选择颈部的颈内动脉或颈外动脉作为供血动脉，常用的桥血管有桡动脉和大隐静脉。在血管吻合时可选择先吻合供血端（颈部端）或受血端（颅内端），建立颈部至颅内的皮下隧道，以容纳桥血管通过。血管吻合后解除阻断，观察血管通畅情况。

低流量搭桥一般指颞浅动脉（STA）- 大脑中动脉（MCA）搭桥术，是目前应用最广泛的搭桥术，即颞浅动脉与大脑中动脉的一个皮质分支的吻合，可用于改善前循环血流。STA-MCA 搭桥初始流量一般在 25~50ml/min 左右，随后由于缺血刺激，搭桥血管流量可能会逐渐上升。搭桥术具体过程详见本书"烟雾病"部分。

2）间接颅外 - 内血运重建术：如患者需要进行低流量搭桥术，但无较好的供体血管，可考虑间接血运重建手术。该术式不进行脑血管吻合，而是将颅骨骨膜、血管、硬脑膜、肌肉等血供较为丰富的组织贴敷于脑组织表面，待代偿血管长入脑组织，起到供血作用，主要有脑-肌肉贴敷术（encephalo-myo-synangiosis，EMS）、脑-硬脑膜-动脉贴敷术（encephalo-duro-arterio-synangiosis，EDAS）、脑-硬脑膜-动脉-颞肌贴敷术（encephalo-duro-arterio-myo-synangiosis，EDAMS）和多点钻孔术等术式。优点为手术简单，适应证更宽，术后并发症少，无高灌注并发症风险。缺点为老年患者血管生长能力较差，这种手术的效果有待进一步证实。

3）手术治疗评估及随访：需要注意的是相对于保守治疗，手术治疗在很多临床研究中显示并无优势，甚至近期和远期并发症发生率明显更高。大多数临床研究认为在合理选择患者的情况下手术治疗可以改善颅内血管狭窄或闭塞的预后。很多研究指出，对于术后远期效果，直接搭桥与间接搭桥无明显差异，直接和间接血运重建术的术式选择也有待进一步研究。

（2）介入手术——球囊成形、支架置入

1）术前评估：血管内治疗作为症状性颅内动脉狭窄的治疗手段之一，需要通过严格的术前评估筛选适合实施血管内治疗的患者。术前评估包括：患者临床特点，手术时机，缺血性卒中病因分型，血管情况（狭窄率、位置、长度、形态、成角、斑块性质、钙化分级、血流分级、路径、远端导丝着陆区、病变与分支关系、合并其他血管病变等），脑侧支循环情况等。

症状性颅内动脉狭窄患者短期内再发相同血管供血区域缺血事件的风险较高。但亚急性期责任血管斑块不稳定，术中操作易发生脱落导致远端栓塞等并发症。因此，症状性颅内动脉狭窄患者血管内治疗手术在急性缺血性卒中发生至少2周后实施。

2）入路选择：颅内动脉狭窄常规选用股动脉入路，若股动脉无法完成穿刺，个别患者可选择桡动脉、腋动脉、肱动脉入路。置鞘成功后，注射器抽吸肝素盐水，连接动脉鞘测管并回抽，回血良好时注入肝素盐水20ml，接加压滴注30滴/min左右。给予全身肝素化。

3）选择性插管造影：选择性造影导管直径常用4F或5F，长度100~

125cm。术前进行选择性插管造影，明确主动脉弓形态、颅内动脉狭窄诊断、病变长度、狭窄程度、近端及远端血管直径及迂曲程度、狭窄远端侧支代偿，确定病变局部最佳投射工作角度。颅内动脉狭窄程度的测量可使用华法林 - 阿司匹林症状性颅内动脉疾病研究（WASID）法，该方法经组间证实可靠，如图 6-10。

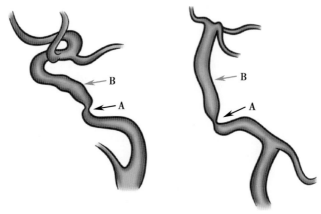

$$颅内动脉狭窄程度（\%）=\left[1-\left(\frac{A}{B}\right)\right]\times100\%$$

图 6-10　WASID 法测量颅内动脉狭窄程度

A. 狭窄处管腔直径；B. 狭窄远端正常管腔直径。

4）导引导管置入：颅内动脉狭窄除了对导引导管头端要求柔软外，还要求导引导管本身有较强的支撑力，常规选择 5~6F 导引导管，个别路径迂曲的患者，可选择长鞘 + 中间导管。路图导引下，前循环狭窄导引导管通常置于 C1 岩骨以下，后循环狭窄导引导管通常置于 V2 远端。若使用中间导管，前循环可将中间导管最高置于颈动脉海绵窦段，后循环最高可置于椎动脉 V4 近端。

5）微导丝操作：微导丝头端一般放在距离病变足够远的位置以给支架提供足够的内部支撑力，通常情况下，M1 段大脑中动脉狭窄需要将导丝头端置于大脑中动脉 M2 或 M3 段，基底动脉狭窄微导丝置于大脑后动脉 P2 或 P3 段，颈内动脉颅内段狭窄置于大脑中动脉 M1 或者 M2 段。术中导丝操作过程中需注意：①当输送球囊或者支架越过迂曲血管时，导丝可能会后移，此刻若球囊或支架能顺导丝前行，暂无须调整导丝，待球囊或支架到位后，缓慢卸掉导丝张力后，再充盈球囊或释放支架；②球囊或球囊扩张支架释放后，掌握好导丝位置，否则导丝会前移刺破正常动脉。

6）球囊扩张：以下几种情况可考虑使用单纯球囊扩张：①病变血管直径较小（2~3mm）；②病变节段局限（<10mm）；③病变远端血管可用长度有限；④不能耐受长期大量抗血小板药物。

A. 技术上一般使用单导丝技术，若狭窄程度很重或结构不清，可使用微导管交换技术。

B. 球囊直径选择一般以病变两端较细一侧的80%为准，长度大于病变2mm左右，两端各覆盖1mm。球囊压力一般打到命名压，缓慢持续，切忌暴力快速打起，维持10秒后缓慢抽瘪球囊即可造影观察扩张情况，如果出现血管破裂，有对比剂外溢，马上打起球囊封闭血管，中和肝素，持续2分钟左右造影观察，小的撕裂一般会停止。

C. 球囊扩张后若出现明显夹层影响前向血流，可考虑支架置入。

D. 球囊撤出后，导丝留于原位静待10分钟再造影，直至无弹性回缩或急性闭塞后撤出导丝结束手术。

7）支架置入：目前颅内专用支架有球囊扩张支架与自膨式支架，标签外使用的有微导管释放支架。球囊扩张支架与自膨式支架选择略有不同，球囊扩张支架直径一般以狭窄远端正常管径的90%为参考，自膨式支架以狭窄近端正常管径一致，长度必须在狭窄两端各长出约1~2mm，必须要完全覆盖病变。微导管释放支架与球囊扩张支架置入过程如图6-11所示。

A. 颈动脉颅内段支架置入：虽然该段血管较其他位置发病率低，但介入难度却较大，因为该段为颈动脉较为迂曲的部分，球囊扩张或支架置入均存在一定风险。若病变局限，球囊扩张可能更为安全，若需支架置入，自膨式支架能够在该部位顺应血管走行而不会过度牵拉血管，有很大优势。

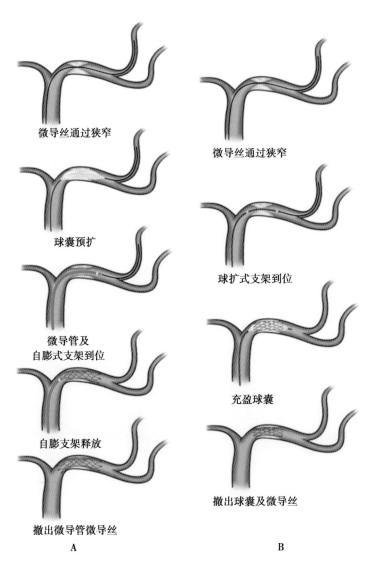

图 6-11　自膨式支架与球囊扩张支架置入过程

A. 自膨式支架释放过程：①微导丝通过狭窄；②球囊输送至病变处预扩张；③撤出球囊，支架释放微导管沿微导丝越过病变；④输送支架准确定位后，回撤微导管释放支架；⑤撤出支架导丝及微导管。

B. 球囊扩张式支架释放过程：①微导丝通过狭窄；②球囊扩张式支架沿微导丝输送到位；③准确定位后，充盈球囊；④撤出球囊，留置导丝造影；撤出导丝。

　　B. 大脑中动脉狭窄支架置入：大脑中动脉根据介入治疗难度将 M1 分为三个部位：起始段、中段、远段，如图 6-12。三段病变处理方式略不相同，起始段支架置入或球囊扩张须考虑颈内动脉末端及同侧大脑前动脉 A1，自膨式支架一般需要跨过大脑前动脉，球囊扩张支架一般准确定位可不跨大脑前动脉。两种方式各有优缺点，自膨式支架可能由于后期支架内再狭窄导致同侧大脑前动脉闭塞或狭窄，球囊扩张支架可能由于不能完全覆盖病变而增加再狭窄风险，如图 6-13A 和图 6-13B 所示。大脑中脉近、中段处理相对简单。大脑中动脉远端狭窄一般选择较小的球囊扩张或置入自膨式支架较安全，支架远端可跨越 M2 较粗的分支，如图 6-13C。

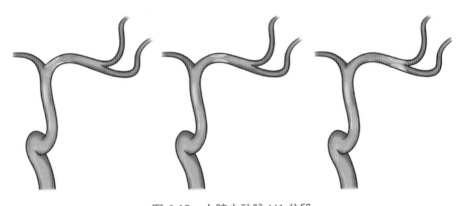

图 6-12　大脑中动脉 M1 分段

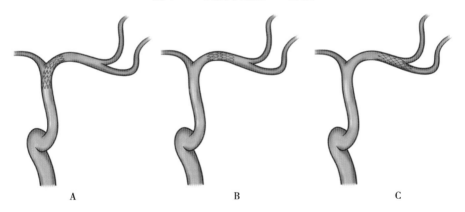

图 6-13　大脑中动脉 M1 段不同节段支架置入方式

A. 大脑中动脉 M1 段近段狭窄支架置入；B. 大脑中动脉 M1 段中段狭窄支架置入；C. 大脑中动脉 M1 段远段狭窄支架置入。

C. 基底动脉支架置入：基底动脉根据手术风险和难易程度分为三段，如图 6-14 所示的下段、中段、上段。病变部位不同，支架置入方式也不同，中段可选择自膨胀支架和球囊扩张支架，上段和下段根据具体的解剖特点而定。上段若病变较为局限，可使用球囊扩张或较短的球囊扩张支架，支架不要越过 P1 段；若病变累及整个上段，最好选用自膨胀支架，支架远端跨过优势侧 P1 段，如图 6-15。基底动脉下段支架放置位置非常重要，一般有三种方式，分别为跨过左椎动脉、跨过右椎动脉、不跨椎动脉直接置入狭窄

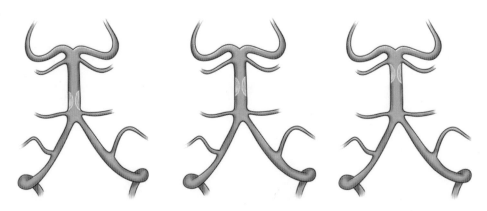

图 6-14　基底动脉分段

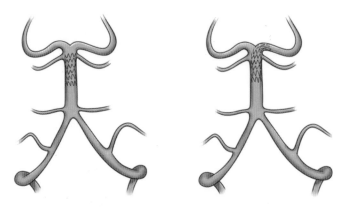

图 6-15　基底动脉上段支架置入

段，如图 6-16。选择左椎动脉或者右椎动脉主要参考血管解剖，一般选择优势侧椎动脉或较直一侧。椎动脉颅内段病变血管成形技术较为简单，当病变横跨 PICA 时，要注意对 PICA 的保护，如图 6-17。另外，V4 病变很多伴有钙化，可能扩张不开，术前 CTA 有助于识别是否存在环形钙化。

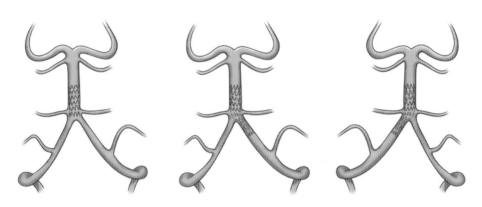

图 6-16 基底动脉下段支架置入

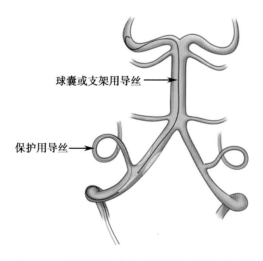

球囊或支架用导丝

保护用导丝

图 6-17 横跨 PICA 椎动脉狭窄对 PICA 的保护

罗 岗

第五节　脑动脉非急性闭塞

【概述】

颅内外大动脉闭塞与脑缺血性事件的发生密切相关。对于急性大血管闭塞所致的缺血性卒中，血管内介入治疗已被证实是时间窗内的有效治疗方案。目前对于非急性颅内外大血管闭塞尚无严格定义。为区别急性颅内动脉闭塞治疗的时间窗，有研究将发病超过 24 小时的大脑中动脉闭塞称为非急性大脑中动脉闭塞，其中闭塞时间超过 4 周的称为慢性闭塞。

导致颅内外动脉闭塞的病因较多，包括动脉粥样硬化、心源性栓塞、血管夹层、烟雾病及脑血管炎等。

【临床表现】

非急性大血管闭塞患者，以及多数颅内外大动脉闭塞患者由于存在广泛的代偿血管，可以无症状或者症状轻微，且难以判定脑血管闭塞发生的具体时间。但在应激状态下患者往往出现反复的脑缺血事件发作，或者卒中症状进行性恶化等，不同靶血管病变临床表现存在差异，参见本章上述各节相关内容。

【辅助检查】

（一）血管评估

血管检查的方法主要有 DSA、CTA、MRA。DSA 是诊断慢性颈内动脉闭塞（CICAO）的金标准，对判断闭塞血管长度、闭塞残端形态、远端反流情况、代偿情况及血流速度等有明显优势，但其属于有创操作，且花费高，临床应用受限。对于动脉粥样硬化斑块厚度及体积，可采用超声、CTA 或 MRA 进行定量评估。对于动脉粥样硬化斑块稳定性或斑块成分的评估，高分辨率磁共振成像（high-resolution magnetic resonance imaging，HR-MRI）具有较多优势。

（二）灌注评估

脑灌注状态的评估越来越受到临床的重视，常用技术包括 CT 灌注成像（CT perfusion，CTP）、磁共振灌注成像（MR perfusion，MRP）、单光子发射计算机断层成像（single-photon emission computed tomography，SPECT）、正电子发射断层成像（positron emission computed tomography，PET）等。其中，CTP 是目前应用较广泛的脑血管动力学评估技术，其需要静脉注射放射性示踪剂，根据放射性示踪剂稀释原理及中心容积定律，定量测定局部脑组织的碘聚集量，计算局部脑组织的血流灌注，CTP 有 4 个参数：脑血流量（cerebral blood flow，CBF）、脑血容量（cerebral blood volume，CBV）、平均通过时间（mean transition time，MTT）和达峰时间（time to peak，TTP）。对于颈动脉或大脑中动脉闭塞的患者，由于侧支循环及脑血管储备能力的存在，血液到达及通过局部脑组织的时间延迟，可能出现 MTT 及 TTP 延长，由于局部流入及流出血流延迟导致局部 CBV 升高，而在脑血管代偿不足及脑血管自身调节功能不足以维持正常血流时会出现 CBF 下降。MRP 通过磁共振灌注加权成像（perfusion-weighted imaging，PWI）计算局部脑组织毛细血管网的血流动力学变化来反映脑血管储备功能，相较于弥散加权成像（diffusion-weighted imaging，DWI）技术能够更早期发现脑组织缺血，还能与 DWI 的不匹配来显示梗死灶周边的血流灌注不足区域。此外，SPECT 与 PET 也可用于脑灌注状态的评估。SPECT 可提供多个脑组织切面的图像，帮助确定脑组织的缺血部位及范围，但由于空间分辨率较低，其对获得的血流动力学参数只能进行定性或者半定量分析。与 SPECT 相比，PET 成像更清晰、分辨率更高、定量分析更精确，在目前定量代谢评估技术工具中被认为是最理想的工具。

【治疗】

（一）内科治疗

脑动脉非急性闭塞的内科治疗以控制导致闭塞的病因及危险因素为主，内科治疗的主要目的不是使闭塞血管再通，而是预防其他血管（包括代偿血管）发生闭塞或狭窄，同时可以通过补液、改善侧支代偿等方式增加闭塞血管供血区的血供。

导致颅内外动脉闭塞的病因包括动脉粥样硬化、脑血管炎、血管夹层及烟雾病等。其中，动脉粥样硬化最常见，内科治疗主要包括控制血糖、血压、血脂，戒烟，健康饮食，适当的体育锻炼等，低密度脂蛋白水平建议控制在 <1.8mmol/L。若是考虑病因为血管炎，可以应用激素或免疫抑制剂治疗。若是考虑病因为烟雾病，主要内科治疗为戒烟及避免二手烟等。

对于无症状性颅内外动脉非急性闭塞患者，抗栓治疗一般首选单药抗血小板治疗。抗栓治疗的时间取决于导致闭塞的病因或危险因素是否长期存在，若长期存在，可考虑长期抗栓；若为一过性因素或已治愈，则无须长期抗栓。对于症状性颅内外动脉非急性闭塞患者，因责任动脉已完全闭塞，抗栓治疗也是首选单药抗血小板治疗即可。若患者出现肢体无力、言语不利、黑矇等短暂性脑缺血发作或缺血性卒中症状，治疗原则参见本书第一章和第二章。

（二）外科治疗

1. 手术治疗适应证与禁忌证　目前国内对颅内外大动脉非急性闭塞的介入治疗缺乏统一的认识，北京天坛医院在以往经验基础上，认为对于非急性闭塞患者治疗可遵循以下原则：

（1）药物治疗是颅内外大血管非急性闭塞的基础治疗，无症状性颅内外大动脉非急性闭塞病变不建议外科治疗。

（2）症状性脑动脉非急性闭塞患者应积极进行抗血小板聚集、降脂治疗，同时控制动脉粥样硬化危险因素。无禁忌证情况下建议于发病 3 个月内进行双抗，之后长期单抗血小板聚集治疗。

（3）禁忌证可参考本章节狭窄部分与急性大血管闭塞部分。

2. 开放手术　包括 CEA 治疗、直接颅外 - 内血运重建术和间接颅外 - 内血运重建术。

不推荐对颈动脉颅外段非急性闭塞患者行 CEA 治疗，但近年来部分中心的闭塞再通尝试似乎有所帮助，因此，建议仅在下述情况下尝试闭塞再通治疗：①症状性患者；②脑灌注影像证实闭塞侧大脑半球呈现血流动力学障碍；③仅在有经验的中心或由有经验的医生实施；④建议在严谨的前瞻性临床试验中实施。

对于有症状的颅内动脉非急性闭塞患者，可考虑直接颅外 - 内血运重建术和间接颅外 - 内血运重建术（详见本章第四节），需要注意的是，手术治疗相对于保守治疗目前研究结果提示其并无优势，甚至近期和远期并发症发生率明显更高。

3. 介入治疗　非急性闭塞一般在急性脑梗死 2 周后介入治疗，特殊情况下也可考虑 2 周内血管内再通治疗。

（1）病例选择：血管再通可能恢复脑组织血供，存在血流动力学障碍的颈动脉非急性闭塞患者可能从中获益。但再通治疗往往操作困难、再通率不理想，选择合适的病例才能使患者获益更大。

1）颈动脉颅外段非急性闭塞：根据患者颈动脉颅外段闭塞残端形态、闭塞部位及其闭塞远端颈动脉显影情况将病变分为 4 型（图 6-18）：A 型，锥形残端，闭塞远端可见来自颈外动脉，后交通动脉和 / 或前交通动脉的代偿供血；B 型，非锥形残端，闭塞远端可见来自颈外动脉，后交通动脉和 / 或前交通动脉的代偿供血；C 型，无颈内动脉残端，闭塞远端可见来自颈外动脉，后交通动脉和 / 或前交通动脉的代偿供血；D 型，无颈内动脉残端，闭塞远端一直至颈内动脉末端分叉处。A 型和 B 型病变相比 C 型和 D 型病变更适合介入再通，其中 D 型病变再通成功率低，并发症发生率在 4 型中相对较高。

2）颈动脉颅内段非急性闭塞：根据患者颈动脉颅内段闭塞部位、闭塞长度、代偿血管及其闭塞近远端血管显影情况将病变分为 3 型（图 6-19）：Ⅰ 型，闭塞长度小于 ≤10mm，前交通或后交通代偿颈动脉闭塞远端血管床；Ⅱ 型，闭塞长度 >10mm，前交通或后交通代偿颈动脉闭塞远端血管床；Ⅲ型，闭塞长度不明确，颈动脉远端血管床未通过前交通或后交通显影。Ⅰ型病变相比Ⅱ型和Ⅲ型病变更适合介入再通，其中Ⅲ型病变再通成功率低。

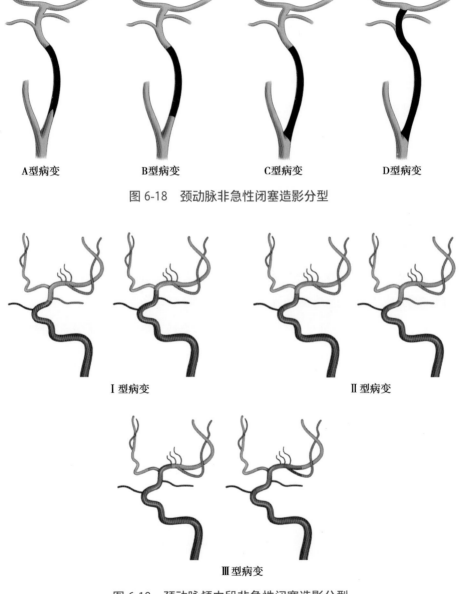

A型病变　　　　　B型病变　　　　　C型病变　　　　　D型病变

图 6-18　颈动脉非急性闭塞造影分型

Ⅰ型病变　　　　　　　　　　　Ⅱ型病变

Ⅲ型病变

图 6-19　颈动脉颅内段非急性闭塞造影分型

3）大脑中动脉非急性闭塞：根据患者大脑中动脉闭塞部位、闭塞长度、代偿血管及其闭塞近远端血管显影情况将病变分为 3 型（图 6-20）：A 型，大脑中动脉 M1 主干闭塞，闭塞长度≤10mm，远端软脑膜支代偿大脑中动脉 M1 闭塞远端主干血管或分叉部血管；B 型，大脑中动脉 M1 主干闭塞，闭塞长度 >10mm，远端软脑膜支代偿大脑中动脉 M1 闭塞远端分叉部血管；C 型，大脑中动脉 M1 主干闭塞，远端软脑膜支代偿大脑中动脉 M2 分支血管，但 M1 主干和远端分叉部未显影。A 型病变相比 B 型和 C 型病变更适合介入再通，其中Ⅲ型病变再通成功率低。

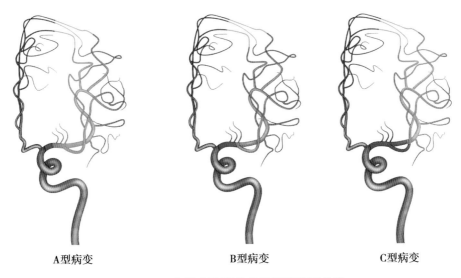

A型病变　　　　　　　　　B型病变　　　　　　　　　C型病变

图 6-20　大脑中动脉非急性闭塞造影分型

4）椎动脉颅外段非急性闭塞：椎动脉颅外段闭塞根据残端形态、闭塞部位、闭塞长度及其闭塞远端动脉显影情况将病变分为 4 型（图 6-21）：A 型，椎动脉颅外段闭塞，起始处存在锥形残端，闭塞长度≤50mm；B 型，椎动脉颅外段闭塞，起始处存在锥形残端，闭塞长度 >50mm；C 型，椎动脉颅外段闭塞，起始处无锥形残端，闭塞长度≤50mm；D 型，椎动脉颅外段闭塞，起始处无锥形残端，闭塞长度 >50mm。A 型开通率最高，从 A 型至 D 型开通成功率逐渐降低，并发症发生率逐渐升高。

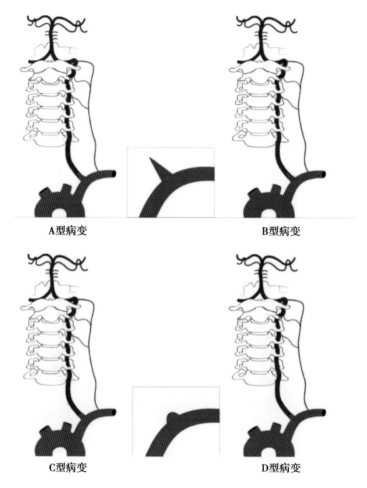

图 6-21 椎动脉颅外段非急性闭塞造影分型

5）椎动脉颅内段非急性闭塞：椎动脉颅内段闭塞根据闭塞部位、闭塞长度、代偿状态及其血管成角情况将病变分为 4 型（图 6-22）：Ⅰ型，闭塞长度≤15mm；Ⅱ型，闭塞长度 >15mm；Ⅲ型，闭塞长度 >15mm，闭塞段角度迂曲，夹角≥45°；Ⅳ型，闭塞段较长，累及椎动脉硬膜外阶段。Ⅰ型与Ⅱ型开通率最高，从Ⅰ型至Ⅳ型开通成功率逐渐降低，并发症发生率逐渐升高。

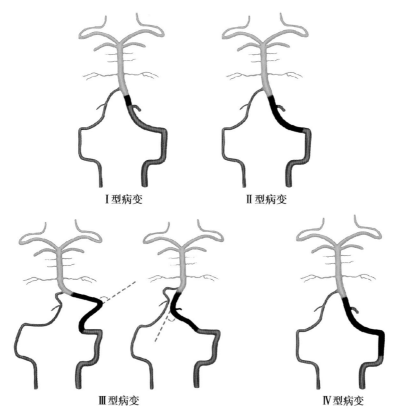

Ⅰ型病变　　　　　　Ⅱ型病变

Ⅲ型病变　　　　　　　　　Ⅳ型病变

图 6-22　椎动脉颅内段非急性闭塞造影分型

6）基底动脉非急性闭塞：基底动脉闭塞根据闭塞部位、代偿状态及其闭塞长度将病变分为 3 型（图 6-23）：Ⅰ型，闭塞长度≤10mm，良好的侧支代偿将基底动脉远端显影；Ⅱ型，闭塞长度 >10mm，良好的侧支代偿将基底动脉远端显影；Ⅲ型，闭塞长度不明确，基底动脉远端未显影。Ⅰ型开通率最高，从Ⅰ型至Ⅲ型开通成功率逐渐降低，并发症发生率逐步升高。

（2）材料选择

1）微导丝：用于闭塞病变开通的导引导丝，需要遵循从低穿透力到高穿透力的选择原则。

2）支撑导管：一般情况下颅外段脑血管闭塞再通选择 8F 导引导管，亦可用 70~90cm 长鞘。颅内闭塞病变开通时可使用中间导管。

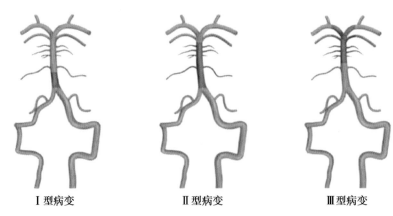

Ⅰ型病变　　　　　　　　　Ⅱ型病变　　　　　　　　Ⅲ型病变

图 6-23　基底动脉非急性闭塞造影分型

3）微导管：导引导丝通过闭塞病变往往需要微导管的辅助。

4）球囊：对于闭塞病变的扩张，球囊的选择建议直径由小到大。

5）支架：支架的选择可结合血管直径、迂曲情况、成角情况选择合适的支架。

（3）开通策略：脑动脉非急性闭塞病变的影像学评估须重点关注病变近端（残端形态、闭塞端是否存在较大分支血管）、病变体部（钙化、迂曲、闭塞段长度、闭塞段是否有新鲜血栓）及病变远端（远端纤维帽形态、闭塞远端是否存在较大血管分支或者闭塞远端是否终止与分叉部病变、闭塞段以远血管是否存在弥漫性病变）的解剖结构。此外，侧支血管也应进行认真评估，重点评估侧支血管的来源、管腔直径、迂曲程度、侧支血管与供 / 受体血管角度、侧支血管汇入受体血管后与闭塞远端的距离等。若侧支血管的供体血管在逆向开通时可能影响血流或发生急性闭塞，在行逆向开通时应先处理该病变。

1）初始策略制定：

A. 有锥形残端的非急性闭塞病变，初始策略可首先考虑正向开通。对于无锥形残端或者解剖结构不明确的非急性闭塞病变，颅外段如有可能，可在血管内超声（intravascular ultrasound，IVUS）等指引下尝试进行正向开通。

B. 直接正向夹层再进入（antegrade dissection re-entry，ADR）策略适用

于既往正向介入治疗尝试失败、侧支血管条件不佳或既往逆向介入治疗失败，且闭塞段以远血管无严重弥漫性病变、着陆区不累及较大分支血管的情况。

C. 不适合正向介入治疗的非急性闭塞病变，如果存在可利用的侧支血管，可采用直接逆向介入治疗策略。

2）脑动脉非急性闭塞病变再通策略调整：

A. 开通策略的转换：开通策略调整关键在于开通策略的转换，若单纯微导丝正向开通未能通过闭塞段，可考虑使用球囊支撑技术、多功能导管联合微导管技术、平行导丝技术等。

B. 正逆向结合开通：对于复杂的脑动脉非急性闭塞病变，单纯正向、单纯逆向策略困难时，可尝试正向、逆向联合开通。

C. 双路图开通策略：由于慢性闭塞后，闭塞段的前向血流受限，单纯靶血管路图不能显示闭塞远端血管床情况而导致开通过程中的风险升高，同时缺血性脑血管病在发生发展过程中，侧支循环起着非常重要的作用，因此可通过双路图方式明确闭塞段近端和远端血管情况，进而增加开通成功率，降低开通风险。

（4）开通技术：对于近端纤维帽厚、钙化，而闭塞段内扭曲成角的闭塞病变，可把锥形缠绕型导丝和超滑导丝结合使用，即用锥形导丝"扎"穿纤维帽，再用超滑导丝"钻"过病变。此技术被形象地比喻为"组合拳"技术。脑动脉非急性闭塞的闭塞段开通技术主要包括两种常用的技术：正向技术（antegrade technique）和逆向技术（retrograde technique）。

1）正向技术：

A. 正向导丝升级技术（antegrade wire escalation，AWE）：正向单导丝升级技术是慢性完全闭塞病变（CTO）介入技术基础，将微导管送至闭塞病变近端，首先选择软导丝（如 Synchro、Fielder XT 系列、Transend 等），若再通失败，可选择中等硬度导丝（Pilot 50、Pilot 150 等），若闭塞段较硬，则使用硬导丝（Pilot 200、Conquest Pro、泥鳅导丝、V18 导丝等），一旦穿过

CTO 近端纤维帽后，可更换导丝，降低导丝硬度。由于颅内动脉壁薄、缺乏肌层等特点，建议首选软导丝，逐步上升至中等硬度导丝，尽量避免使用硬导丝，以降低导丝对血管壁的损伤及并发症发生。

B. 球囊支撑技术：对于近端纤维帽厚、钙化、相对扁平形状等病变或闭塞段内扭曲成角的闭塞病变，用单导丝"扎"穿纤维帽存在困难时，为增强支持力，可选择小外径的球囊于近端支撑，往往会成功通过病变。

C. 平行导丝技术（parallel wire technique）：脑动脉非急性闭塞开通过程中，若微导丝进入假腔，强行沿假腔尝试进入真腔的过程可能会导致壁间血肿而引起闭塞近端纤维帽塌陷，最终导致进入真腔时困难。所以进行闭塞开通时，当一根导丝进入假腔，前行困难时，可将该导丝留置于假腔作为标记，另一根平行导丝从另外方向进行尝试开通。近端平行导丝技术最早是 Reifart 等人报道，该技术具体操作：当第一根微导丝进入到假腔时，将该导丝搁置于假腔内；另一根微导丝（相对较硬且头端塑性较第一根有差异）沿第一根微导丝平行送至闭塞近端，此过程中避免导丝及导丝头端折曲。该技术在颅内外脑血管慢性闭塞开通中均可使用。

2）逆向技术：操控逆行导引钢丝经侧支血管到达闭塞病变远端，然后操控逆行导引钢丝通过闭塞病变进入闭塞段近端。从导引导管内进入另一根正向导丝，沿逆向导丝方向通过闭塞段，然后采用类似于正向球囊扩张技术的方法进行介入治疗。

罗岗　高峰

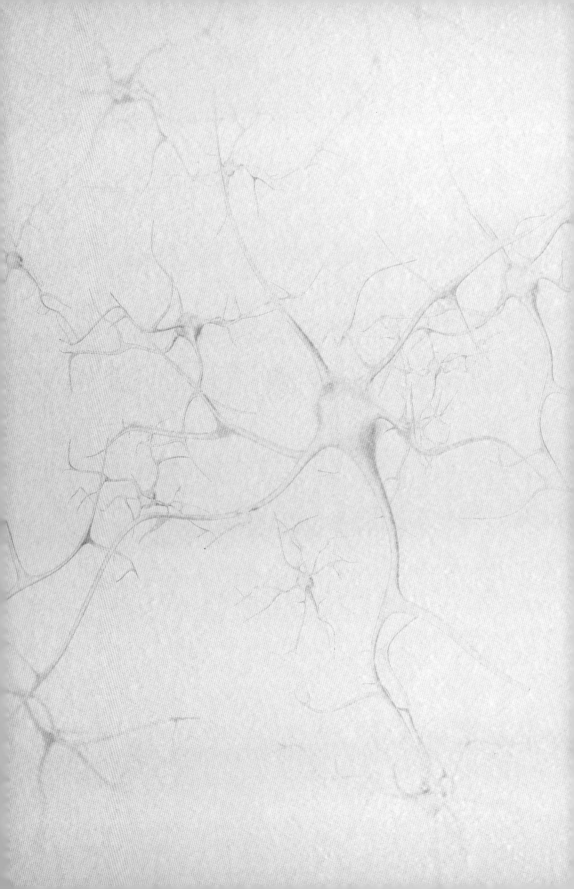

第七章

颅内动脉瘤

【概述】

（一）颅内动脉瘤的定义与分类

颅内动脉瘤（intracranial aneurysm）是在不同因素作用下颅内动脉管壁结构损伤造成颅内动脉管壁局部异常扩张而形成的异常凸起。按照动脉瘤发生的部位可分为颈内动脉系统动脉瘤和椎-基底动脉系统动脉瘤，前者包括颈内动脉动脉瘤、大脑前动脉-前交通动脉动脉瘤、大脑中动脉动脉瘤；后者包括椎动脉动脉瘤、基底动脉干动脉瘤、大脑后动脉动脉瘤、小脑上动脉动脉瘤、小脑前下动脉动脉瘤、小脑后下动脉动脉瘤、基底动脉分叉部动脉瘤。按照动脉瘤大小可分为小型动脉瘤（最大径 <0.5cm）、一般动脉瘤（0.5cm ≤ 最大径 <1.5cm）、大型动脉瘤（1.5 ≤ 最大径 <2.5cm）及巨大动脉瘤（最大径 ≥2.5cm）。按照动脉瘤发生的病因可分为囊状动脉瘤、梭形动脉瘤、夹层动脉瘤、创伤性动脉瘤及感染性动脉瘤。

（二）病因与发病机制

颅内动脉瘤发生的确切病因与机制仍不清楚，目前普遍认为，与动脉瘤发生的相关病因包括先天因素、动脉硬化、高血压、感染、外伤等。与颅外动脉相比，颅内动脉血管缺乏外弹力层且中膜、外膜较薄，颅内动脉较其他动脉在受到血流冲击等损害因素作用时更容易受损。颅内动脉瘤的病理结构常表现为内皮细胞的缺失、内弹力层的断裂、细胞外基质的降解及整个管壁结构的混乱。随着时间进展，不同动脉瘤的临床进展有很大不同。部分动脉瘤在内皮细胞增生、平滑肌细胞表型转化等因素的代偿下，能够维持自身的长期稳定。而部分动脉瘤则出现瘤壁结构的进行性退变，细胞成分不断减少最终导致动脉瘤破裂。与动脉瘤进展和破裂有关的病理机制的探索将为动脉瘤破裂风险预测奠定必要基础。近年来，在基因突变、基因表达、蛋白修饰等层面对动脉瘤的发生和进展机制进行了大量研究，与氧化应激、细胞凋亡、炎症反应相关的病理性重构被认为是动脉瘤进展和破裂的重要基础，而炎症反应在动脉瘤进展和破裂中的作用也正愈发受到重视。动脉瘤可能的病因包括：

1. 先天性因素 如动脉壁肌层缺损。

2. 动脉粥样硬化及高血压 为大多数囊性动脉瘤的假定病因，可能与上述先天性倾向相互作用导致。

3. 栓塞性 如心房黏液瘤栓子脱落引起的动脉瘤。

4. 感染 可导致感染性或霉菌性动脉瘤，其外形多不规则。

5. 创伤 如颅脑闭合性损伤或开放性损伤、手术创伤，或异物、器械、骨片等直接伤及动脉管壁，或牵拉血管造成管壁薄弱，形成真性或假性动脉瘤。

6. 血流动力学相关 如脑动静脉畸形、颅底异常血管网症、脑血管发育异常及脑动脉瘤闭塞等也可伴发动脉瘤。

（三）自然史与流行病学

颅内动脉瘤的尸检发现率为 0.2%~7.9%，根据使用解剖显微镜、解剖方式、解剖关注点及医院级别不同存在差异。人群中偶发颅内动脉瘤的发病率在 1%~5%，而随着影像技术的发展及 CT、MRI 等检查技术的普及，颅内动脉瘤的检出率逐渐增高。颅内动脉瘤的高发年龄为 40~60 岁，儿童患者约占 2%，且男童发病率更高（男女比例约为 2∶1），多位于后循环（40%~50%）。在多囊肾、多发性内分泌肿瘤Ⅰ型、遗传性毛细血管扩张症、埃勒斯 - 当洛斯综合征（Ehlers-Danlos syndrome）Ⅳ型、马方综合征、动脉粥样硬化，或者具有动脉瘤家族史的患者中，动脉瘤的患病率升高，提示遗传因素可能在动脉瘤的发生中起到一定作用。破裂动脉瘤和未破裂动脉瘤（偶发动脉瘤）的比例在 5∶（3~6），未破裂动脉瘤在女性中更常见（男女比例约 1∶3）。约 85% 的未破裂动脉瘤位于前循环，常见的位置包括颈内动脉、前交通动脉、大脑中动脉及分支、眼动脉段动脉瘤和颈内动脉分叉部位。后循环动脉瘤常发生在基底动脉尖、小脑上动脉根部、小脑前下动脉根部，以及小脑后下动脉根部。

多数颅内动脉瘤患者为首次破裂出血后发现，对未破裂颅内动脉瘤的自然病程及破裂危险因素目前仍未完全阐明。国际未破裂颅内动脉瘤研究

（ISUIA）对 1 449 例 1 937 个未破裂颅内动脉瘤的回顾性分析发现，直径 <10mm 的破裂比例为每年 0.05%，直径 >10mm 的动脉瘤的破裂比例为每年 1%，而直径 >25mm 的颅内动脉瘤第 1 年发生破裂的比例为 6%。除动脉瘤大小外，动脉瘤部位也是影响动脉瘤破裂出血风险的重要因素，位于椎 - 基底动脉、大脑后动脉及后交通动脉的动脉瘤破裂出血风险更高。

动脉瘤破裂是造成蛛网膜下腔出血的主要病因，动脉瘤性蛛网膜下腔出血（aneurysmal subarachnoid hemorrhage，aSAH）的年发病率约为 9.1/10 万［95% CI（8.8~9.5）/10 万］，且在不同种族人群中的发病率有较大差异。aSAH 在我国人群的发病率约为 2.0/10 万，在日本和芬兰人群的年发病率分别为 22.7/10 万［95% CI（21.9~23.5）/10 万］和 19.7/10 万［95% CI（18.1~21.3）/10 万］，美国人群 SAH 的发病率为 9.7/10 万。颅内动脉瘤破裂出血可造成较高的致死率和致残率。大约 10%~15% 的 aSAH 患者在入院前死亡，出血后第 1 天病死率为 10%，超过 50% 的患者在 aSAH 出血后的 2 周内死亡，颅内动脉瘤破裂再出血是造成患者死亡的重要原因。有 SAH 病史且颅内动脉瘤 <10mm 者年破裂率为 0.55%，较无 SAH 病史且未破裂颅内动脉瘤（UIA）<10mm 者年破裂风险增高 11 倍。

【临床表现】

（一）破裂出血

破裂出血为最常见的临床表现，无症状未破裂颅内动脉瘤的年出血概率为 1%~2%，有症状未破裂动脉瘤的年出血概率约为 6%。通常包括以下几种出血形式。

1. 蛛网膜下腔出血　为最常见的出血方式。

2. 脑内血肿　发生率约为 20%~40%，常见于大脑中动脉动脉瘤等 Willis 环远端动脉瘤。

3. 脑室出血　发生率为 13%~28%，动脉瘤破裂合并脑室内出血后往往预后较差，病死率高达 64%。入院时的脑室大小是判断患者预后的重要预测因子，脑室越大，提示患者预后越差。可见于小脑后下动脉远端动脉瘤破裂出血通过第四脑室外侧孔（Luschka 孔）破入第四脑室，前交通动脉瘤破裂出血常破入第三脑室或侧脑室，基底动脉远端或者颈内动脉末端动脉瘤破入第三脑室的情况则相对少见。

4. 硬膜下出血　发生率约 2%~5%。

（二）局灶症状

随着动脉瘤生长，可因其占位效应对邻近结构造成压迫而产生相应的症状，主要包括：

1. 颅神经麻痹　以动眼神经麻痹最为常见，多见于后交通动脉瘤和大脑后动脉动脉瘤，表现为患侧上睑下垂、眼球内收、上、下视不能、瞳孔散大、对光反射消失。眼动脉段动脉瘤压迫视神经可导致视力、视野受损；床突上或者海绵窦段动脉瘤可引起类似三叉神经痛的表现。

2. 巨大动脉瘤　如脑干受压可导致颅神经麻痹、两眼同向凝视麻痹及交叉性偏瘫等症状。

3. 内分泌功能紊乱　位于鞍内或者鞍上位置的动脉瘤压迫垂体或垂体柄可导致内分泌功能障碍，有时容易误诊成垂体瘤。

（三）癫痫

可能由蛛网膜下腔出血或者局部胶质增生造成。

（四）头痛

动脉瘤出血造成的头痛多为突发剧烈头痛，可向颈肩部放射。

（五）缺血

多为蛛网膜下腔出血后脑血管痉挛所导致，多发生于出血后 3~6 天，7~10 天为高峰，可表现为意识变差及局灶神经体征。

【辅助检查】

（一）CT

CT 为诊断动脉瘤破裂引起蛛网膜下腔出血的首选检查方式，对可疑有蛛网膜下腔出血的患者应及时行头颅 CT 检查。CT 检查可明确有无蛛网膜下腔出血及脑内血肿，同时根据出血部位可对动脉瘤可能存在的部位提供线索。为明确出血原因，可进一步行 CTA 检查（图 7-1），明确动脉瘤位置及载瘤动脉情况，同时对颈内动脉的动脉瘤可通过三维重建判断动脉瘤与前床突等相邻骨质结构的关系，为制定合理的手术计划提供依据。

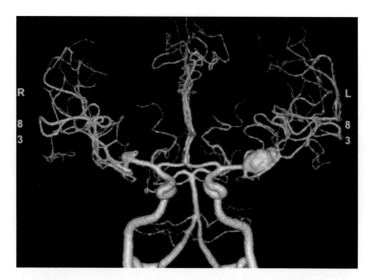

图 7-1　双侧大脑中动脉分叉处动脉瘤的 CTA 表现

（二）头颅 MRI

头颅 MRI 有助于颅内动静脉畸形、海绵状血管瘤及颅内肿瘤的诊断及鉴别，对怀疑夹层、巨大动脉瘤的患者可通过 MRI 检查明确动脉瘤的瘤壁情况。此外，磁共振血管造影（MRA）作为一种相对无创的检查方式，没有射线损伤且不需要对比剂，可用于颅内血管畸形、颅内动脉瘤的筛查。

（三）DSA

DSA 仍然是诊断颅内动脉瘤的金标准，可明确多数脑出血的病因。随着三维旋转成像技术的发展，其诊断的敏感性有很大提高，尤其是小动脉瘤的明确及对细小的穿支血管的显示。DSA 可对动脉瘤位置、数量、形态、大小、有无子囊及有无血管痉挛进行观察（图 7-2）。同时对于载瘤动脉的情况、其他脑血管的狭窄、侧支循环情况，以及是否存在多发动脉瘤都需要进行分析，需要同时对整个血管通路进行评估。

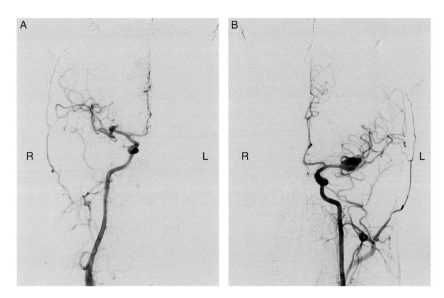

图 7-2 双侧大脑中动脉分叉处动脉瘤的 DSA 表现

A. 右侧颈内动脉造影示右侧大脑中动脉分叉处动脉瘤；B. 左侧颈内动脉造影示左侧大脑中动脉分叉处动脉瘤。

【诊断与鉴别诊断】

（一）诊断

对临床上突发头痛或颅神经麻痹的患者应及时行头颅 CT 平扫检查以明确有无蛛网膜下腔出血，对有颅内出血或不除外颅内动脉瘤可能患者应及时行 CTA 或 DSA 检查明确诊断。CTA 有良好的灵敏度和特异度，可作为明确颅内动脉瘤的首选检查方式，而 DSA 仍是诊断颅内动脉瘤性 SAH 的金标准，且对最大径 <3mm 的微小动脉瘤及其周围小血管的显影有更高的灵敏度，故对于 CTA 检查未发现明确 SAH 病因的患者，可进一步行 DSA 检查明确诊断。

（二）鉴别诊断

1. 高血压脑出血 患者多有长期高血压病史，发病人群以 50 岁以上为主，且多发生于基底节区。与动脉瘤破裂出血造成的蛛网膜下腔出血不同，高血压脑出血主要表现为脑实质出血，细小穿支动脉分叉处发生的粟粒状动脉瘤可能是高血压脑出血的起源之一。

2. 脑血管畸形　脑血管畸形造成的脑出血常为脑实质内出血，可合并脑室内出血或蛛网膜下腔出血。部分患者以癫痫或占位效应起病。脑血管成像检查可表现为异常聚集的血管团，多存在明显的供血动脉及引流静脉。

【治疗】

（一）治疗前评估

1. 未破裂颅内动脉瘤的破裂风险评估　未破裂颅内动脉瘤（UIA）包括偶然发现的动脉瘤及因出血以外的其他症状而发现的动脉瘤，对未破裂颅内动脉瘤的治疗策略选择应基于动脉瘤破裂风险与治疗风险的权衡评估。与颅内破裂相关的危险因素如下。

（1）患者相关因素

1）既往有动脉瘤性蛛网膜下腔出血病史。

2）存在颅内多发动脉瘤。

3）年龄：通常认为年龄增加会增加颅内动脉瘤破裂出血的风险。

4）个人史：高血压、动脉硬化、吸烟史与动脉瘤破裂风险相关。

5）地域：患者所处的地域的不同，破裂的风险不同，其中北美/欧洲低于日本，日本低于芬兰。

6）性别：研究提示女性动脉瘤患者破裂的风险比男性更高。

7）家族史：ISUIA研究发现，未破裂动脉瘤患者一级亲属中有动脉瘤的，其动脉瘤破裂发生率升高17倍。

（2）动脉瘤相关因素

1）大小：动脉瘤的破裂风险与动脉瘤大小密切相关，动脉瘤大小是决定动脉瘤是否破裂的重要因素之一。直径<10mm的动脉瘤年出血率为0.05%~0.5%，而直径>10mm的动脉瘤的年出血率为1%~4%。

2）位置：动脉瘤位置是影响动脉瘤破裂风险的独立危险因素。后循环动脉瘤、后交通动脉瘤及前交通动脉瘤具有更高的破裂风险，而位于海绵窦内动脉瘤的破裂风险相对较低。

3）形态：形态不规则、存在子囊是动脉瘤破裂风险增加的重要危险因素。

4）内部血流动力学特点：与未破裂颅内动脉瘤内简单的单涡流模式不同，破裂动脉瘤多表现为复杂的多涡流模式，且血流模式更加复杂和不稳定。进一步的量化分析则提示低的平均壁面剪切力（WSS）及高的震荡剪切指数（oscillatory shear index，OSI）与动脉瘤破裂相关。

2. 破裂颅内动脉瘤的术前评估　评价动脉瘤破裂后的患者的一般状况，主要使用 Hunt-Hess 分级和 WFNS SAH 分级（见表 4-1）进行评估。

（二）治疗方式选择

对于新诊断的颅内未破裂动脉瘤患者，应在充分评估动脉瘤自然破裂风险与手术 / 介入治疗风险的基础上选择适宜的治疗方案。对动脉瘤破裂风险的评估应包含动脉瘤位置、大小、形态、内部血流特点等动脉瘤相关因素及年龄、性别、高血压史等患者相关因素。对于存在高破裂风险的动脉瘤，应推荐其行外科手术治疗 / 介入治疗。对于破裂风险较低的动脉瘤，应对动脉瘤进行定期随访观察，若观察期间出现动脉瘤增大 / 破裂预警症状，则应建议积极干预治疗。

对于破裂动脉瘤患者，应根据 Hunt-Hess 分级等标准对患者的病情轻重进行分级，对不同分级的患者应根据患者病情选择适宜的治疗策略。对病情在Ⅰ、Ⅱ、Ⅲ级的动脉瘤患者可行手术治疗以降低动脉瘤破裂再出血风险。而Ⅲ级以上的患者，由于患者多病情危重，常存在严重脑出血、脑肿胀明显、一般状况差等情况，手术风险大，可待患者病情好转后再行手术治疗。但有研究表明，与延期（>72 小时）外科手术相比，早期（≤72 小时）未明显增加重症破裂颅内动脉瘤（RIA）患者的围手术期并发症（两组预后的差异无统计学意义，$P>0.05$），但早期外科干预组具有预后良好的趋势，故对于部分年轻、WFNS 分级Ⅳ级的大脑中动脉（MCA）动脉瘤破裂患者可行积极早期行外科手术。对于高级别（Hunt-Hess 分级为Ⅳ～Ⅴ级）的患者，若经一般内科治疗后病情好转可行手术干预，而对于某些特殊类型动脉瘤（巨大、严重钙化、假性、血泡样等）患者，则应在充分做好术前准备后尽快手术。

1. 开颅及介入治疗适应证

（1）绝对适应证：动脉瘤破裂发生动脉瘤性蛛网膜下腔出血。

（2）相对适应证：对于未破裂颅内动脉瘤，目前没有统一的标准，对以下情况的患者在除外手术治疗禁忌证后可考虑治疗。

1）症状性颅内动脉瘤患者。

2）未破裂动脉瘤直径 >7mm 或随访期间生长的颅内未破裂动脉瘤。

3）直径 <7mm，但动脉瘤囊存在子囊、形态不规则或存在多发颅内动脉瘤。

4）动脉瘤颈体比 ≥1：2，动脉瘤直径明显大于载瘤动脉，纵横比（aspect ratio，AR）或尺寸比（size ratio，SR）较大的情况。

2. 治疗时机　对破裂动脉瘤患者应在患者条件允许的情况下尽早治疗。根据动脉瘤形态、位置、患者一般情况及术者经验选择开颅手术夹闭或介入治疗。对未破裂动脉瘤患者若观察期间出现预警症状，也应尽早治疗。

3. 治疗方法的确定

（1）应根据动脉瘤大小、部位、形态、合并血肿情况、患者年龄、一般状况、经济条件及术者经验水平选择适宜的治疗方式。

（2）在有经验的神经外科中心，对大脑中动脉动脉瘤、前交通动脉瘤等前循环远端动脉瘤可选择开颅手术夹闭，而对于颈内动脉及后循环动脉瘤等位置深在的动脉瘤可评估是否可行介入治疗。

（3）对破裂动脉瘤合并有较大脑内血肿的患者可行开颅手术治疗，有利于在夹闭颅内动脉瘤的同时清除颅内血肿，降低颅内压力。

（4）对外科手术治疗风险大的患者可选择介入栓塞治疗，部分宽颈动脉瘤选择介入治疗时可能需要球囊辅助、支架辅助栓塞等辅助技术。对大或巨大动脉瘤、梭形动脉瘤，以及夹层动脉瘤等特殊类型动脉瘤可考虑行血流导向装置置入术。

（5）对介入治疗存在困难的动脉瘤（如流出道超选困难、动脉瘤瘤囊累及分支血管难以保护等情况），可考虑开颅夹闭治疗。

4. 治疗前准备

（1）详细了解患者病史，完善术前 CTA、DSA 等影像学检查及病情评估，慎重把握治疗适应证，告知治疗及麻醉相关风险并除外手术禁忌证。

（2）开颅手术

1）根据动脉瘤的位置、大小、形态、瘤颈及载瘤动脉情况决定手术入路、手术方式及是否需要行动脉瘤颈重塑或载瘤动脉闭塞 + 远端血管搭桥，备齐术中可能用到的特殊类型动脉瘤夹。

2）对拟行载瘤动脉闭塞的患者，术前应行球囊闭塞试验（balloon test occlusion，BTO）以评估侧支循环代偿及患者对血管阻断的耐受情况，根据试验结果决定是否行远端血运重建（搭桥手术）治疗。

3）对拟行搭桥手术进行远端血运重建的患者，应根据载瘤动脉类型及侧支循环代偿情况决定行低流量搭桥（颞浅动脉、枕动脉等）、高流量搭桥（移植血管桡动脉、大隐静脉等）搭桥或原位血流重建。

4）常规备皮、禁食水、备血等。

（3）介入治疗

1）了解动脉瘤的位置、大小、形态及载瘤动脉条件。对髂动脉及腹主 / 胸主动脉存在迂曲的患者，可考虑准备长鞘和相应的导引导管。

2）对拟行支架辅助治疗的患者，术前应考虑行抗血小板治疗。治疗前 3 天开始口服抗血小板药物，每天 100mg 阿司匹林 +75mg 氯吡格雷。可行血栓弹力图检查明确抗血小板功能是否达标（AA 或 ADP 的抑制率通常 ≥70%）。

（三）治疗技术实施

1. 手术治疗

（1）开颅夹闭术

1）术中监测：常规 5 导联心电图、有创动脉压、脉搏血氧饱和度、呼气末二氧化碳分压、尿量，以及体温等监测，维持术中血压稳定，避免颅内压的急剧增高及降低。使用目标导向容量管理，维持患者正常血容量及血流动力学稳定。对部分复杂动脉瘤可通过体感／运动诱发电位监测，预防手术过程中的缺血性不良事件发生。

2）手术入路选择：应根据动脉瘤的位置、形态及载瘤动脉情况选择术者熟悉的入路，应能在充分暴露动脉瘤及载瘤动脉近端和远端的基础上尽量减少对周围正常脑结构的损伤。

A. 前外侧入路：翼点入路、额外侧入路、眶上外侧入路等适用于大部分的大脑中动脉、大脑前及前交通动脉、脉络膜前动脉、后交通动脉、基底动脉上段、大脑后动脉 P1 段、P1、P2 交界处动脉瘤的手术夹闭。

B. 前纵裂入路：适用于指向上方和后方的前交通动脉瘤，A2、A3 段动脉瘤。

C. 侧方入路：颞下入路、扩大中颅底入路（Kawase 入路）、岩骨后方入路（乙状窦前入路）等可选择性地用于基底动脉、大脑后动脉 P2、P3 段动脉瘤的手术夹闭。

D. 后外侧入路：乙状窦后、旁正中、远外侧（包括针对枕髁／颈静脉结节的处理）和后正中入路可选择性地用于椎动脉 V4 段及其分支位置的动脉瘤夹闭治疗。

3）体位：根据手术入路选择采用仰卧位、侧卧位及侧俯卧位。通常需要将头位抬高，使其高于心脏水平以降低颅内压。

4）暴露动脉瘤：尽快定位和显露近端载瘤动脉是多数动脉瘤手术的手术要点。手术中应按照近端载瘤动脉—远端载瘤动脉—动脉瘤的顺序暴露。对载瘤动脉的充分识别和显露有利于在动脉瘤发生出血后能够及时控制出血。如果动脉瘤与脑组织粘连紧密，可先暴露瘤颈以备随时夹闭。在游离动脉瘤瘤体时应仔细分离以防止瘤体顶壁破裂引起术中出血，必要时可应用临时阻断夹降低术中出血风险。通常颈内动脉及大脑前动脉的临时阻断时间不超过 10 分钟，大脑中动脉的临时阻断时间不超过 5 分钟。如果需要长时间阻断，可采取间断性阻断的方法。阻断过程中应严密观察电生理监测的变化。

5）动脉瘤夹闭：根据动脉瘤形态及瘤颈宽度选择合适的动脉瘤夹闭进行夹闭。对动脉瘤内压力不高且容易夹闭的动脉瘤可直接夹闭动脉瘤瘤颈，而对于动脉瘤体积巨大、瘤颈较宽的动脉瘤可在临时阻断载瘤动脉、降低动脉瘤内压力的基础上夹闭动脉瘤。简单夹闭术多用于小型或瘤颈较窄的动脉瘤，而对于体积较大、形态复杂的动脉瘤则多需要组合夹闭术。根据动脉瘤瘤颈情况采取相交夹闭或堆叠夹闭。对大型床突旁动脉瘤可采用成交开窗串联夹闭技术以保证载瘤动脉血流通畅。夹闭完成后应使用荧光造影 / 术中造影判断动脉瘤是否存在残留，以及载瘤动脉、邻近穿支血管是否通畅，必要时可刺破动脉瘤瘤壁以确认是否夹闭完全。对发现有动脉瘤残留及载瘤动脉瘤狭窄 / 闭塞的情况应及时调整动脉瘤夹的位置至载瘤动脉血流通畅。

6）关颅：术中彻底止血后，硬膜水密缝合。

（2）动脉瘤孤立 / 载瘤动脉闭塞 + 血流重建

1）治疗选择：对载瘤动脉未累及重要血管的动脉瘤患者，若存在单纯夹闭困难，可选择行动脉瘤孤立术。而对于载瘤动脉累及重要动脉且难以夹闭的动脉瘤，应在动脉瘤的近端或者远端闭塞载瘤动脉后，行远端血流重建以维持正常脑灌注，降低术后缺血发生风险。

2）血流重建方法：通常情况下分为低流量搭桥（流量 <50ml/h，常用的有 STA-M4 搭桥、枕动脉 -PICA 搭桥等），高流量搭桥（流量 ≥50ml/h，常用的有桡动脉和大隐静脉搭桥），原位搭桥（如侧侧吻合、端侧吻合等）。

（3）术中并发症的处理

1）术中动脉瘤破裂：可在阻断近端载瘤动脉后夹闭动脉瘤。

2）术中瘤颈撕裂：载瘤动脉阻断后，局部使用脑棉、肌肉等覆盖并包裹撕裂的瘤颈后夹闭，条件允许时可予以缝合。

3）如果发现在瘤动脉、瘤颈存在严重钙化，要警惕夹闭后存在载瘤动脉狭窄 / 闭塞的可能，应在夹闭后及时行荧光造影 / 术中造影明确载瘤动脉通畅情况，必要时应做好搭桥准备。

4）术后伤口感染、伤口延迟愈合等可行清创、换药等对症处理。

2. 介入治疗

（1）建立通路：通常情况下导引导管在颈内动脉需要放置于岩段起始，在椎动脉需要放置于 V3 段起始，以获得微导管系统稳定并降低系统张力。当存在动脉系统迂曲的时候，常常需要采用套叠方式。常用的套叠方式包括长鞘套叠导引导管，如需要进入椎动脉及颈内动脉系统，常常需要选择 70cm 以上的长度。8F 导引导管套叠 6F 导引导管以 Cordis 产品为例，8F 导引导管长度是 90cm，6F 导引导管长度 100cm，中间导管长度各有不同，Y 阀长度 10cm，根据需要进行选择。

（2）选择治疗策略：窄颈或者相对窄颈（瘤体/瘤颈≥1.5，瘤颈<4mm）可选择单纯栓塞，宽颈动脉瘤可选择球囊辅助及支架辅助。支架通常分为编织支架和激光雕刻支架。如果瘤颈附近载瘤动脉迂曲明显，常常需要选择激光雕刻支架，通常又分为开环支架和闭环支架。如果动脉瘤较小（直径≤2mm），常常需要选择网眼较小的编织支架。球囊辅助栓塞根据需要选择球囊合适的长度和直径。

（3）选择合适的工作角度：选择工作角度的时候需要考虑动脉瘤近端的危险结构、充分展开动脉瘤瘤颈、动脉瘤周围的危险血管避免误栓，以及动脉瘤上的危险结构在栓塞的过程中尽可能避免在其中形成过大的张力。如果需要支架辅助，需要考虑合适的工作角度展平载瘤动脉以达到较理想的支架释放。

（4）合适的微导管：根据动脉瘤的位置，以及血管条件选择合适的微导管。通常情况下，微导管越硬其支撑性能越好，但是通过性能越差；反之，支撑性能越差，通过性能越好。

（5）微导管塑形：通常情况下对于主干血管的动脉瘤，理想的微导管塑形不需要微导丝导引进入动脉瘤囊内。这样在栓塞的过程中可较好地保持微导管的稳定性，并且在栓塞的过程中可随时调整微导管的位置以达到基本"无张力栓塞"。弹簧圈栓塞微导管根据动脉瘤和载瘤动脉的关系采取"适形塑型"的原则。

（6）弹簧圈的选择：弹簧圈大小的选择通常采用"直径 =（长 + 宽）/2"的公式选择二级螺旋的直径。

（7）肝素化：动脉鞘置入成功后即开始使用肝素。通常情况下需要全身肝素化，一般使 APTT>120 秒。使用量的计算公式是肝素（mg）= 体重（kg）× 2/3。每 1 个小时追加半量直至治疗结束。

（8）介入治疗并发症

1）术中动脉瘤破裂：如果是微导丝或者微导管引起，微导丝或者微导管已经穿出动脉瘤，保持微导丝或者微导管不动，利用另一根微导管快速填塞动脉瘤，致密填塞后再撤出致动脉瘤破裂的微导丝或者微导管。如果填塞的过程中发生弹簧圈所致的破裂，此时应尽快继续填塞止血，同时中和肝素（鱼精蛋白中和肝素的比例为每 1mg 肝素应用 1~1.5mg 鱼精蛋白，使用鱼精蛋白时应注意患者是否有海鲜过敏史）。

2）术中血栓形成

A. 血栓脱落引起：常见于导引导管内或导引管限制血流形成血栓，引起载瘤动脉远端闭塞。如果引起大血管闭塞或者重要功能血管闭塞，应考虑再通。脱落血栓常常对替罗非班不敏感，此时应考虑静脉补充肝素达到全身肝素化，局部注射尿激酶，一般可使用不超过 80 万 U。如尿激酶不能再通，可行机械再通。

B. 局部血栓形成：常常是由于操作不当引起。此时首选的治疗方法是动脉内给予替罗非班，同时静脉持续泵入。

C. 弹簧圈移位：如果是小而短的弹簧圈，造影评价血流，如果不影响血流可不处理。如果是长而大的弹簧圈脱出应考虑弹簧圈抓取。可使用人工套索或者使用 Solitare 抓取弹簧圈。

3）迟发血栓形成：术后常见的并发症是迟发血栓形成。术后患者出现新的神经功能障碍，应立即行头颅 CT 检查，除外出血后，应造影检查血管闭塞情况，可酌情行动脉或静脉溶栓、替罗非班抗血小板治疗或机械取栓治疗。

4）迟发出血：动脉瘤栓塞治疗后的患者中偶尔可以发生。早期发现、患者条件允许情况下，应尽早造影复查，如果有动脉瘤囊显影或新出现的血管结构异常，应及时进一步血管内治疗和动态观察。支架辅助栓塞的患者需要暂时停用抗血小板药物，等待血肿稳定后（通常需要动态观察 24 小时）再考虑单抗治疗。根据血肿的多少选择不同的外科干预或保守治疗方法。

【随访】

随访时间和方式如下。

1. 通常介入治疗的患者在术后 6 个月进行第 1 次随访，12 个月的时候进行第 2 次随访。随访方式包括临床随访和影像随访，影像首选 DSA，次选 MRA。支架辅助栓塞的患者需要关注术后是否有自发出血倾向，如果易自发出血，应及时调整抗血小板药物，可减量。通常术后 6 个月和 12 个月随访，并调整药量或停药。如果患者存在抗血小板药物治疗的潜在风险，可提前至术后 3 个月随访以调整药物用量。

2. 开颅夹闭 / 血流重建的患者通常术后 6 个月和 12 个月进行临床和影像随访。影像随访可采用 DSA、CTA 或者 MRA。

3. 之后的随访可根据前一次的随访结果进行。

王 硕　吴 俊　姜朋军

推荐阅读 ● ● ●

［1］赵继宗 . 血管神经外科学［M］. 北京：人民卫生出版社，2013.

［2］中华医学会神经病学分会，中华医学会神经病学分会脑血管病学组 . 中国蛛网膜下腔出血诊治指南 2015［J］. 中华神经科杂志，2016，49（3）：182-191.

［3］中华医学会神经病学分会，中华医学会神经病学分会脑血管病学组，中华医学会神经病学分会神经血管介入协作组 . 中国蛛网膜下腔出血诊治指南 2019［J］. 中华神经科杂志，2019，52（12）：1006-1021.

［4］CONNOLLY E S，RABINSTEIN A A，CARHUAPOMA J R，et al. Guidelines for the management of aneurysmal subarachnoid hemorrhage：A guideline for healthcare professionals from the American Heart Association/American Stroke Association［J］. Stroke，2012，43（6）：1711-1737.

［5］THOMPSON B G，BROWN R D，AMIN-HANJANI S，et al. Guidelines for the management of patients with unruptured intracranial aneurysms：A guideline for healthcare professionals from the American Heart Association/American Stroke Association［J］. Stroke，2015，46（8）：2368-2400.

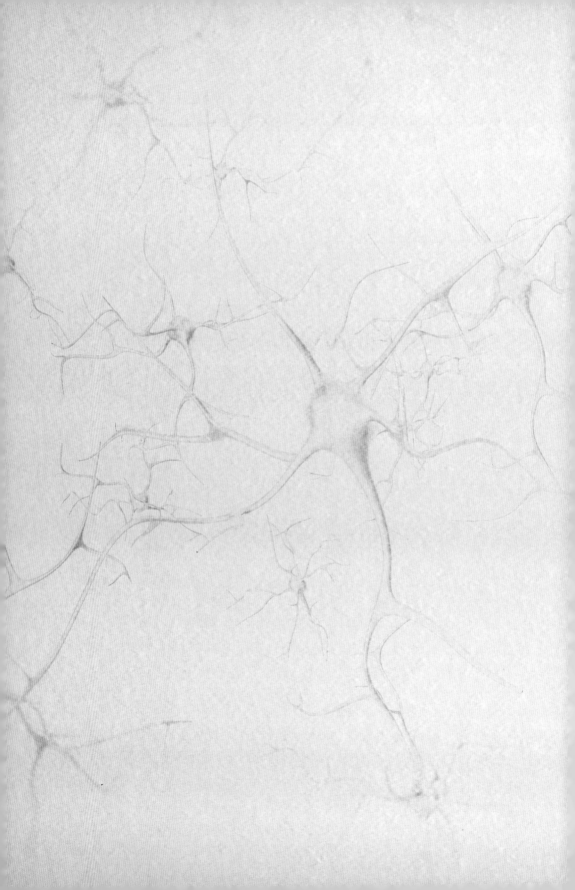

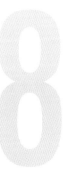

【概述】

（一）定义

烟雾病（moyamoya disease）是一种病因不明的、以双侧颈内动脉末端及大脑前动脉、大脑中动脉起始部慢性进行性狭窄或闭塞为特征，并继发颅底异常血管网形成的一种脑血管疾病。该病于1969年由日本学者Suzuki及Takaku首先报道，因异常血管网在全脑动脉造影下状如"烟雾"而得名。

（二）流行病学

烟雾病的发病率有明显的种族差异。烟雾病在东亚高发，尤其以日本、韩国、中国为高发国家。目前国内尚无大的烟雾病流行病学数据。据现有数据，日本是烟雾病发病率最高的国家，估计为0.94/10万，其中家族性烟雾病约占10%~16%，且有一定的家族聚集性，遗传因素可能参与发病。烟雾病的年龄分布呈双峰型，在儿童的高峰年龄为5~9岁，成年患者的高峰年龄为45~49岁，女性与男性比例为（1.8~2）：1。随着影像学发展和检查普及，我国烟雾病检出率逐渐提高，烟雾病已成为我国儿童缺血性卒中常见原因，也是中青年脑卒中的重要病因之一。

（三）病因与发病机制

烟雾病确切的病因和发病机制尚不明确，遗传和免疫因素是目前研究的关注点。烟雾病中6%~12%有家族史，同卵双胞胎中同时罹患烟雾病的概率为80%。全基因组关联研究发现了一个新的易感基因环指蛋白213（RNF213）与烟雾病发病高度相关。最近日本一项研究对比70例烟雾病患者与460名正常人的基因后发现，多数烟雾病患者RNF213基因发生了变异。进一步的研究显示，体内RNF213基因发生变异的人患烟雾病的风险是普通人的约190倍。

国内学者同样发现国人烟雾病患者RNF213突变。烟雾病可同时伴发有其他免疫系统疾病，相关研究表明烟雾病可能与自身免疫功能异常有关。

（四）烟雾综合征与单侧烟雾病

1. 烟雾病综合征　烟雾综合征又称类烟雾病，目前其定义仍不明确，通常定义为与基础疾病相关的颈内动端或大脑前和 / 或中动脉近端血管狭窄或闭塞，伴有异常血管网形成。其脑血管造影表现和烟雾病类似，但特点有所不同。烟雾综合征的临床症状也和烟雾病类似。类烟雾病分为先天性和获得性两类。常见的基础疾病有动脉粥样硬化、自身免疫病、脑膜炎、多发性神经纤维瘤病、头部外伤、放射性损伤、甲状腺功能亢进等。

2. 单侧烟雾病　一般来说，典型的烟雾病为双侧病变，近年来有学者提出单侧烟雾病概念，逐渐被大家接受。单侧烟雾病也指可疑烟雾病，其表现为单侧颈内动脉端狭窄或闭塞，伴有烟雾血管的形成。如果儿童患者一侧颈内动脉端狭窄伴有烟雾血管形成，而对侧病变轻微，也可以确诊为烟雾病，这些患者最终可进展为典型的双侧烟雾病。

【 临床表现 】

烟雾病有两个发病年龄高峰，5~9 岁的儿童和 45~49 岁的成人。儿童和成人烟雾病的临床表现各异，以脑缺血和脑出血为最常见临床表现。大多数儿童患者表现为短暂性脑缺血发作（transient ischaemic attack，TIA）或脑梗死，约 30% 成人患者首发症状为颅内出血。

（一）缺血症状

颈内动脉和大脑中动脉支配区域缺血引起相应症状，偏瘫、构音障碍、失语及认知功能障碍较常见，癫痫发作、视野缺损、晕厥或性格改变等症状也可出现。儿童常因紧张或过度换气（如吹奏乐器、哭喊）出现症状。

（二）出血症状

颅内出血常见于成人烟雾病，儿童患者少见。脑出血是目前烟雾病死亡最主要原因，研究报道的首次出血病死率为 4%~10%，再出血病死率高达 17%~28%。出血部位可位于脑室内、脑实质（通常为基底节区）及蛛网膜下腔，其中以脑室出血铸型最为典型。出血原因主要为扩张的烟雾样血管及微小动脉瘤破裂。根据不同出血部位，可表现为意识障碍、肢体瘫痪、言语障碍或精神异常。

（三）无症状烟雾病

烟雾病最初病理改变为颈内动脉末端狭窄，如侧支循环能够代偿缺血脑组织血流时，患者早期不会出现临床症状。

（四）其他非特异症状

头痛是烟雾病，特别是儿童患者较为严重的症状，常为额部或偏头痛。不自主运动常见于儿童患者，其他可有认知功能障碍、癫痫发作等。

【辅助检查】

（一）数字减影血管造影

数字减影血管造影（DSA）是诊断烟雾病的金标准。烟雾病的典型造影改变为双侧颈内动脉末端、大脑前动脉、大脑中动脉狭窄或闭塞，伴烟雾样血管出现。约 25% 烟雾病者出现大脑后动脉近端狭窄或闭塞。Suzuki 根据脑血管造影将烟雾病分为 6 期（表 8-1）。

表 8-1　烟雾病脑血管造影铃木（Suzuki）分期

时期	脑血管造影发现
1	鞍上颈内动脉（C1~C2）狭窄，通常为双侧
2	颈内血管狭窄进一步加重，颅底异常血管网初步形成（烟雾样血管）
3	颈内动脉近重度狭窄，大脑前和大脑中闭塞，烟雾样血管明显增多，茂密
4	烟雾病血管开始减少，狭窄累及大脑后动脉，颅外侧支循环建立
5	颅外侧支循环增多，烟雾样血管减少，大脑后动脉闭塞
6	颈内动脉完全闭塞，烟雾样血管消失，颅内血供完全依靠颈外血管代偿

（二）CT

CT 可显示脑出血、脑梗死和脑萎缩。在卒中发作或出血急性期应首选 CT 检查。CT 血管造影（CTA）是烟雾病除 DSA 外最常见脑血管评估手段。64 排及以上 CTA 可以清楚显示颈内动脉闭塞或狭窄，对烟雾血管也可以良好地显示，对于可疑烟雾病患者，一般首先 CTA 检查。同时，CTA 也是血管重建术后常规复查方法，可以用来评价旁路血管的通畅程度。

（三）磁共振成像（MRI）

MRI 是评价烟雾病急性、慢性缺血卒中最佳方法。磁共振血管造影（MRA）是重要的无创性诊断手段。对于儿童患者，MRI 及 MRA 检查符合以下标准，也可诊断为烟雾病：颈内动脉末端、大脑前动脉及中动脉起始段狭窄或闭塞；基底节区异常血管网形成；双侧受累。2005 年，有学者根据烟雾病在 DSA 上的铃木分期提出了烟雾病的 MRA 分期（表 8-2），通过该评分系统，对烟雾病的病情进展情况进行评估。

表 8-2　烟雾病 MRA 分期

MRA 表现	分数
颈内动脉（internal carotid artery，ICA）	
正常	0
C1 段狭窄	1
CI 段信号中断	2
ICA 消失	3
大脑中动脉（middle cerebral artery，MCA）	
正常	0
M1 段正常	1
M1 段信号中断	2
MCA 消失	3
大脑前动脉（anterior cerebral artery，ACA）	
A2 段及其远端正常	0
A2 段及其远端信号减少	1
ACA 消失	2
大脑后动脉（posterior cerebral artery，PCA）	
P2 段及其远端正常	0
P2 段及其远端信号减少	1
PCA 消失	2

注：将四个血管的分数相加，总分 0~1 分为 1 期，2~4 分为 2 期，5~7 分为 3 期，8~10 分为 4 期（大脑半球左侧和右侧单独计算总分、独立评价）。

（四）经颅多普勒超声（TCD）

TCD 具有无创、价廉、便携等优点，是烟雾病易感人群筛查的首选方法。TCD 可探测到双侧颈内动脉末端、大脑中动脉、大脑前动脉狭窄或闭塞的相应频谱。而对于术后患者，也可通过探测颞浅动脉等重建血管的颅内化频谱程度，评估颅内外血管重建手术的效果。

（五）脑血流灌注和脑血流储备能力评估

烟雾病的血流动力学评价指标包括脑血流量（cerebral blood flow，CBF）、脑血容量（cerebral blood volume，CBV）、达峰时间（time to peak，TTP）、平均通过时间（mean transmit time，MTT）及脑血管储备功能（cerebrovascular reserve，CVR）等。主要方法有单光子发射计算机断层成像（SPECT），正电子发射断层成像（PET），MRI 灌注成像和 CT 灌注成像（computed tomography perfusion，CTP）。目前国内烟雾病术前脑血灌注评价中 CTP 和 SPECT 应用最为普遍。

【诊断标准】

目前烟雾病的诊断均采用日本制订的诊断标准。2012 年日本厚生劳动省烟雾病研究委员会进一步修订了烟雾病诊断指南，基于此，我国 2017 年制定了关于烟雾病和烟雾综合征诊治的中国专家共识，见表 8-3。

表 8-3　烟雾病的诊断标准

标准
A. 数字减影脑血管造影（DSA）表现
1. ICA 末端狭窄或闭塞，和 / 或 ACA 和 / 或 MCA 起始段狭窄或闭塞
2. 动脉相出现颅底异常血管网
3. 上述表现为双侧性，但双侧的病变分期可能不同（分期标准参考表 8-1）
B. MRI 及 MRA 表现
1. ICA 末端狭窄或闭塞，和 / 或 ACA，和 / 或 MCA 起始段狭窄或闭塞
2. 基底节区出现异常血管网（在 1 个扫描层面上发现基底节区有 2 个以上明显的流空血管影时提示存在异常血管网）
3. 上述表现为双侧性，但双侧的病变分期可能不同（分期标准参考表 8-2）

右上角：续表

标准

C. 确诊烟雾病须排除的合并疾病

　　动脉粥样硬化、自身免疫病（系统性红斑狼疮、抗磷脂综合征、结节性周围动脉炎、干燥综合征）、脑膜炎、多发性神经纤维瘤病、颅内肿瘤、21 三体综合征、头部外伤、放射性损伤、甲状腺功能亢进、特纳综合征、先天性肝内胆管发育不良征（Alagille syndrome）、威廉姆斯（Williams）综合征、努南综合征、马方综合征、结节性硬化症、先天性巨结肠、Ⅰ型糖原贮积症、普拉德-威利（Prader-Willi）综合征、肾母细胞瘤、草酸盐沉积症、镰状细胞贫血、范科尼（Fanconi）贫血、球形细胞增多症、嗜酸细胞肉芽肿、Ⅱ型纤维蛋白原缺乏症、钩端螺旋体病、丙酮酸激酶缺乏症、蛋白质缺乏症、纤维肌发育不良、成骨不全症、多囊肾，以及口服避孕药和药物中毒（如可卡因中毒）等

D. 对诊断有指导意义的病理表现

　　1. 在 ICA 末端内及附近发现内膜增厚并引起管腔狭窄或闭塞，通常双侧均有；增生的内膜内偶见脂质沉积

　　2. 构成大脑动脉环的主要分支血管均可见由内膜增厚所致的程度不等的管腔狭窄或闭塞；内弹力层不规则变厚或变薄断裂，以及中膜变薄

　　3. 大脑动脉环可发现大量的小血管（开放的穿通支及自发吻合血管）

　　4. 软脑膜处可发现小血管网状聚集

诊断

1. 具备 A 或 B+C 的病例可确切诊断
2. 儿童患者一侧脑血管出现 A 或 B+C 也可确切诊断
3. 无脑血管造影的尸检病例可参考 D。

注意使用 MRI/MRA 作出烟雾病的诊断只推荐应用于儿童及其他无法配合进行脑血管造影检查的患者，在辨认自发代偿及制定手术方案等方面应慎重

【治疗】

（一）内科药物治疗

　　对烟雾病目前尚无确切有效的药物。日本 2012 年新指南推荐口服抗血小板聚集药物治疗缺血型烟雾病，但缺乏充分的临床依据。对于合并基础疾病的患者，药物控制相关危险因素和良好的生活方式是很有必要的。

（二）手术治疗

脑血运重建手术（surgical revascularization）是目前治疗烟雾病的主要方法，主要包括直接血运重建术、间接血运重建术及联合手术。现有的研究表明，脑血管重建手术在预防和减少烟雾病及烟雾综合征缺血性卒中的效果确切，尤其是儿童缺血型患者，同时越来越多的证据表明脑血管重建手术也能有效降低烟雾病的出血风险。

1. 直接血运重建术　　直接血运重建术以颞浅动脉 - 大脑中动脉搭桥术（STA-MCA bypass）最为经典。该手术方法选择头皮颞浅动脉分支作为供体血管，在大脑皮质或浅部沟回选择直径 1mm 以上的动脉血管作为受体血管，根据患者缺血位置，受体血管可为大脑中动脉分支，也可为前动脉分支。在后循环颅内外动脉吻合中，80% 的枕动脉可用作供体血管，55%~85% 的小脑后下动脉扁桃体分支可用作受体血管（直径≥1mm）。

直接血运重建手术后能够迅速增加脑血流量，改善脑组织缺血。对于出血型烟雾病，手术后长期随访可见烟雾状血管的减少及粟粒状动脉瘤的消失，降低了出血性卒中发生风险。其弊端为对医生的技术水平要求较高，手术效果受外科医生水平影响较大，手术时间稍长，相应术中及术后脑缺血风险稍高；术后可能发生高灌注综合征、吻合口狭窄或者闭塞等风险。且搭桥手术对供体血管、受体血管均有要求，供体血管直径与受体血管直径的大小与吻合后的通畅率直接相关。据文献报道，颞浅动脉直径 >1.5mm 者，吻合后通畅率可达 90%；1mm< 颞浅动脉直径 <1.25mm 者，吻合后通畅率约 70%；颞浅动脉直径 <1mm 者，吻合容易失败。大脑中动脉的皮质分支中以角回动脉最粗，平均外径为 1.3mm（通常外径为 1~2mm），其次可选的受体血管依次为颞后动脉、额顶升动脉、眶额动脉、颞极动脉和额叶岛面的动脉。

2. 间接血运重建术

（1）脑 - 肌肉贴敷术（EMS）：该术式将颞肌缝合于硬脑膜、贴敷于脑表面，颞肌与脑组织建立侧支循环。但其弊端为术后可能出现颞肌水肿、肥厚及钙化造成占位效应，压迫脑组织；吃饭或说话时颞肌的牵拉形成神经冲动向皮质传导，诱发癫痫。

（2）脑－硬脑膜－动脉贴敷术（EDAS）：该术式将颞浅动脉连带两侧筋膜游离，将颞浅动脉缝合到硬膜上，使其贴在脑表面。该手术较好地解决了EMS 的缺点，且手术难度较小，得到广泛运用。但是该术式应用颞浅动脉，再次手术时，不能再行颞浅动脉－大脑中动脉搭桥术。

（3）脑硬脑膜－动脉－颞肌贴敷术（EDAMS）：此手术方法优点是将颞浅动脉及颞肌同时贴于脑表面，增加侧支循环建立的概率。但同样存在术后颞肌水肿、出血、癫痫等并发症。

（4）颅骨多点钻孔术：1984 年，Endo 等首次为烟雾病患者行颅骨钻孔术治疗，8 个月后的脑血管造影显示新生血管形成。此手术操作简单，对脑组织创伤甚微，同时对脑组织血流动力学影响小，且可用于直接血运重建术难以覆盖区域，如大脑前动脉、大脑后动脉支配区域。

相对于直接血运重建术，间接血运手术优点是手术操作简单，手术时间短、风险相对小，手术适应证宽。缺点是不能立即改善患者颅内血供。在这些术式中，EDAS 因其手术操作简便，血供来源丰富，被广泛应用于各种类型烟雾病患者的治疗中。

3. 联合血运重建术　联合血管重建术是指将直接与间接血管重建术联合应用，如颞浅动脉前支－大脑中动脉搭桥术＋颞浅动脉后支 EDAS，不仅扩大脑血流改善范围，同时增加侧支循环建立的概率。目前观点多认为联合血管重建术效果更佳，但有关手术方式的选择尚无规范和标准。

（三）烟雾病入院手术流程管理

1. 入院评估

（1）常规术前检查评估：术前常规行血常规、生化、糖化血红蛋白、心电图、胸部 X 线检查等化验和检查。对于存在心脏疾患高危因素患者，需要行心肌梗死三项、心脏彩超等检查。对于既往存在肺部疾患或高龄患者，必要时须行血气分析等检测。

（2）脑血管和脑血流灌注评估：DSA（双颈内，颈外及椎动脉）、CTA及MRA（儿童）、TCD等。其中DSA是诊断缺血性脑血管病的金标准，不仅能评估病变血管狭窄程度，亦可评估前交通动脉、后交通动脉、硬脑膜动脉、软脑膜动脉吻合等代偿情况。同时，在DSA图像上可评估供体血管和受体血管的管径、位置等信息，以便治疗方案的制定。DSA检查应行全脑（双侧颈内动脉、颈外动脉、椎动脉分选）和全时相（动脉期，毛细血管期，静脉期和窦期）的检查。CTA具有创伤小、观察角度多、前后循环同时显示、时间短、费用低等特点，但其易受颅底骨质和图像采集时机等因素影响，在诊断脑血管狭窄方面仍存在一定局限性。

（3）常规头颅MRI扫描评估：有助于早期发现梗死病灶，其中，DWI序列发现超急性期和急性期脑梗死的灵敏度为88%~100%，特异度为86%~100%。

（4）脑灌注评估：CTP、SPECT或头颅磁共振灌注（PWI、ASL等）评估。对于急性脑出血或脑梗死的患者，推荐首先急诊行头颅CT+CTA+CTP+CTV检查（一站式头颅CT），明确脑梗死或脑出血原因，以决定下一步相应治疗方案。

2. 手术适应证　反复出现临床症状；血流动力学检查有明确的脑缺血，CBF下降；脑灌注或血管储备功能（rCVR受损），MRI提示"分水岭"梗死；出血型烟雾病。

3. 手术禁忌证

（1）全身状况：同其他全麻手术相同，如患者合并严重的心、肝、肾、肺功能障碍，或合并严重的血糖、血压异常，手术应慎重。此外，对于存在严重动脉粥样硬化的患者，应评估身体其他部位是否存在严重的动脉狭窄，以避免围手术期该动脉相关并发症的发生。

（2）脑部情况：脑梗死或脑出血急性期（一般是1~3个月内）不宜行脑血运重建术。

4. 手术方式选择　低龄儿童烟雾病多选择间接脑血运重建术，以EDAS

最为常用；高龄儿童及成人烟雾病手术方式选择应基于患者脑灌注成像结果和 DSA 结果选择个体化手术方案。对于没有明显颅外代偿血管，颞浅动脉和大脑皮质血管条件均可的患者优先推荐联合血运重建术（颞浅动脉前支搭桥＋后支贴敷术）。

5. 急性期出血型烟雾病治疗　主要是对症治疗，包括脑室穿刺外引流术、脑血肿清除术。对于行去骨瓣减压或血肿清除术患者，手术的同时可考虑行颞肌贴敷术，手术中尽可能将可用于血管重建的动脉保护完好，如颞浅动脉、枕动脉、脑膜中动脉等。血管重建手术作为二期治疗，手术时机一般选择在出血后 3 个月后。

（四）围手术期管理

1. 术前控制相关危险因素，一般不需要输液，手术当日接台手术患者应适当补液支持。

2. 术中麻醉应控制血压在患者基础值水平，防止术中低血压；控制二氧化碳分压在正常水平，防止波动。

3. 术中推荐荧光造影评估和选择搭桥血管。

4. 术后保持血压平稳，适当补液扩容维持灌注平稳，搭桥手术病人应避免高血压，预防吻合处和脑内灌注增高区域出血。

5. 开颅时注意不要过分电凝头皮血管，注意保留皮下组织完整。

6. 手术切口禁止加压包扎，术后注意观察手术切口有无脑脊液漏。

7. 有相关危险因素的缺血型烟雾病术后第 1 天复查 CT，无出血表现者可以开始服用阿司匹林。

8. 搭桥手术病人术后 7 天复查脑灌注（CTP 或 SPECT），术后 3~6 个月复查 DSA。

9. 一般推荐烟雾病患者行双侧手术干预，二次手术间隔 3 个月左右可实施。

【烟雾病伴发动脉瘤的治疗】

烟雾病合并动脉瘤根据动脉瘤位置分为两类：①主干动脉动脉瘤，即动脉瘤位于大脑动脉环动脉和主干动脉，其治疗应根据动脉瘤位置，大小形态，以及破裂出血风险高低决定。未破裂出血者手术应慎重，破裂出血者可选择血管内治疗和显微外科夹闭，如行开颅手术，对于术前已经形成的颅内外自发吻合血管应注意保护和避让。②周围型动脉瘤，即动脉瘤位于外周分支及末梢血管，通常不必处理，如短时间内反复出血，建议直接栓塞或导航下显微外科切除。

【 北京天坛医院烟雾病诊治流程与标准 】

（一）入院评估

颅内外血管重建手术是烟雾病和烟雾综合征的主要治疗方法，可有效防治缺血性卒中。近年来，手术降低出血风险、恢复脑血液供应的疗效也逐渐得到证实。患者多因烟雾病或烟雾综合征相关的进展性脑缺血或不同形式的颅内出血史入院后，应积极完善头颅 CTA、CTP 及 DSA，明确烟雾病的分期及颅内侧支血管代偿情况，比较双侧脑血流灌注情况，手术以改善较重症状侧缺血症状为目的，同时尽量避免破坏已形成的侧支血流。

主要相关检查如下：①脑血管检查，无相关禁忌证首选 DSA，也可使用 CTA、MRA（低龄儿童）；②脑实质像检查，MRI（含 SWI、FLAIR 等序列）、CT，明确有无脑卒中等；③脑灌注检查，CTP 或 SPECT；④血糖、血脂、甲状腺功能、免疫相关化验等，除外烟雾综合征。

关于手术时机，因为烟雾病呈进展性病程，目前较一致的观点是一旦确诊应尽早手术，但应避开脑梗死或颅内出血的急性期，具体时间间隔存在较大争议，应根据病变范围和严重程度等作出决策。北京天坛医院执行的时间间隔一般为 3 个月。

（二）手术适应证

1. 烟雾病诊断明确。

2. 烟雾病或烟雾综合征相关的进展性脑缺血的临床表现，如 TIA，脑梗死，认知功能障碍及癫痫等。

3. 其他与烟雾病或烟雾综合征相关的脑缺血证据，如陈旧性脑梗死、微小出血灶。

4. 白质变性或脑萎缩等与脑缺血相关的实质性脑损害。

5. 血流动力学受损，如脑血流量（CBF）、脑血管储备功能（CVR）下降，氧摄取分数（OEF）升高及脑氧代谢率（CMRO2）下降等。

6. 排除其他原因的任何形式的颅内出血。

（三）手术方式选择

1. 手术方式的选择应根据患者的一般情况、临床和影像学特征、血流动力学、代谢评估结果，以及术者擅长等多种因素综合考虑。

2. 对于影像学检查显示术前已经形成的颅内外自发吻合血管（如脑膜中动脉分支、颞浅动脉分支向颅内形成自发吻合），在手术过程中务必保护完好、避免损伤。

3. 如为儿童缺血性烟雾病患者，现有研究提示直接、间接血运重建手术疗效无显著差异。

4. 成年患者或者出血型烟雾病患者，只要患者血管条件允许，尽量选择直接或联合血运重建手术。

5. 伴发动脉瘤的治疗　①大脑动脉环动脉瘤建议直接处理，血管内治疗或显微外科夹闭；②周围型动脉瘤通常不必处理，如短时间内反复出血，建议直接栓塞或显微外科切除，行直接血运重建术或联合血运重建术后粟粒状动脉瘤往往自行消失。

（四）术前及术中管理

鉴于烟雾病和烟雾综合征患者大脑长期处于缺氧状态，其脆弱的脑血流调节能力使其成为耐受手术能力最差的一类，围手术期管理非常重要。

1. 术前应该对患者进行充分的评估，包括影像学评估、血流动力学评估，以便根据评估结果制定手术方案。

2. 适当的静脉补液，结合术中控制血压维持于正常或稍高水平，维持二氧化碳分压在正常水平；使用神经保护剂，维持氧饱和度等举措可减少围手术期卒中发生率。

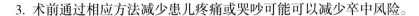

3. 术前通过相应方法减少患儿疼痛或哭吵可能可以减少卒中风险。

（五）手术相应标准

1. 分离颞浅动脉后行颞浅动脉外筋膜剥除术　颅外内动脉血运重建手术的效果不仅取决于吻合口的开放程度，还取决于供体动脉的完整性和功能容量。一项纳入 20 例烟雾病患者（对照组 8 例，剥离组 12 例）的前瞻性研究指出用激光多普勒血流仪（LDF）测量并记录皮质 5 天的灌注，LDF 显示外膜剥脱组脑血流量增加明显高于对照组，外膜剥脱组较非剥脱组有更高的脑灌注率。有学者认为，供体动脉外膜和筋膜的广泛剥离使 STA 的交感神经失去控制，进一步抑制旁路手术后潜在的血管痉挛。因此，北京天坛医院主张将颞浅动脉外筋膜剥除干净，无论是在搭桥手术还是在颞浅动脉贴敷手术中。

2. 明确颞浅动脉通畅性　在行 EDAS 手术中，颞浅动脉是否通畅十分重要，可能直接影响手术效果。因此，在颞浅动脉分离完成后，北京天坛医院要求使用动脉通畅试验来确定颞浅动脉的通畅性。如果由于电凝止血或者牵拉等造成颞浅动脉不通畅，应该使用注射器针头通过颞浅动脉的分支处插入颞浅动脉管腔内，使用肝素盐水分别向近端、远端冲洗，然后再次确认其通畅性。

3. 术中吲哚菁绿造影确认动脉搭桥效果　吲哚菁绿（ICG）荧光造影可用于神经外科手术中的脑血管成像。ICG 荧光造影可以清楚地显示血流经颞浅动脉流入大脑中动脉及其分支动脉、毛细血管和静脉在内的皮质血管。重要的是，ICG 荧光造影可确认有无吻合口狭窄的情况，协助术者对搭桥疗效进行评估。如搭桥后发现吻合口不通，须进行手术调整，直至 ICG 确定吻合口通畅为止。

（六）术后管理

1. 术后预防癫痫治疗，控制血糖，控制血压于基础值。对于直接血运重建手术，术后血压可控制于稍低水平（一般收缩压不低于术前的 20%），防止高灌注综合征。

2. 长期使用阿司匹林可能对降低缺血型卒中风险是有益的，尤其是对缺血型烟雾病合并糖尿病等不利吻合口愈合疾病的患者，但服用此类药物对出血型患者有何影响尚无明确结论。术后 24 小时复查头颅 CT，明确无颅内出血等情况后，对于有相关危险因素的缺血型烟雾病患者予以抗血小板药物治疗（如阿司匹林 100mg/d）。

（七）随访

基于既往研究，烟雾病患者一般于血运重建术后 3~6 个月开始由颞浅动脉形成与大脑中动脉及前动脉供血区间的侧支代偿血管，故无特殊情况时将烟雾病患者术后首次随访安排在术后 3~6 个月。一般行全脑 DSA、头颅 CTA+CTP 评估疾病进展程度、脑血运重建情况及脑灌注改善情况。如为首次手术患者，应尤其注意手术对侧的疾病进展情况。对于对侧符合手术适应证的患者，建议行对侧血运重建手术。

张 东　邓晓峰　张 岩

推荐阅读 ● ● ●

［1］ZHANG Q, WANG R, LIU Y P, et al. Clinical features and long-term outcomes of unilateral moyamoya disease［J］. World Neurosurg, 2016, 96：474-482.

［2］Research Committee on the Pathology and Treatment of Spontaneous Occlusion of the Circle of Willis, Health Labour Sciences Research Grant for Research on Measures for Infractable Diseases. Guidelines for diagnosis and treatment of moyamoya disease（spontaneous occlusion of the circle of Willis）［J］. Neurol Med Chir（Tokyo）, 2012, 52（5）：245-266.

［3］烟雾病和烟雾综合征诊断与治疗中国专家共识编写组，国家卫生计生委脑卒中防治专家委员会缺血性卒中外科专业委员会. 烟雾病和烟雾综合征诊断与治疗中国专家共识（2017）［J］. 中华神经外科杂志, 2017, 33（06）：541-547.

［4］LI X, HUANG Z, WU M X, et al. Effect of adventitial dissection of superficial temporal artery on the outcome of superficial temporal artery-middle cerebral artery bypass in moyamoya disease［J］. Aging Dis, 2017, 8（4）：384-391.

［5］KASHIWAZAKI D, AKIOKA N, KUWAYAMA N, et al. Berlin grading system can stratify the onset and predict perioperative complications in adult moyamoya disease ［J］. Neurosurgery, 2017, 81（6）: 986-991.

［6］FUNAKI T, TAKAHASHI J C, TAKAGI Y, et al. Unstable moyamoya disease: Clinical features and impact on perioperative ischemic complications ［J］. J Neurosurg, 2015, 122（2）: 400-407.

［7］KIM K M, KIM J E, CHO W S, et al. Natural history and risk factor of recurrent hemorrhage in hemorrhagic adult moyamoya disease ［J］. Neurosurgery, 2017, 81（2）: 289-296.

［8］JEON J P, KIM J E, CHO W S, et al. Meta-analysis of the surgical outcomes of symptomatic moyamoya disease in adults ［J］. J Neurosurg, 2018, 128（3）: 793-799.

［9］GE P C, ZHANG Q, YE X, et al. Modifiable risk factors associated with moyamoya disease: A case-control study ［J］. Stroke, 2020, 51（8）: 2472-2479.

［10］HWANG I, CHO W S, YOO R E, et al. Revascularization evaluation in adult-onset moyamoya disease after bypass surgery: Superselective arterial spin labeling perfusion MRI compared with digital subtraction angiography ［J］. Radiology, 2020, 297（3）: 630-637.

第九章

脑血管畸形

脑血管畸形多认为是先天性中枢神经系统血管发育异常，包括脑动静脉畸形、海绵状血管畸形、毛细血管扩张症及静脉畸形。

第一节　脑动静脉畸形

【概述】

（一）定义与流行病学

脑动静脉畸形（BAVM）是一组脑内发生的杂乱无章的血管结构，动脉血不经毛细血管床直接汇入引流静脉，形成血流短路，从而引起脑血流动力学改变。在大体标本上，动静脉畸形表现为相互缠绕的一组血管，包括边界清晰的畸形巢（畸形血管团）、粗大的引流静脉（其含有动脉血，比一般静脉的血压更高，常位于脑表面）、畸形巢内经常包含有硬化的脑组织。脑动静脉畸形的发病率约为 0.14%，脑 MRI 成像明确的无症状的动静脉畸形患病率为 0.05%。检测到的无症状或有症状的动静脉畸形的发生率约为 1.3/10 万人年。

（二）病因与发病机制

脑动静脉畸形目前认为发生于胚胎时期，为基因突变所致。其可以以综合征的形式存在，例如与脑动静脉畸形相关的最常见的综合征是遗传性出血性毛细血管扩张症，它与转化生长因子 TGF-β 通路信号基因（如 *ENG* 和 *SMAD4*）的单倍体不足有关。另外，最新研究发现，散发性的脑动静脉畸形存在 *KRAS* 基因的体细胞激活性突变，猜测可能内皮细胞中 *KRAS* 基因突变后活化并激活 p-ERK 信号通路，进而引起一系列的内皮功能障碍所致。

【临床表现】

（一）脑出血（最常见）

动静脉畸形是青年人最常见的脑出血病因之一。约 2/3 以上的患者会突发脑出血（其中脑内血肿最常见，占比 82%，另外还包括蛛网膜下腔出血、脑室内出血和硬膜下出血等）。脑内出血常因体力活动、情绪激动所诱发，也可无任何诱因。临床表现主要为突发性的头痛并伴有恶心呕吐、意识障碍和脑膜刺激征等。脑动静脉畸形的出血风险约每年 2%~4%，每次出血的致死率约为 10%，病残率为 30%~50%。弥散型的动静脉畸形通常更易发生出血。

（二）癫痫

以癫痫发作起病的患者约占 1/3 以上，其中 10~19 岁占 44%，20~29 岁占 31%，30~60 岁占 6%，提示越年轻越容易以癫痫起病。偶然发现或表现为神经功能缺损的患者多无癫痫发作。

（三）头痛

少见。

（四）局限性神经功能障碍

由于脑盗血现象导致病变远端和邻近脑组织缺血，对侧肢体可出现进行性肌力减弱，并发生萎缩。儿童期发病的患者，当病变大而累及脑组织广泛时可导致智力减退。

（五）颅内杂音

当畸形体积大、部位表浅，特别是伴有脑膜脑动静脉畸形时可听到。

（六）占位效应

具体的临床表现和所在部位相关。

（七）仅见于儿童患者的症状

大型中线部位的动静脉畸形并引流入增大的大脑大静脉（Galen 静脉），即 Galen 静脉动脉瘤样畸形。还可伴有：①心功能不全伴随心脏肥大；②脑积水合并大头畸形，多由于增大的 Galen 静脉压迫中脑导水管所致；③前额静脉突起，多因静脉压增加所致。

【辅助检查】

脑动静脉畸形的术前影像学检查主要用来评估其部位、大小、供血动脉、引流静脉、和深部脑结构的关系、是否出血等。常用的影像学检查手段包括头颅 CT、CTA、MRI［除常规序列和 MRA 外，还包括血氧水平依赖功能磁共振成像（BOLD-fMRI），弥散张量成像（diffusion tensor imaging，DTI）等用于动静脉畸形的检查］，以及全脑动脉造影（DSA）等。

（一）头颅 CT

头颅 CT 可以初步检测动静脉畸形的位置和大小，钙化和出血情况，灵敏度 >90%。

（二）CTA

除了普通 CT 所显示的信息外，CTA 还可以构建出脑血管图像，显示动静脉畸形的供血动脉、血管巢，以及静脉信息等（图 9-1）。在脑出血患者中，检测动静脉畸形（AVM）的灵敏度为 84%~100%，特异度为 77%~100%。缺点在于部分人对碘剂过敏，以及服用二甲双胍者慎用。

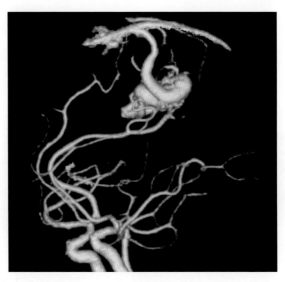

图 9-1　脑动静脉畸形及其供血动脉与引流静脉的 CTA 表现

（三）MRI+MRA

MRI 的优点在于能够清楚地显示病灶与周围组织的关系，其具体表现为病灶在 T_1WI 和 T_2WI 上的流空影，在部分翻转角（flip-angle）上有强度增加（与钙化的信号缺失相鉴别）。如果 MRI 上病变周围有明显的水肿，可能是肿瘤出血；病变周围有一完整的低信号圈的存在（含铁血黄素的缘故），则提示是 AVM 而不是肿瘤。MRA 类似 CTA，能够提供病变的血管结构和关系，但分辨率要低于 CTA，在检测小血管（直径 <1mm）、动脉瘤、小动静脉畸

形（病灶 <10mm）和静脉流出解剖
结构方面都受到很多限制。BOLD-
fMRI 和 DTI 能够显示病变和功能纤
维束的关系，对手术方式、术中导
航及预后都有重要的作用。图 9-2
为 MRI 上显示的畸形团。

（四）DSA

DSA 是确诊本疾病的主要手
段。其表现包括：①畸形血管团；

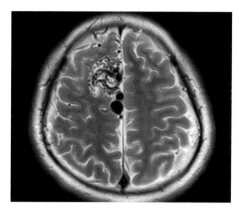

图 9-2　动静脉畸形的畸形团的 MRI 表现

②扩张的供应动脉；③扩张的引流静脉；④可伴有动静脉瘘；⑤可伴有动脉
瘤与静脉瘤。图 9-3 为 DSA 显示左枕部的 AVM。并非所有的 AVM 均可在血
管造影上显影，如隐匿性血管畸形和血管畸形出血后。

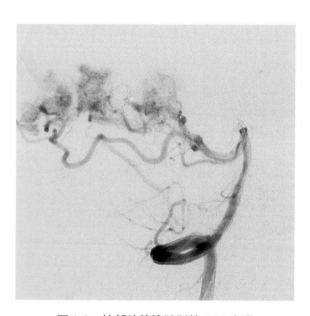

图 9-3　枕部动静脉畸形的 DSA 表现

（五）其他

例如脑电图检查可提示癫痫情况，以及根据局限性慢波、棘慢复合波等

进行定位。

【分级】

目前临床最常用的分级为 Sptezler-Martin 分级（S-M 分级），是评估手术切除风险高度有效的方法。它根据畸形的大小、部位和引流情况进行评分。其中，畸形直径 <3cm 为 1 分，3~6cm 为 2 分，>6cm 为 3 分；畸形位于功能区为 1 分（包括感觉运动区、视觉和语言区、丘脑和下丘脑、内囊、脑干、小脑脚、深部小脑核团等），位于非功能区为 0 分；存在深部引流静脉为 1 分，浅表引流静脉为 0 分。根据评分，S-M 分级可分为 1~6 级。6 级畸形是指无法治疗（包括各种方法，如手术、立体定向放射等）的病变，一旦切除病变将会不可避免地造成残疾或死亡。该分级可以较好地预测患者的预后情况，但不适用于儿童患者。根据其分级，Spetzler 推荐将动静脉畸形分为三类进行综合治疗：S-M 分级 1~2 级的可以手术切除；S-M 分级 3 级的可以综合治疗；S-M 分级 4~5 级的可以每 5 年复查并行血管造影，仅在出现神经功能缺损加重或明确存在动脉瘤时进行治疗。

除了经典的 S-M 分级，后续又出现一些新的补充分级或基于功能影像的分级方法，包括 Lawton-Young 补充分级（L-Y 模型）（表 9-1）和 HDVL 分级等。L-Y 模型系统地补充了 Spetzler-Martin 分级系统，纳入了其他对手术选择和预后重要的因素，包括患者年龄、出血表现和紧密度。在预测改良 Rankin 评分（mRS）的变化方面，L-Y 模型优于 S-M 分级。该模型仅适用于可进行手术的动静脉畸形。L-Y 分级作为 S-M 分级的补充分级，可结合 S-M 分级进行手术决策。L-Y 分级 Ⅰ~Ⅲ 级为手术低风险组，更倾向于外科手术治疗，Ⅳ、Ⅴ 级为高风险组，可根据情况建议非手术治疗方式。

HDVL 分级是基于功能影像的分级系统，其基于功能磁共振成像（fMRI）和 DTI 技术，利用该技术可以计算病灶与功能纤维束的最短距离。同时，联合病灶是否弥散、深静脉引流和病灶血肿情况综合可以计算得出的 HDVL 评分，具体见表 9-2。HDVL 分级 1~3 分建议手术治疗，HDVL 分级 4~6 分则个体化综合治疗或观察。

表 9-1　Lawton-Young 补充分级（L-Y 模型）

指标	评分
患者年龄	
<20 岁	1
20~40 岁	2
>40 岁	3
AVM 表征	
已破裂	0
未破裂	1
AVM 形态	
血管团紧凑	0
血管团弥散	1

表 9-2　HDVL 分级

分级指标	评分
病灶与功能性脑组织 [a] 的最短距离（LED）	
>10mm	1
5~10mm	2
<5mm	3
病灶弥散 [b]	
是	1
否	0
深静脉引流 [c]	
是	1
否	0
病灶伴有血肿	
是	0
否	1

注：分级总评分 =LED 评分 + 弥散性评分 + 深静脉引流评分 + 血肿评分。

[a] 功能性脑组织定义为包括 fMRI 提示的运动感觉、视觉、语言相关功能区，以及 DTI 提示的功能性白质纤维束，如锥体束、弓状束及视辐射；[b] 病灶弥散是指畸形团中夹杂正常脑组织；[c] 深静脉引流包括部分或全部引流均通过深静脉系统，如大脑内静脉、基底静脉、小脑中央前静脉等。

【治疗】

（一）神经外科手术治疗

1. 手术适应证　反复出血的血管畸形，包括单侧大脑半球血管畸形；后颅窝血管畸形；局限性神经功能障碍进行性发展；有顽固性癫痫或顽固性头痛；栓塞后未完全闭塞的血管畸形；无明显手术禁忌证者。

2. 手术前处理

（1）一般处理，避免过度用力及情绪激动，保持大便通畅。

（2）控制癫痫。

（3）头痛者镇痛。

（4）预防动静脉畸形破裂出血。

（5）向家属交代病情及可能出现的危险，包括目前该病的治疗方法、手术治疗的危险、手术中可能出现的情况、手术后可能出现的合并症和后遗症，以及对患者生活和工作的影响。

　手术切除为根治性治疗方法，对于中、小型 AVM，显微手术治疗的风险较小，所以是首选的治疗方法。对于大型和巨大型 AVM，多主张采用血管内栓塞再手术的联合治疗方案。手术目的是在尽量不损伤周围脑组织的前提下完整地切除畸形病灶。术中首先需要明确动静脉畸形巢、供血动脉和引流静脉的位置和范围，在此过程中，可使用神经导航、术中超声检查等辅助性技术协助明确。其次需要将病灶与周围脑组织进行分离，注意始终应该在异常血管团和正常脑组织之间的界面中进行操作，并且尽量先阻断其供血动脉。一般供血动脉完全阻塞和离断后，引流静脉颜色即由鲜红色变成暗红色，由此可帮助判断血供阻塞情况。最后在完全切除病灶后，最终闭塞、切断引流静脉，严密止血。

　新技术的应用有利于术中的脑功能保护，这些技术包括神经导航技术、术中神经电生理监测、直接皮质电刺激功能区定位（direct electrostimulation，DES），以及术中超声等。对功能区动静脉畸形，神经导航的优点主要在于：制定准确的开颅计划；判断供血动脉及引流静脉位置；结合 fMRI 及 DTI 等明确病灶与功能区的关系，减少术中功能性脑组织的损伤；辅助定位血肿腔的位置等。术中电生理的监测方法主要包括躯体感觉诱发电位（SSEP）、运动诱发电位（MEP）、脑干听觉诱发电位（BAEP）、颅神经监测、闪光刺激视觉诱发电位（VEP）等情况，在动静脉畸形切除过程中可以监测神经传导束的完整性，还可以通过尝试性夹闭可疑供血动脉进行监测电生理改变情况。直接皮质电刺激依然是术中功能区定位的金标准，可以描记并定位多种脑功能区，包括运动、体感、语言功能（自发语言、数数、命名、重复、书写、阅读、语法等）。目前动静脉畸形由于手术操作难度大、手术风险高，因此唤醒后皮质电刺激技术应用尚不广泛，仅见于部分报道。术中超声可以和导航配合使用。当由于脑脊液的释放等情况造成病变位置的漂移时，可以使用术中超声实时获得影像信息，进而用来指导手术进程，评价手术疗效，降低手术创伤。

（二）神经介入治疗

介入治疗对脑动静脉畸形的完全栓塞率平均为 13%。其中，中小型、位置表浅、供血动脉微导管超选性好、畸形团轮廓清晰、致密型的动静脉畸形更容易获得完全栓塞。对于不宜外科手术的中小型、深部非功能区的动静脉畸形也可实施完全栓塞。此外，开颅前栓塞可以闭塞深部的、外科难以到达的供血动脉，降低手术的难度和手术并发症的发生率。也可以在立体定向放疗前对畸形相关性的动脉瘤和高流量动静脉瘘进行靶向栓塞，从而使畸形更稳定，降低放射治疗期间的出血风险。

（三）立体定向放疗

立体定向放射治疗适用于小的病灶（≤3cm）及深部 AVM，特别是对于丘脑和脑干的深部动静脉畸形，立体定向放射外科是显微手术切除术的可行替代选择。立体定向放疗也可用于手术或栓塞后对残余的 AVM 进行治疗。足够的剂量可导致 AVM 血管腔在 2~3 年的潜伏期内闭塞，在此期间有出血风险，并且由于对周围组织的损伤会产生不良的放射副反应。成功的 AVM 闭塞直接取决于放射量，但放射副反应的发生率也随着放射量的增加而增加。

（四）联合治疗

上述三种方法中任意两种方法或三种方法联合应用，适用于大或巨大深部的 AVM。例如，先行栓塞使血管团缩小，再行立体定向放射治疗。决定采用哪种方式治疗 AVM 时，应考虑以下问题：是否合并动脉瘤；血流量的高低；年龄；既往出血病史；体积和畸形团范围；本院神经介入科水平；患者全身状况。

其中，复合手术为有代表性的多模式联合治疗。复合手术是脑血管病外科治疗的新模式。复合手术融合了手术开颅和介入治疗这两种治疗策略，一站式解决复杂脑血管疾病，并且利用两种治疗的优势，最大限度减轻手术创伤和最大程度地保护神经功能。复合手术间并不只意味着两种技术设备装配在同一间手术室，也不是两种治疗方式过程简单机械地叠加，而是两种方式的有机融合，能够产生"1+1>2"的效果。复合手术有助于功能区 BAVM 的神经功能保护，体现在如下几个方面。

1. 术中栓塞技术可以减少术中出血，使手术视野更加清晰，减少术中因为止血对脑组织的损伤。对于功能区 BAVM，可以进行原位栓塞，即栓塞功能区的畸形团，从而减少对于功能区脑组织的损伤。

2. 可以使弥散型的 BAVM 边界清晰，减少对于周围白质纤维的损伤，并且可以有效栓塞深部穿支供血动脉，降低手术难度，减少手术时间。

3. 可在术中实时血管造影，及时发现病灶残留。

4. 减少患者多次手术的痛苦。

第二节　脑海绵状血管畸形

【概述】

（一）定义

脑海绵状血管畸形（cerebral cavernous malformation，CCM）亦称脑海绵状血管瘤（cerebral cavernous angioma，CA），其切面形似海绵，由不规则

厚度的窦状的血管腔道组成。病变内大血窦样毛细血管彼此相连，呈"桑葚状"。CCM 可发生于中枢神经系统的任何部位，大多数 CCM 发生于小脑幕上（64%~80%），主要位于脑皮质下区，其中额叶、颞叶、基底节和丘脑多见，也可见于中颅窝底、海绵窦、蝶鞍旁和眼眶内等脑实质外（轴外海绵状血管瘤），20%~36% 的 CCM 位于小脑幕下，以脑干和小脑蚓部为主，部分多发者可合并脊髓内 CCM。脑外型较罕见，多与硬膜关系密切。

（二）流行病学

CCM 在自然人群中的发生率国内文献报道为 0.4%~0.8%，国外为 0.16%~0.5%，其占脑血管畸形的 8%~15%。CCM 在中枢神经系统血管畸形中排列第二，仅次于颅内动静脉畸形。大约 20% 的 CCM 为多发病灶。CCM 分为散发型和家族型。前者主要为单发；后者为常染色体显性遗传，绝大多数为多发。美国西南地区或墨西哥北部的西班牙裔美国人遗传型 CCM 的发病率高。

（三）病因学

散发型 CCM 一般认为是先天性病变，确切病因尚不明确，可能与基因突变、中枢神经系统局限性放射性损伤、外伤及特异性感染有关。家族型 CCM 常为多发病灶，是由定位在人类第 7 号常染色体的长臂 7q、短臂 7p 和第 3 号染色体的长臂 3q 上 3 种基因［*CCM1*（*KRIT1*）、*CCM2*（*MGC4607*）和 *CCM3*（*PDCD10*）］中的 1 种的功能失去突变引起的，这些基因均参与维持血管内皮细胞之间连接完整性的信号传导通路。家族型 CCM 是具有不完全外显率的常染色体显性遗传病，并呈现等位基因及基因座的遗传异质性。对于可疑家族型 CCM 的患者，可进行家族基因检测。有研究报道，散发型 CCM 存在 *CCM1*、*CCM2*、*MAP3K3*、*PIK3CA*、*MAP2K7* 等体细胞基因突变。动物实验研究提示，肠道革兰氏阴性菌或脂多糖可介导 TLR4/CD14 信号通路，促使脑内 CCM 的发生。

（四）病理

CCM 边界清楚，呈分叶状，剖面呈海绵状或蜂窝状。CCM 血管壁胶原变性，缺乏正常血管壁内的平滑肌和弹性纤维是 CCM 特征性病理表现。内衬单层内皮细胞，外膜为薄层纤维组织，异常血管间为疏松结缔组织，无脑实质组织，无大的供血动脉或引流静脉。管腔内可见新鲜血栓或已经机化的血栓，管壁内见有钙化或骨化。病变周围有不同程度的神经胶质增生，由于反复出血，周围脑组织呈棕黄色。CCM 可伴发其他脑血管畸形，如发育性静脉异常。

【临床表现】

CCM 主要症状为癫痫发作、颅内出血和局灶性神经功能障碍等。随着 CT 和 MRI 等影像学检查逐步普及，20%~50% 的 CCM 患者为偶然发现，不表现临床症状。

（一）癫痫发作

CCM 引起癫痫发作占 35%~70%，常见于大脑半球病变，为患者就诊的主要原因。目前认为 CCM 相关癫痫是由复发性微出血引起周围含铁血黄素沉积、周围神经胶质增生和炎性反应所导致。既往有研究提示出现颅内出血（ICH）或功能障碍的 CCM 患者 5 年首次癫痫发作的风险为 6%，无症状患者 5 年首次癫痫发作的风险为 4%。对于出现癫痫的患者，5 年内 2 年癫痫不发作的比例为 47%。因此，以癫痫为首发症状的脑内 CCM 患者具有较高的癫痫反复发作风险。

（二）出血

20%~30% 的 CCM 患者曾有反复少量出血，通常为脑内出血。也有报道 CCM 可表现为蛛网膜下腔出血。CCM 出血发生率明显低于脑动静脉畸形，且少有大量出血。CCM 患者出血的年发生率为 0.7%~3.1%。既往出血史、病灶位于脑干为再出血的重要危险因素。此外，女性、病灶体积大，以及多发病灶也可能与出血风险增加相关。

（三）神经功能障碍

约 25% 的患者首发症状为神经功能障碍，可引起肢体麻木无力、复视或语言功能障碍等。病变位于脑干、基底节和丘脑的患者多表现为神经功能障碍。CCM 出血引起的神经功能障碍往往比其他类型的脑血管畸形轻微。病变出血量大时，临床压迫症状加重，亦可出现严重神经功能障碍。儿童 CCM 急性发病多见，并呈进行性发展，表现为局部神经功能损害。

【影像学检查】

（一）头颅 CT

CT 对脑海绵状血管瘤诊断的灵敏度次于头颅 MRI。CCM 的 CT 一般表现为边界清楚的圆形或类圆形等密度至稍高密度影，可有斑点状钙化，病灶周围一般无水肿，较大者可有轻度水肿。出血急性期可见高密度影，病灶周有轻度水肿。注射对比剂后，大部分的病变可有轻度到中度增强，典型表现为不均匀的斑点状增强。伴有囊性部分的病变可见环形增强，如病灶较小可呈等密度。

（二）头颅 MRI

MRI 对 CCM 诊断具有较高的灵敏度与特异度。CCM 慢性反复出血所产生的高铁血红蛋白（methemoglobin，MHB）、含铁血黄素沉积（hemosiderin deposition）、血栓、钙化及周围反应性神经胶质增生在 MRI 上均有特异性表现。不同时期的脑内 CCM 具有不同特点，可分 4 型：Ⅰ 型为亚急性出血期，T_1WI 中心呈高信号，T_2WI 呈等信号和高信号；Ⅱ 型是病灶反复出血、血栓形成期，T_1 和 T_2 病灶中心呈网状混杂，周围有低信号环，呈"爆米花"样，这是脑内 CCM 的最典型表现；Ⅲ 型常见于家族性病变，T_1 及 T_2 均呈等信号或低信号，相当于慢性出血期；Ⅳ 型病灶微小，属于毛细血管扩张期，常规 T_1 与 T_2 序列难以显影，仅梯度回波（gradient recalled echo，GRE）序列及磁敏感加权成像（susceptibility weighted imaging，SWI）可能发现。MRI 对确定脑干内 CCM 十分准确可靠，显示病变边界清楚，周围可有含铁血黄素黑环征，偶见静脉引流血管的流空影。T_1 增强像可用来判断病灶是否合并发育性静脉异常或者毛细血管扩张症，也可与肿瘤进行鉴别。

（三）脑血管造影（DSA）

CCM 病灶 DSA 检查一般不显影，少量病例静脉早期或毛细血管期可有血管染色，这种脑血管造影的征象是非特异性的。部分病例可能显示相关发育性静脉异常（DVA），故 DSA 在脑内 CCM 诊断中的作用非常有限，不作为常规推荐检查，常可用来与脑动静脉畸形进行鉴别，并观察 DVA 与 CCM 病灶空间关系。

【治疗】

（一）手术治疗

CCM 手术的目的是降低病灶出血风险，改善控制癫痫。手术治疗前需要谨慎评估患者的年龄、家族史、神经系统检查、病灶的出血风险、既往出血的症状，以及手术的风险。术前应行 MRI 检查，确定病变的位置，以及是否存在多发病变。

CCM 术前可行多模态磁共振，包括血氧水平依赖功能磁共振成像（BOLD-fMRI）、弥散张量成像（DTI）等，对病灶及功能区、功能性白质纤维束进行三维重建，明确病灶与功能区的位置关系，对手术风险进行精确评估。合并癫痫的 CCM 患者，手术前应行脑电图（EEG）检查，确定 CCM 是否与癫痫发作有关。长时程脑电图监测有助于鉴别多发 CCM 病灶中的责任癫痫灶。

手术治疗的适应证：①具有临床症状，手术容易到达切除的 CCM；②病变出血，或具有明显临床症状的深部 CCM；③CCM 诱发癫痫，尤其是药物治疗无效的顽固性癫痫，推荐早期切除；④病变增大，占位效应明显；⑤部分无症状、非功能区、容易切除的 CCM，手术切除可降低出血率，减少患者心理负担与随访经济负担；⑥脑干 CCM 出现第二次出血，或病情进展快。

手术入路选择的原则是避开功能区同时选择最短路径。对于绝大多数位于天幕上及小脑、脑干的海绵状血管瘤切除前可应用术中超声或多模态 MRI 影像神经导航明确病灶定位、病灶周围引流静脉、功能区、纤维束的位置关系。位于功能区附近的 CCM，可同时行术中直接皮质定位电刺激，验证功能区的位置。切除时多可经脑沟分开进入寻找病变。颅内 CCM 通常没有大的供血动脉，但可能存在大的引流静脉或静脉瘤。常规的做法是完整的保留静脉瘤。病变较大时，为减少脑组织的损伤，可分块切除。

（二）立体定向放射治疗（SRS）

关于 SRS 在 CCM 中的治疗效果目前仍存在争议。应根据患者年龄、病变位置、出血风险、手术切除风险和既往出血情况选择适于 SRS 的患者。SRS 可以作为外科手术难以达到、手术风险极大的既往反复症状性出血患者的治疗方式。对于有癫痫症状的患者，SRS 无法清除病灶周围的含铁血黄素沉积，对癫痫症状无明确效果。此外，家族型 CCM 是否在照射后促使产生新的 CCM 目前尚不明确，因此不推荐对癫痫症状者，以及家族型 CCM 患者进行 SRS 治疗。

【预后】

CCM 为良性病变，手术治疗能有效地预防出血和控制癫痫发作。对于癫痫发作频率低或持续时间 1 年以内的患者，CCM 切除可以有效控制70%~90% 的癫痫发作。CCM 的手术预后与病灶的位置密切相关，手术整体致死率及致残率约为 6%，而对于深部的病灶，如岛叶、基底节区和丘脑位置的 CCM，术后致残率为 5%~18%，致死率约为 2%。

第三节　静脉畸形

【概述】

静脉畸形也称发育性静脉异常（developmental venous anomaly，DVA），为一簇脑内静脉汇入一个增粗的中央干并引流入深部或浅表的静脉系统，静脉缺乏大量的平滑肌和弹力纤维。畸形团没有正常动脉，扩张的静脉血管间有脑实质。最常见于大脑中动脉或大脑大静脉（Galen 静脉）的区域，可合并海绵状血管畸形。本病占脑血管畸形的 2%~9%，非遗传性。

【临床表现】

大多数患者无明显临床症状，但小部分有癫痫，极小部分有出血症状。幕上病灶症状多表现为慢性头痛、癫痫、运动障碍或感觉障碍，幕下病灶可表现为步态不稳或其他颅后窝症状。

【影像学表现】

1. 脑血管造影　偶尔血管造影阴性。动脉期均正常，脑血流循环时间多正常。脑血管造影晚期可存在毛细血管染色，具有诊断特征性的表现为"海蛇头（caput medusae）"样表现，又称"水母征"，即数条扩张的髓静脉汇集成一条粗大的中央静脉的表现。

2. MRI　在 T_1WI 病灶多为低信号，T_2WI 多为高信号，增强可见"海蛇头"样改变。

3. CT　平扫多正常，增强扫描可见脑实质内粗线状增强影指向皮质和脑深部，其周围无水肿及占位效应。

【治疗】

大多数 DVA 患者无临床症状，预后良好，不需要治疗，有癫痫发作的可给予抗癫痫治疗。外科手术适应证仅为证实出血或明确是病变引起的顽固性癫痫发作。

第四节　毛细血管扩张症

【概述】

毛细血管扩张症（capillary telangiectasia）在尸检研究中的检出率约 0.1%~0.8%，占 4 种脑血管畸形的 4%~20%，是由病理性扩张毛细血管组成的血管畸形，其扩张毛细血管间存在正常脑组织，病灶内无异常供血动脉和引流静脉。多单发，病灶小，大多病灶直径 <2cm。通常见于脑桥，但也可见于延髓、尾状核、大脑半球、小脑半球和脊髓。通常是单发，但在奥斯勒 - 韦伯 - 朗迪病（Osler-Weber-Rendu disease）、共济失调 - 毛细血管扩张

症和斯德奇 - 韦伯综合征（Sturge-Weber syndrome）等发生时可表现为多发。

目前，毛细血管扩张症的原因尚不清楚。若该病症与奥斯勒 - 韦伯 - 朗迪病（遗传性出血性毛细血管扩张症）有关，则为罕见的常染色体显性遗传血管病变，发生率约 1/5 000。已知的致病基因为 *ENDOGLIN* 和 *ALK1*。目前认为其分子生物学基础是 TGF-β 信号转导紊乱引起的血管发育异常。

【临床表现】

通常无症状，有时因为合并其他疾病而被发现。可表现为脑出血，多为少量出血，患者可出现头痛、呕吐、出血部位相应神经功能障碍。偶可表现为头痛、听力损失、耳鸣、眩晕、共济失调、视力障碍、言语不清、短暂性失语、反射亢进、感觉异常、进行性痉挛性下肢轻瘫等。

【影像学表现】

1. 脑血管造影　因病灶内血流速度慢，无明显供血动脉及引流静脉，所以脑血管造影难以发现本病，主要用来与其他疾病鉴别。

2. CT　大多数 HHA 病变小，平扫和增强较难发现病变，可协助排除其他疾病。偶可表现为边界清楚的均一或混杂的高密度影（血肿、钙化、血栓、含铁血黄素沉着、出血量的增加等）。

3. MRI　T_1WI 表现为等信号或低信号，T_2WI 可见网状的高信号或低信号病灶，周边可能存在一低信号的边缘（既往出血导致充满含铁血黄素的巨噬细胞）。GRASS（gradient recalled acquisition in the steady-state）显像可见血流相关的增强。

【治疗】

本病为良性病变，大多数可不必干预。手术适应证主要是为清除血肿或明确诊断，特别是对于手术容易达到的部位。对于反复的出血或药物治疗难治性癫痫发作也可考虑手术治疗。立体定向放射外科治疗的效果目前尚无明确研究结论。

曹勇　李昊　焦玉明

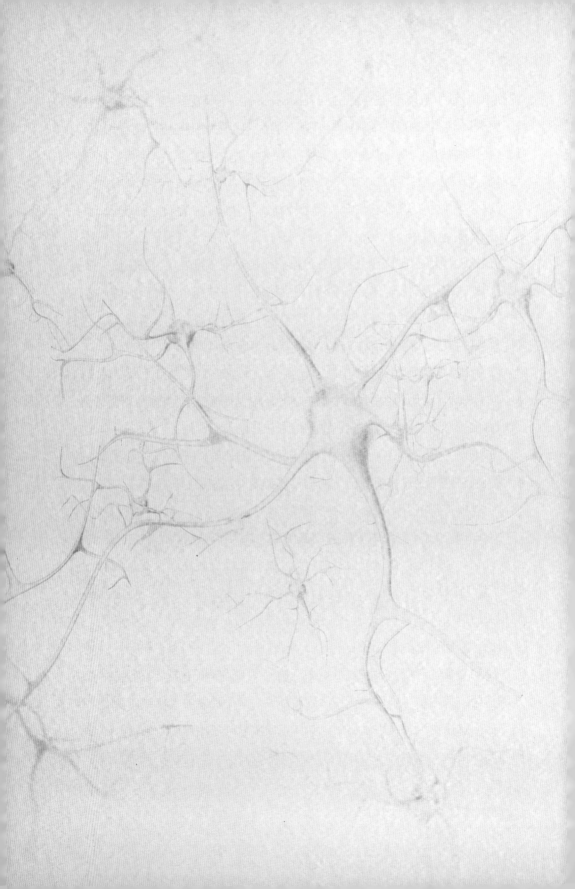

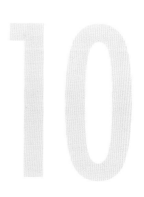

第十章

硬脑膜动静脉瘘

10

【概述】

（一）定义与流行病学

硬脑膜动静脉瘘（dural arteriovenous fistula，DAVF）是指发生在硬脑膜及其附属物大脑镰和小脑幕上的异常动静脉交通，常继发于静脉窦阻塞，为后天获得性疾病，是少见的神经血管病变。根据近来一份基于人口的研究，成人型 DAVF 年检出率约为 0.16/10 万，并且根据血管造影研究的评估，在所有颅内动静脉分流中，硬脑膜病变仅占 10%~15%。虽然如此，作为一个独特的神经病理现象，DAVF 这一疾病应该得到足够的重视。瘘的解剖学部位位于硬膜内，说明存在"硬脑膜动静脉瘘"和"硬脊膜动静脉瘘"。虽然它们潜在的病理生理学机制是相同的，但临床表现和方式（它们的分类）是完全不同的。因此，在本章中将分开讨论"硬脑膜动静脉瘘"和"硬脊膜动静脉瘘"。

（二）病因与发病机制

一个 DAVF 由一个或多个真性瘘构成，如同直接的动静脉连接。十余年来，两个主要的发病机制假说得到了发展。第一个假说认为 DAVF 正常存在于硬膜内，位于脑膜动脉循环和静脉系统之间，处于"休眠状态"。组织学和放射学的研究已经证实，这些"沟通"确实存在于正常个体的硬膜内。第二个假说主张 DAVF 的发生是由于血管生成因子的释放，硬膜内新生血管形成、发展的直接结果。这些因子，如血管内皮生长因子和碱性成纤维细胞生长因子，能够由静脉窦血栓的机化组织直接产生，或者由管腔内静脉压力增加，通过引起组织缺氧的途径间接诱导产生。关于脊髓 DAVF，在硬膜内常常出现数个来自肋间动脉或腰动脉的侧支血管，会聚在瘘指向单一髓静脉结合部的位置，这一现象从解剖学上解释了多重动脉血供的存在。

（三）分类

许多分类方案基于 DAVF 不同特征的研究而提出。起初，瘘的解剖位置被认为是关键的鉴别特征。1973 年，Aminoff 建议分为前下方和后上方组

（表10-1）。随后，其他大型的对位置和DAVF临床表现关系的研究发现，海绵窦、横窦病变行为的差异比前窝瘘与天幕区病变的差异更大。然而多年后的研究表明，与位置相比，与位置有关的静脉引流模式和DAVF临床表现更相关。颅底一些部位的DAVF因为局部静脉解剖的因素（如附近静脉窦的缺失）更容易发展成皮质静脉回流（CVR）。虽然任何位置的颅底DAVF都有可能发展成侵袭性DAVF，但某些特定部位的DAVF发展为侵袭性DAVF的可能性更高。

表 10-1　改良的 Aminoff 评分

项目	表现
步态障碍的分级	
1 级	腿部软弱或异常步态，行动不受限制
2 级	1 级伴行动受限
3 级	行走需 1 根拐杖或类似的支撑
4 级	行走需 2 根拐杖或搀扶
5 级	不能站立，卧床或轮椅
排尿障碍的分级	
1 级	尿频，尿急，尿不畅
2 级	偶尔尿失禁或尿潴留
3 级	完全尿失禁或尿潴留

在 Djindjian 关于静脉引流模式的初期研究基础上，众多颅 DAVF 分类方案纷纷提出，其中 Borden 和 Cognard 分类应用最广泛（表 10-2），它们都可用于临床工作并具有自己的优势：Borden 分类为三步法，操作非常简单，只需要很少的脑血管造影的知识；Cognard 分类在理论上更优越，因为它包含了血液在硬脑膜窦内的流动方向对其的影响，但它含有多个步骤，评估人员需要对 DAVF 有更全面的理解。显而易见，判断血液在窦内流动方向是极为重要的，原因在于静脉反流阻止了皮质静脉回流入相关静脉窦，从而导致了在没有发生 CVR 的情况下出现脑静脉阻塞。

表 10-2　DAVF 的 Borden 分类和 Borden 分类

分类方案	表现
Borden 分类	
1 型	静脉引流直接进入静脉窦或脑膜静脉
2 型	静脉引流进入静脉窦，伴皮质静脉反流
3 型	静脉引流直接进入皮质静脉（仅有皮质静脉反流）
Cognard 分类	
Ⅰ 型	静脉引流入静脉窦，血流在窦内为顺流
Ⅱa 型	静脉引流入静脉窦，血液在窦内有逆流
Ⅱb 型	静脉引流入静脉窦，血流在窦内为顺流，伴皮质静脉反流
Ⅱa+b 型	静脉引流入静脉窦，血液在窦内有逆流，伴皮质静脉反流
Ⅲ型	静脉引流直接进入皮质静脉（仅有皮质静脉反流）
Ⅳ型	静脉引流直接进入皮质静脉伴皮质引流静脉扩张
Ⅴ型	静脉引流入脊髓的髓周静脉

【临床表现】

根据临床症状和体征，DAVF 常分为"良性"和"侵袭性"。出现非出血性神经功能缺失（NHND）、出血和死亡等临床症状和体征，认为属侵袭性 DAVF；而慢性头痛、搏动性耳鸣的主诉，以及海绵窦瘘引起的眼部症状及神经功能缺失，即使这些症状和体征是患者难以忍受的，也认为属良性 DAVF（表 10-3）。

表 10-3　良性和侵袭性 DAVF 的临床症状和体征

分类	临床症状和体征
良性 DAVF	颅内出血 非出血性局灶性神经功能缺失 痴呆 视神经乳头水肿 死亡
侵袭性 DAVF	颅内出血 非出血性局灶性神经功能缺失 痴呆 视神经乳头水肿 死亡

（一）良性硬脑膜动静脉瘘

有研究证明在静脉引流方式上，CVR 与所谓的良性症状之间没有出现明显的相关性。因此，Borden 1 型和 Cognard Ⅰ型、Ⅱa 型 DAVF 都被认为属良性瘘。大部分研究人员认为良性 DAVF 不会出现严重的病理表现。目前主流的看法是，良性 DAVF 包括涉及海绵窦或横窦 - 乙状窦的 DAVF。虽然 DAVF 可以出现在任何年龄段，但绝大部分患者在 50 岁后出现，表现为令人烦扰的与脉搏同步的搏动性耳鸣。耳鸣的杂音能够非常大，临床医师通过检查也能听到，表示有高速的湍流通过静脉窦与颞骨岩部直接接触。另一个特征性症状是"红眼"，表示为涉及海绵窦的 DAVF，随后出现一侧或双侧的眼球突出、结膜充血和球结膜水肿。眼部症状可能继续进展，充血能够引起眼内压升高，最终导致视力下降。但是，暂时性的颅神经功能障碍同样也使视力进一步恶化或出现复视，引起眼肌麻痹，或眼外肌肿胀、眼眶水肿。因此，对于海绵窦区的 DAVF，与眼科医师的密切交流是非常必要的，以决定什么时候临床症状不再属良性病变，而必须进行姑息性血管内治疗。

比临床表现更重要的是良性 DAVF 随后的自然病程。Cognard 在对 205 例患者的回顾性评估中，其中 111 例没有 CVR 的 DAVF 表现为良性病程，但仅有 66% 的患者随访资料是有意义的。而且，由于难以区分临床事件发生在出现临床表现前还是出现在临床表现后，因此根据这一研究，很难在临床稳定性上得出结论。两年后，Cognard 报道在其研究中，7 例最初没有 CVR 的 DAVF 患者，在平均 7 年的随访期间，出现了静脉引流方式的恶化。5 例患者接受了颗粒栓塞治疗，1 例患者进行了枕动脉和脑膜中动脉的近端结扎，1 例患者采取保守治疗。在所有的病例中，静脉引流方式的改变均伴有临床症状的恶化。

Davies 报道了一项大宗的前瞻性研究，收集了 55 例同期的没有 CVR 的良性 DAVF 患者资料，平均随访期超过 33 个月。这些病例资料表明绝大多数没有 CVR 的 DAVF 临床表现为良性病程且随着时间的延长而更加稳定。

但是，有 1 例患者在行姑息性血管内栓塞治疗后死亡，血管造影并没有发现术后有 CVR 的出现。这一死亡病例的病因考虑是上矢状窦功能性闭塞引起的静脉高压。

2002 年，Satomi 对 117 个病例进行前瞻性研究，进一步证实了没有 CVR 的 DAVF 患者多表现为良性病程。其中，73 例患者仅保守观察，43 例患者接受了姑息性栓塞手术，1 例患者接受了姑息性外科手术。117 例患者有 112 例（95.7%）获得了临床随访，平均随访时间 27.9 个月。在随访期间，110 例（98.2%）症状稳定或好转，表现为良性病程；2 例（1.8%）接受保守观察的患者症状加重。因此，研究得出结论，超过 98% 的病例经过保守观察或姑息性对症治疗，能够获得良好预后。

但是，应该牢记良性 DAVF 是一个动态性疾病，静脉血栓形成的进展很可能导致静脉引流方式的变化。根据这个观点，必须警惕两点：静脉窦内引流方向可能会发生改变；转变成侵袭性 DAVF 的概率较小。首先，Cognard 在分级中强调了有无 CVR 以及有无静脉窦内反流的重要性，依据 Cognard 的描述，Ⅱa 型 DAVF 与视乳头水肿、颅内压升高相关，27 例病人中出现 8 例（30%）。但是，在 Davies 和 Satomi 研究组中，这一现象的概率是非常小的。理论上，反流的确能够阻止皮质静脉引流进入相关的静脉窦，导致大脑静脉性充血。在其他的研究者中，Hurst 认为脑的静脉性充血与全脑神经功能缺失（如痴呆）有关。静脉性充血能够在 MRI 上显示出来，表现为 T_2 高信号。Willinsky 还指出静脉性充血病例在脑血管造影术中可见迂曲的、充血的静脉出现，他将其标示为假性静脉炎型。良性 DAVF 其他需要关注的是继发 CVR 的可能性。在 Davies 和 Satomi 的研究中，所有病例发生这种现象的概率大约为 2%，这一发现要求需要更加密切的临床随访，对任何突发的或意外的症状变化都必须重新进行影像学评估。

Kim 更新了来自多伦多的治疗经验，最近报道了颅内 DAVF 患者保守治疗的临床转归情况，其自发性闭塞率达到了 12.5%，横窦和海绵窦区是最常见的位置。然而，有学者认为这个比例有可能被低估了，因为部分患者在症状逐渐好转后，没有再接受脑血管造影复查。同时，血管造影随访观察到，99 例患者中有 4 例（4%）从良性 DAVF 发展成恶性病变，伴有症状突然加重。

（二）侵袭性硬脑膜动静脉瘘

血管造影可见伴有 CVR 的颅内 DAVF，一般都伴随严重的病理改变。因此在 Border 分类中的 2 型和 3 型，以及 Cognard 分类中的 Ⅱb 型、Ⅱa+b 型、Ⅲ型、Ⅳ型、Ⅴ型 DAVF 被标示为侵袭性 DAVF。最初，"侵袭性"这个词用来表示出现频繁的颅内出血、NHND，甚至死亡。但是，类似良性 DAVF 的搏动性耳鸣或眼部充血症状也有可能被称为"侵袭性的"症状。出血可能位于硬膜下、蛛网膜下腔或脑内，因为反流的皮质静脉流经上述的每个不同部位。正如上面所述的，DAVF 的部位与出血没有相关性，但是，由于局部的静脉解剖结构，一些部位有更易出血的倾向，如前颅窝底的 DAVF。虽然局部静脉充血也能出现很多全脑神经功能缺失的表现，类似于伴窦内反流的 Cognard 分类 Ⅱa 型瘘症状（见上述），但 NHND 是典型的皮质静脉反流引起脑局部静脉性充血导致的相关症状。在 Cognard 分类 Ⅴ型病变伴髓周 CVR 的情况下，颅内 DAVF 也能引起脊髓的神经性障碍。

关于侵袭性 DAVF 的自然病程一直有争议，文献中存在很多观点对立的报道。根据各家报道，出现临床症状后每年的出血率差异也很大，从 Brown 研究中的 1.8% 到 Davies 研究中的接近 20% 不等。Brown 对患者平均随访 6.6 年，但是伴有 CVR 的患者未独立分组，因此，由于同期组群中存在很大比例的良性 DAVF，因此很可能低估了每年的风险。此外，Duffau 在另一研究中发现一旦 Cognard 分类 Ⅲ型或Ⅳ型瘘临床表现出血，则出血后两周内再次出血的概率高达 35%。在 Davies 研究中，DAVF 伴持续 CVR 的患者年病死率达 19.3%，年出血率为 19.2%，每年 10.9% 的患者出现 NHND。Dijk 在大幅增加病例数，将随访时间延长四倍的基础上，重新计算了这些概率。在合计 86.9 人年的随访期间，得出年病死率为 10.4%，年出血率为 8.1%，每年 6.9% 的患者出现 NHND。这些数据提示对侵袭性 DAVF 应及早治疗，并提高治愈率。Soderman 也报道了伴有 CVR 的 DAVF 患者的年出血风险或 NHND 的风险，虽然其报告的 DAVF 患者年出血风险或 NHND 的风险低于上述其他研究，但研究发现有过出血的伴 CVR 的 DAVF 患者年再出血风险为 7.4%，而没有过出血的伴 CVR 的 DAVF 患者年出血风险仅为 1.5%；同时 Soderman 也指出其研究存在随访时间短和研究对象排除偏倚缺陷。但是随后，Strom 的研究不仅证实了多伦多经验（即自然病史过程中，伴 CVR 的 DAVF 患者较良性 DAVF 患者年出血风险或 NHND 的风险发生率高），同时也发现了良性 DAVF 和进展性 DAVF 之间临床表现是显著不同的。

【辅助检查】

（一）CT

在没有 CVR 伴脑组织充血的情况下，良性 DAVF 在 CT 影像上几乎总是不显影的。而对于侵袭性 DAVF，CT 平扫可能显示为低密度，表示水肿或静脉缺血的区域。与脑实质组织相比较，异常扩张的软膜静脉密度增加，往往能够在 CT 上显示出来。增强 CT 能够显示反流的皮质静脉网的强化，而 CTA 则能显示扩张供血动脉及引流静脉之间的瘘口。4D-CT 血管造影技术有广阔的发展前景，尤其在急诊处理出血的 DAVF 患者方面。

（二）MRI/MRA

虽然不规则或狭窄的静脉窦可能会提供可疑信息，但事实上 MRI 是很难检测出良性 DAVF 的。MRA 的灵敏度较 MRI 增加，但在瘘的显影上仍是很局限的。侵袭性 DAVF 能够在 MRI 上直接显影，表现为在扩张的软膜血管对应的皮质中出现特征性的血管流空影。脑组织的静脉性充血使相应的白质组织显示为 T_2 高信号，尤其在深部白质组织。特征性的 T_2 高信号可见于静脉窦血栓形成（伴静脉梗塞或静脉性充血），脱髓鞘病变或者新生肿瘤。但是，脑实质组织 T_2 高信号合并软膜血管紊乱增生，则高度提示血管畸形的存在。治疗后 T_2 高信号消失。

实时自动触发椭圆中心序列 3D 钆增强 MRA（ATECO-MRA）是有可能

取代常规血管造影术的一项新技术。ATECO-MRA 能够有效地诊断 DAVF，尤其是伴有 CVR 的 DAVF。3T 场强的时间相关性 MRA 技术显著提高了磁共振诊断 DAVF 的灵敏度，这一技术的无创性也使其更适合 DAVF 的随访。磁梯度回波序列（GRE）和磁敏感加权序列（SWI）是诊断静脉充血性脑病的敏感手段，因为静脉充血性脑病时弥散的含铁血黄素沉积会在以上两个序列中表现为高信号。

（三）DSA

常规血管造影术在确定 DAVF 的诊断和设计治疗方案上是非常重要的。颈外动脉各分支血管的选择性造影可将显示高流速的动静脉分流，通过瘘进入颅内静脉系统。颈内动脉或椎动脉的选择性造影可能显示脑循环时间延迟，与静脉充血性脑病相一致。脑血管造影的静脉期，脑表面可以见到迂曲扩张的侧支静脉，表示长期存在静脉高压。这一所见被归类为假性静脉炎型，发生出血或 NHND 的风险更大。制定治疗方案时，仔细分析脑循环的静脉期是非常关键的。无疑，颅内 DAVF 影像检查最主要的目标是确定有无 CVR 的存在。为防止错过细微的 CVR，应避免行全脑非选择性造影。另一个重要的目的是确定有无静脉窦流出道梗阻，静脉流出道梗阻能够通过包括眼静脉系统在内的侧支循环形成颅外引流。有皮质静脉和小脑静脉反流的患者通常可以见到静脉狭窄或静脉闭塞。仔细分析血管造影的静脉期，能够区分引流瘘和引流脑组织的不同静脉引流途径。所涉及硬脑膜窦的区室化能够允许闭塞瘘口，而保留引流脑组织的瘘的间隔。最后，在影像检查中，应考虑同一个患者可能存在多发性 DAVF，已有报道发生率为 7%~8%。

【治疗】

在治疗某一疾病之前，每一个临床医生都必须掌握该疾病的自然史知识，因为每一个主动的治疗，都必须以改善临床预后为目的。需要治疗的 DAVF 首选血管内治疗。外科手术可与血管内治疗联合应用，或者应用于血管内治疗失败后。外科手术能够为血管内治疗提供入口通路，或者直接切除病窦或切断 CVR。血管内治疗可以经动脉途径、静脉途径，或联合应用经动

脉和经静脉途径。因为在闭塞瘘口及消除 CVR 方面效果更好，现在大多数
DAVF 的治疗首选经静脉途径。

（一）良性硬脑膜动静脉瘘的处理

现有的报告显示，绝大多数的良性 DAVF 自然病程是非常好的，因此，
通常使用增强 MRA 进行随访观察是最好的措施。对有固定临床症状和体征
的患者，考虑每 3 年进行一次导管 DSA 随访。如果临床表现出现任何突然
的或意外的变化，或者恶化或者改善（甚至消失），都须行导管 DSA 检查，
以排除出现 CVR 或伴静脉窦内反流导致的进展性血栓形成。

对难以忍受的颅内杂音或严重的眼部症状，如视觉损害，应考虑动脉血
管内栓塞治疗以减轻症状。动脉内栓塞治疗往往能够减轻症状，但是应该认
识到动脉内栓塞不能有效地获得血管造影上瘘的完全栓塞。在部分病例中，
使用液体栓塞剂进行动脉内栓塞能够永久性地闭塞瘘口。动脉内颗粒栓塞能
够获得预计的早期症状改善，但是随着时间延长症状可能复发。对于评估后
预计姑息性动脉内治疗效果不好的患者，经静脉入路弹簧圈栓塞病窦能够非
常有效地减轻症状，且往往可达到血管造影上的完全消除 DAVF。仅仅在静
脉窦只引流瘘而不参与脑组织静脉引流的情况下，才能栓塞牺牲静脉窦。静
脉窦间隔的定向栓塞也许能够有效消除瘘，而保留静脉窦未参与瘘引流的部
分。通常情况下不可栓塞静脉窦，只有特殊的病理性静脉窦病例可以行静脉
窦闭塞，并且在进行窦闭塞时处理原则是仅闭塞瘘口处的部分静脉窦，而保
留其他部分的窦。

大多数情况下，静脉窦闭塞可以经静脉入路进行，特殊情况下使用经动
脉入路栓塞静脉窦，如外伤性 DAVF 或者高流量瘘，硬脑膜动脉和引流的静
脉之间瘘口较大，此时可以动脉入路栓塞静脉窦。而自发性 DAVF 中，由于
供血动脉网太细小而迂曲，不能经动脉入路行静脉窦栓塞。

（二）侵袭性硬脑膜动静脉瘘伴直接 CVR 的处理

侵袭性颅内 DAVF 在其自然病程中有可能引起严重的并发症，因此应
积极予以治疗。有报道对伴直接 CVR 而没有硬脑膜窦引流的 DAVF（Borden

分类 3 型 /Cognard 分类Ⅲ型和Ⅳ型），治疗的目的是选择性切断 CVR。从病理生理学来说，DAVF 属于静脉性疾病，因此通过选择性地区分硬膜内瘘口的静脉流出道能够获得伴直接 CVR 的颅内 DAVF 的永久性治愈，类似于已知的脊髓 DAVF 的治疗。神经外科手术首先实现了这一过程，随着介入神经放射学的发展，血管内技术也同样实现了这一过程。经静脉入路是最有可能断开 CVR 的血管内技术，经静脉入路需要经动脉造影显示瘘的路图技术。随着液体栓塞材料的发展和成熟，越来越多的 DAVF 患者能够用液体黏合剂经动脉入路完全栓塞治愈。

动脉入路栓塞 DAVF 技术是使用楔形的导管和聚合作用时间较长的液体黏合剂，常用的液体栓塞剂是 NBCA 和 Onyx。在液体栓塞剂使用的早期，其优点和缺点备受争议，目前对于栓塞剂的选择，更多是源于术者对液体栓塞剂的认知熟悉度和偏好。动脉导管必须呈楔形接近瘘口位置，以利于缓慢地推压液体黏合剂穿越瘘口进入近端静脉流出道。液体黏合剂进入静脉流出道太浅可能导致存在顽固的动脉分流，并利于侧支血流的重建；液体黏合剂进入静脉流出道太远，则可能导致静脉闭塞和静脉梗塞。经动脉入路颗粒栓塞能够暂时减少流向瘘口的血流，通常用于高血流、复杂的 DAVF，与经静脉入路治愈性栓塞或外科手术联合使用。

（三）硬膜窦引流伴 CVR 的侵袭性硬脑膜动静脉瘘的治疗

对于硬膜窦引流合并 CVR 的 DAVF（Borden 分型 2 型 /Cognard 分型Ⅱb型或Ⅱa+b 型）的治疗策略，目前专家支持整个瘘的完全消除，包括手术切除或病窦的填塞。但病窦永久性填塞的缺点在于可能损害了正常脑组织的静脉引流，发生出血性的静脉梗塞或者导致静脉高压的慢性并发症，如痴呆。根据这种观点，Mironov 报道了两例 Borden 分型 2 型 DAVF 的治疗，从血管内切断 CVR 而不改变硬膜窦的静脉引流，通过这种方式，瘘本身没有完全消除，只是将 DAVF 转变为良性 DAVF（没有 CVR），这种治疗可以通过动脉入路利用液体栓塞剂完成。这种转变在临床上有重要的意义，因为 Davies 和 Satomi 的研究均证明在良性 DAVF 随后的病程中没有任何严重的神经学事件，而且大多数研究均认为，良性DAVF属自限性疾病。这一良性DAVF的"转变"已经证明随后有着同样良性的临床病程。血管内断流术可以经动脉入路使用液体黏合剂，也可以经静脉入路使用弹簧圈。一般首选经静脉入路，因为与经供血动脉注射液体黏合剂相比较，经静脉入路更可能成功。

如果血管内治疗未能消除CVR，还可以有许多外科手术方式进行选择。一种方法是在病窦上方钻孔，随后直接穿刺，经细小的血管鞘置入微导管，填塞病窦。钻孔能够用经动脉注射的路图技术来定位，窦的填塞必须在透视导向下进行，并且经动脉侧控制性地进行血管造影，以便于当瘘闭塞或CVR消除时及时终止填塞。另一种方法是外科手术显露整个静脉窦后，直接填塞静脉窦。对于外科手术切除静脉窦，即使由富有经验的术者进行手术，仍有较高的发病率和病死率。但是，残留未能触及的硬膜窦壁上实际的瘘，而选择性切断CVR的外科技术是相对简单的。在反流的皮质静脉进入蛛网膜下腔的部位电凝和切断，足以将侵袭性DAVF转变为良性DAVF。对于复杂的、高流量的DAVF，液体栓塞剂或术前颗粒栓塞有助于减少外科手术期间的失血，改善外科断流或静脉窦栓塞的效果。近10年来，已经逐渐避免使用永久性的动脉瘤夹，因为在MRI的磁场中，动脉瘤夹可能出现移位。

经静脉入路至海绵窦：经静脉血管内至海绵窦有许多途径，从股静脉入路，这些途径包括显影不清的同侧或对侧岩下窦，显影清晰的同侧或对侧岩下窦，岩上窦，翼丛和面静脉。利用对侧岩下窦入路必须穿过基底静脉丛或海绵窦内的静脉窦，跨越中线也能到达海绵窦。其次，外科手术暴露眼上静脉，然后直接穿刺眼上静脉也能够提供静脉入路进入海绵窦。此外，开颅手术暴露大脑中浅静脉，然后穿刺大脑中浅静脉经蝶顶窦亦能到达海绵窦。在Meyers的117例海绵窦区DAVF的病例报告中，76%的病例经由岩下窦或眼上静脉途径获得静脉入路。Klisch报道了该组60%的海绵窦区DAVF经岩下窦行静脉入路治疗，78%的病例获得瘘完全消除。在考虑静脉引流的基础上，Klisch 将海绵窦区 DAVF 区分为四个间隔：前间隔、后间隔、外侧间隔和下方间隔。认识到不同类型的海绵窦区 DAVF 起源于这些不同的间隔，有助于设计栓塞入路，定向治疗相关的间隔。

经静脉入路至横窦：如果受累的静脉窦从血液循环中孤立出来，那么静脉窦的闭塞将有效的闭合瘘口，消除 CVR。这种情况下由于皮质静脉不再引流进入受累的窦，引起静脉梗塞的风险也是很低的。部分患者能够经静脉途径穿过一小段闭塞节段到达孤立的静脉窦，此时同侧静脉入路优于对侧静脉入路，因为同侧静脉入路能避免微导管逆行进入皮质静脉。提高导引导管稳定性可以利用 Tri-axial 系统，通过闭塞的静脉窦可以利用 0.35 英寸 Glidewire 导丝，顺利开通病窦后应立即用空白路图撤除导丝，并快速放置微导管系统。如果经静脉途径不成功，可以钻孔或直接外科手术显露，以填塞受累的静脉窦。如果受累的静脉窦既引流瘘也引流皮质静脉，静脉窦的闭塞将带来严重的静脉梗塞的风险。现在已经明确，许多横窦 / 乙状窦区 DAVF 有一个平行的静脉通路，该通路作为瘘的接收间隔，不同于引流皮质静脉的间隔。在显示这一特殊的间隔上，观察血管造影片动脉期与静脉期的重叠是很重要的。认识到平行通路的存在，才能够对参与 CVR 的那部分静脉窦进行选择性经静脉栓塞。Caragine 在 10 例患者中验证了这样一个平行的静脉通路的存在，对所有 10 例患者进行选择性经静脉栓塞，并保留横窦 / 乙状窦，结果证明是可能的。Piske 也强调了"平行的静脉通路"的概念，并报道了选择性的栓塞受累的上矢状窦间隔同时保留上矢状窦的研究。

（四）放射外科治疗的作用

虽然偶有报道，但对于伴或不伴 CVR 的颅内 DAVF，放射外科治疗的作用是有限的。良性 DAVF 或者不需要治疗，或者从相关静脉窦的选择性栓塞中获益。侵袭性颅内 DAVF 自然病程较差，所以放射外科治疗的迟发效应也是不可接受的。

【预后】

DAVF 是一种获得性颅内血管畸形，该类疾病患者的自然史主要由引流静脉的途径决定。良性的 DAVF 患者如果相关症状可以耐受，可以行保守治疗，但是必须要定期复查，以防发生进展性的变化。然而，伴有 CVD 患者因有神经功能减退的高危风险，应马上治疗。尽管某些病例适合手术治疗和立体定向放射治疗，但大部分病例的首选方法还是血管内治疗。

张义森　吕　明　刘　健　冀瑞俊

推荐阅读 ● ● ●

［1］BAHARVAHDAT H, OOI Y C, KIM W J, et al. Updates in the management of cranial dural arteriovenous fistula［J］. Stroke Vasc Neurol, 2019, 5（1）: 50-58.

［2］CHEN P M, CHEN M M, MCDONALD M, et al. Cranial dural arteriovenous fistula［J］. Stroke, 2018, 49（12）: e332-e334.

［3］TSAI L K, LIU H M, JENG J S. Diagnosis and management of intracranial dural arteriovenous fistulas［J］. Expert Rev Neurother, 2016, 16（3）: 307-318.

［4］SERULLE Y, MILLER T R, GANDHI D. Dural arteriovenous fistulae: Imaging and management neuroimaging［J］. Clin N Am, 2016, 26（2）: 247-258.

［5］KOBAYASHI A, AL-SHAHI SALMAN R. Prognosis and treatment of intracranial dural arteriovenous fistulae: A systematic review and meta-analysis［J］. Int J Stroke, 2014, 9（6）: 670-677.

［6］SHEN C C, TSUEI Y S, YANG M Y, et al. Gamma knife radiosurgery for indirect dural carotid-cavernous fistula: Long-term ophthalmological outcome［J］. Life（Basel）, 2022, 12（8）: 1175.

［7］BHATIA K D, LEE H, KORTMAN H, et al. Endovascular management of intracranial dural AVFs: Transvenous approach［J］. AJNR Am J Neuroradiol, 2022, 43（4）: 510-516.

［8］WENDEROTH J. Novel approaches to access and treatment of cavernous sinus dural arteriovenous fistula（CS-DAVF）: Case series and review of the literature［J］. J Neurointerv

Surg，2017，9（3）：290-296.

［9］BEER-FURLAN A，JOSHI K C，DASENBROCK H H，et al. Endovascular management of complex superior sagittal sinus dural arteriovenous fistula［J］. Neurosurg Focus，2019，46（Suppl_2）：V11.

［10］PIERGALLINI L，TARDIEU M，CAGNAZZO F，et al. Anterior cranial fossa dural arteriovenous fistula：Transarterial embolization from the ophthalmic artery as first-line treatment［J］. J Neuroradiol，2021，48（3）：207-214.

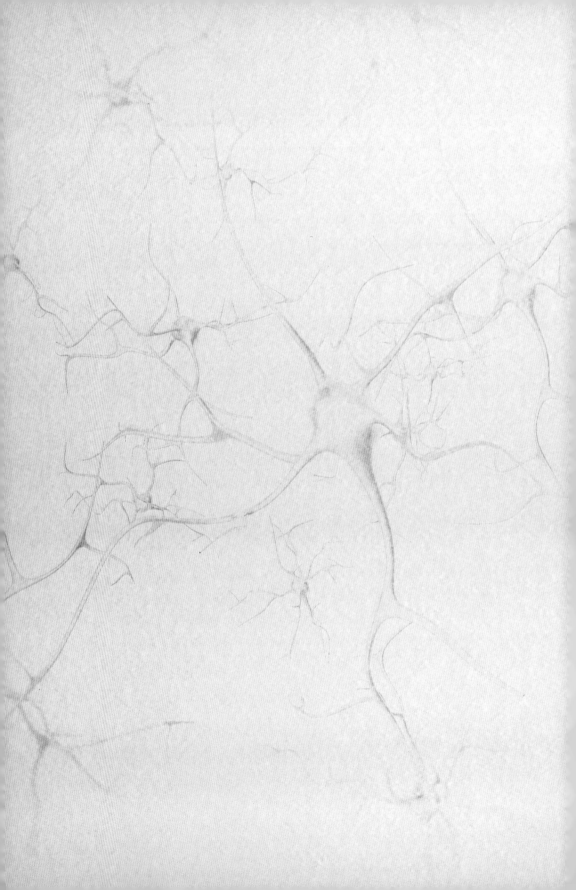

11

【概述】

（一）定义与流行病学

1. 定义　脑小血管病（cerebral small vessel disease，CSVD）是指颅内小血管病变所致临床、认知、影像学和病理表现的综合征，主要累及颅内小动脉、微动脉、毛细血管及小静脉，占全部缺血性卒中病因的 25%~30%。根据 2013 年神经影像学血管性改变报告标准（Standards for Reporting Vascular Changes on Neuroimaging，STRIVE）中的脑小血管病研究影像诊断标准，并结合 2015 年《中国脑小血管病诊治共识》，脑小血管病主要影像学特征包括近期皮质下小梗死（recent small subcortical infarct）、假定血管源性的腔隙（lacune of presumed vascular origin）、假定血管源性的白质高信号（white matter hyperintensities of presumed vascular origin）、血管周围间隙（perivascular space，PVS）、脑微出血（cerebral microbleed，CMB）和脑萎缩（brain atrophy）。

2. 流行病学　脑小血管病是老年人中最常见的脑血管疾病，也是一种全身性、全脑性的慢性重大疾病，为老龄化社会带来了沉重的疾病负担。在我国，脑小血管病变所引起的腔隙性脑梗死占缺血性卒中的 25%~50%，而脑出血占所有类型脑卒中的 25%，显著高于西方国家。另外，脑小血管病引起的脑卒中复发率较大血管动脉粥样硬化引起的脑卒中复发率略低，3 年脑卒中复发率约为 9.6%，其中 1/3 为脑出血。

由于脑小血管病的定义不同［如急性卒中治疗低分子肝素试验（Trial of ORG 10172 in Acute Stroke Treatment，TOAST）分型、牛津社区卒中项目（Oxfordshire Community Stroke Project，OCSP）分型、神经影像学血管性改变报告标准（Standards for Reporting Vascular Changes on Neuroimaging，STRIVE）分型等］，以及研究人群的不同（如以医院为基础的研究、以社区为基础的研究），现有的流行病学数据存在一定的差异。以下是基于 STRIVE 分型的脑小血管病的流行病学现状。

在 STRIVE 分型中，脑小血管病根据影像学特征主要分为 6 型：近期皮质下小梗死、假定血管源性的腔隙、假定血管源性的白质高信号、血管周围间隙、脑微出血和脑萎缩。近期皮质下小梗死约占急性缺血性脑卒中的25%，20%~50%的健康老人可发生无症状性的近期皮质下小梗死。而白质高信号由于各项研究入选的研究对象和采用的影像学诊断方法不同，各项研究得出的患病率差异较大，范围为5.3%~96%。对于假定血管源性的腔隙，其年发病率则为1.9%~3.7%，且发病率随年龄的增长而增加。血管周围间隙的患病率由于各项研究入选的研究对象和采用的评估方法，以及指标的定义不同而差别较大，范围为1.6%~33.2%。根据鹿特丹研究发现，社区老年人3年内新发脑微出血比例为10.2%，其中多发脑微出血的比例为4.6%；健康人群中脑微出血的患病率为2.3%~15.3%。根据研究，65岁之后脑萎缩的速度约为每年1%，若合并有阿尔茨海默病，则速度可达到2%，而在85岁以上的人群中脑萎缩的比例可达到100%。

（二）病因

目前，脑小血管病的病因可分为小动脉硬化、散发性或遗传性脑淀粉样血管病、其他遗传性小血管病、炎性或免疫介导性小血管病、静脉胶原化疾病和其他脑小血管病。

1. 小动脉硬化 小动脉硬化也称为年龄和血管危险因素相关性小血管病，其危险因素包括不可干预的危险因素和可干预的危险因素。不可干预的危险因素包括年龄、性别等。可干预因素如高血压、糖尿病等血管相关的危险因素是一级预防的关键。

（1）不可干预的危险因素

1）年龄：是脑血管疾病的最大风险因素。随着人口老龄化的加剧，老年人口的规模在不断增加，年龄已成为全球疾病负担的主要因素。随着年龄的增长，多种机制可能导致大脑功能下降，包括内皮细胞功能障碍、血栓形成、血脑屏障的完整性破坏、血管重塑、血管僵硬、血管密度降低等，从而导致脑血流量及氧分压的下降，最终导致脑小血管病的发生。

2）性别：是常见的脑血管病的危险因素，目前指南认为性别因素对于脑小血管病的影响仍有争议。脑小血管病的发病率没有显著的性别差异，但进一步的荟萃分析提出，在中重度的脑小血管病的患者中，男性占有更多的比例，因此男性被认为是脑小血管病严重程度的独立危险因素，这可能与内皮功能的差异、生活方式等因素相关。

3）遗传因素：是脑小血管病的重要危险因素。在散发性的脑小血管病中，一些基因，如 *NEURL1*、*PDCD11* 和 *SH3PXD2A* 等，可能与脑小血管病相关。

4）种族：是目前脑小血管病中研究比较少的病因，部分研究提出黄种人比白种人更容易患脑小血管病，也有部分文献报道不同种族、地域的患病率没有显著差异，仍需要进一步研究进行相关探讨。

（2）可干预的危险因素

1）高血压：被认为是卒中的独立危险因素，与脑小血管病性卒中和大血管病性卒中均有关。SPS3 研究发现，目标血压控制在 130~149mmHg，复发性卒中的风险比（*HR*）为 0.84（95%*CI* 0.61~1.17），表明控制血压可以预防卒中的复发。大多数研究均表明高血压与脑白质损伤、腔隙性脑梗死，以及微出血有关。例如，鹿特丹研究发现高血压的持续时间与脑白质损伤程度相关，控制高血压可降低脑白质损伤的风险。并且，收缩压与深部 / 幕下微出血有关，而舒张压与脑叶的微出血有关。因此，控制高血压是预防脑小血管病发生和发展的核心环节。

在高血压存在时，大脑微循环受损，血管收缩增强、舒张功能减弱、管腔直径减小，总外周阻力增加，可导致脑灌注受损。同时，由于弹性纤维的退化和完整性的丧失，会导致血管脆性增加及动脉硬化的发生，从而导致动脉管腔重塑和进行性损伤。除了结构改变外，高血压还会引起小动脉和毛细血管密度降低，导致脑血流量降低，增加高血压患者认知能力下降的风险。

2）糖尿病：是卒中的一个公认的危险因素，它可以引起不同部位血管的病理变化，如果脑血管受到损伤，即可能导致卒中。此外，血糖水平异常的卒中患者的死亡率更高，预后更差。例如，与未患糖尿病的人相比，糖尿病患者更容易出现肢体无力和构音障碍。在洛桑卒中登记研究中，糖尿病患者皮质下梗死的相对患病率较高，而脑出血的相对患病率较低。在另一项研究中，缺血性卒中合并糖尿病患者具有更高的腔隙性脑梗死和高血压的发生率。

糖尿病导致卒中有几种可能的机制，包括血管内皮功能障碍、早期动脉硬化增加、全身炎症和毛细血管基底膜增厚。例如，糖尿病患者 NO 介导的血管舒张功能受损，这可能是由于 NO 失活增加或平滑肌对 NO 的反应性降低所致。与血糖水平正常的受试者相比，2 型糖尿病患者的动脉弹性降低，而 1 型糖尿病患者更多与颈总动脉的早期结构损伤相关，通常表现为内膜增厚，这被认为是动脉粥样硬化的早期征象。炎症反应增加在糖尿病患者中比较常见，并且炎症在动脉粥样硬化斑块的形成中起着重要作用。

3）血脂异常：被认为是脑小血管病的危险因素。例如，有研究表明，低血清总胆固醇水平与微出血和脑白质损伤相关。鹿特丹研究发现，低甘油三酯水平，而不是高密度脂蛋白或低密度脂蛋白水平，与深部 / 幕下微出血及脑出血有关。

4）高同型半胱氨酸血症：是脑小血管病的另一个危险因素。在一项研究中，发现高同型半胱氨酸水平与脑白质损伤相关。在另一项评估同型半胱氨酸和内皮标志物之间关系的研究中，显示同型半胱氨酸与脑白质损伤之间的联系可能是通过内皮细胞活化介导的。高同型半胱氨酸血症也可能通过激活 N- 甲基 -D- 天冬氨酸受体而产生直接毒性作用，导致细胞死亡，或者转化为同型半胱氨酸，对神经元起到兴奋性毒性作用。

5）颈动脉狭窄：与大约 10%~20% 的卒中相关。动脉粥样硬化是影响颈动脉的最常见疾病，最常发生在其分叉处。动脉粥样硬化导致的颈动脉狭窄，最常见的症状是导致脑血管远端分支的栓塞，以及血流动力学的显著降低。有研究认为，颈内动脉狭窄是腔隙性脑梗死的危险因素。在临床前的动物模型中，结扎双侧颈动脉可导致脑白质高信号、腔隙性脑梗死等一系列脑小血管病的表现。

6）吸烟：是卒中的独立危险因素。烟草中含有的很多有害物质，如尼古丁等可引起血管痉挛和血压升高，从而导致脑小血管病的发生。有研究表明，吸烟与脑白质损伤、腔隙性脑梗死和微出血的发生均有关。

7）其他因素：如过度饮酒、房颤等心脏疾病、肥胖等均与脑小血管病的发生有直接关系。

2. 散发性或遗传性脑淀粉样血管病　脑淀粉样血管病（cerebral amyloid angiopathy，CAA）是指淀粉样物质，即 β 淀粉样蛋白（amyloid β-protein，Aβ），在中枢神经系统血管内进行性沉积。CAA 往往首先发生在皮质内和新皮质软脑膜血管的远端，大脑后部较前部更易受累，且受累程度更重。其次是旧皮质和小脑。颞叶内侧、海马、基底节和丘脑极少受累。Aβ 沉积在皮质内和远端软脑膜血管壁内，可继而引起继发性血管病变，包括纤维素样坏死、中层平滑肌细胞丢失、微动脉瘤、血栓形成、纤维玻璃样增厚、管腔狭窄、围绕神经毡的淀粉样蛋白沉积（特指淀粉样蛋白沉积致的扭曲样改变）、血管壁及周围炎症细胞浸润，以及血管周围血色素沉积。

3. 其他遗传性小血管病　大部分的脑小血管病都是散发的，但是在部分家族性病例中可发现特异的遗传缺陷，包括 NOTCH3 基因突变所致的伴皮质下梗死和白质脑病的常染色体显性遗传性脑动脉病（CADASIL）、HTRA1 基因突变所致的伴皮质下梗死和白质脑病的常染色体隐性遗传性脑动脉病（CARASIL）、编码组织蛋白酶 A 的 CTSA 基因突变引起的伴脑卒中和白质脑病的组织蛋白酶 A 相关性动脉病（CARASAL）、与 TREX1 基因突变有关的常染色体显性遗传性视网膜血管病伴有白质脑病（AD-RVCL），以及编码 α- 半乳糖苷酶 A（α-Gal A）的 GLA 基因突变导致的法布里病（Fabry disease）等。

4. 炎性或免疫介导性小血管病　是通过免疫机制介导免疫复合物形成和补体激活 / 沉积，引起的脑小血管炎症反应。常见于伴有干燥综合征、韦氏肉芽肿病、类风湿关节炎等免疫性疾病的患者中。

5. 静脉胶原化疾病 是指静脉或小静脉壁的胶原成分增多，导致管壁增厚、管腔狭窄，甚至闭塞。该病可能与高血压及年龄增长有关，常出现于脑白质疏松部位，可导致退行性病变、脱髓鞘及胶质增生。

6. 其他脑小血管病 一些脑小血管病中的少见类型，包括辐射后血管病、阿尔茨海默病患者的非淀粉样的微血管变性，其具有与其他脑小血管病相同的病理学改变，例如小血管壁炎症细胞浸润、血管周围组织胶质细胞激活、脑深部白质脱髓鞘改变等。

（三）发病机制

CSVD 的发病机制目前却尚不明确，这可能与慢性缺血 / 低灌注学说、内皮功能障碍学说、血脑屏障破坏学说、炎症反应学说等理论有关。本文将对上述机制进行详细探讨，以期对临床诊治提供一定的理论依据。

1. 慢性缺血 / 低灌注 / 血流动力学异常 目前认为，慢性缺血 / 低灌注学说在 CSVD 发病过程中起着非常关键的作用，多见于小动脉硬化（年龄和血管危险因素相关性小血管病），这可能与微小血管的结构改变及脑深穿支动脉损伤导致脑血流灌注降低、选择性少突胶质细胞凋亡有关。其中，动脉内膜增厚、斑块阻塞穿支动脉、血管管腔狭窄引起低灌注和髓鞘变性可引起脑白质疏松症（LA）的发生；小血管的急性闭塞引起的局部脑组织急性脑缺血可引起腔隙性脑梗死（LI）的发生。研究还发现 CSVD 患者不仅存在脑血流量减少和脑血管自动调节功能障碍，还存在脑白质微结构的改变。有研究使用正电子发射断层成像（positron emission tomography，PET）技术发现，CMB 数量的增加与脑白质损伤的体积密切相关，这都与 CSVD 患者的深部脑白质慢性缺血有关。一项采用单光子发射计算机体层摄影（single-photon emission computed tomography，SPECT）技术的研究还发现 CSVD 患者在额叶、颞叶等区域灌注降低。动脉疾病的次要表现 - 磁共振研究（Second Manifestations of Arterial Disease-Magnetic Resonance，SMART-MR）对 575 名 CSVD 患者平均随访了 3.9 年，观察指标包括脑白质高信号

（white matter hyperintensity，WMH）和每 100ml 脑组织的脑血流量（cerebral blood flow，CBF），发现基线期 WMH 与随访期 CBF 下降密切相关。近年来，WMH 周围存在缺血性半暗带（ischemic penumbra）的假说也是研究的热点，笔者课题组张小雨也发现缺血性半暗带影响了 CSVD 患者的空洞形成。上述研究分别从神经影像的角度支持了 CSVD 患者存在慢性缺血 / 低灌注的学说。

2. 内皮功能障碍　除了上述慢性缺血 / 低灌注学说，内皮功能障碍也是导致 CSVD 患者脑血管结构和功能改变的关键环节，内皮功能障碍可能也参与 CSVD 的发生机制，可能与 CSVD 患者动脉血管壁的内皮细胞破坏、肌细胞严重衰竭引起 CBF 下降、内皮功能激活能力受损有关。目前广泛应用的是血和脑脊液的内皮细胞标志物，可利用它们来探索不同分子通路功能，并有望进一步阐明其作用。研究较多的早期内皮细胞损伤的生物标志物，包括同型半胱氨酸（homocysteine，Hcy）、细胞间黏附分子 -1（intercellularcell adhesion molecule-1，ICAM-1）、非对称性二甲基精氨酸（asymmetric dimethylarginine，ADMA）、肿瘤坏死因子（tumor necrosis factor，TNF）、白介素 -6（interleukin 6，IL-6）、C 反应蛋白（C-reactive protein，CRP）、内皮祖细胞（endothelial progenitor cell，EPC）、基质金属蛋白酶（matrix metalloproteinase，MMP）、血管细胞黏附分子 1（vascular cellular adhesion molecule-1，VCAM-1）、纤溶酶原激活物（plasminogen activator，t-PA）、血管性假血友病因子（von Willabrand factor，vWF）等。有研究发现 CSVD 患者 Hcy 升高是导致缺血性 LA 发生的显著预测因子，这可能与内皮功能障碍有关。国内学者研究也发现 CSVD 患者的 S100B 蛋白和 ADMA 水平显著升高，且与 LA 患者的认知功能下降密切相关。近期对腔隙性脑梗死患者的研究发现，腔隙性脑梗死患者存在 t-PA 水平的降低，也提示 CSVD 患者存在明显的内皮功能障碍。还有研究发现，与对照组相比，急性缺血性脑卒中患者的 α2- 巨球蛋白水平升高，且与脑白质损伤的严重程度密切相关，提示 α2- 巨球蛋白参与了急性缺血性脑卒中的病理生理机制。另一项研究发现 vWF 的降低与增加的基底节区血管周围间隙数量有关，提示 vWF 是内皮功能完整性的重要指标，vWF 水平的降低与内皮功能障碍和 CSVD 患者的基底节血管周围间隙的增加密切相关。

3. 血脑屏障破坏　血脑屏障（blood brain barrier，BBB）是指脑组织与血液之间的屏障结构，是脑微循环的重要组成，与神经元一起构成神经血管单元。BBB 是由血管内皮细胞及紧密连接、星形胶质细胞终足、基底膜和周细胞组成。这些结构完整和功能正常对维持 BBB 渗透性极为重要。BBB 破坏和渗透性增加是 CSVD 早期脑损害的潜在机制，在正常人老化和 CSVD 的发病机制中起关键作用。CSVD 可通过损害内皮细胞、平滑肌细胞等影响血管神经单元的不同环节，影响紧密连接蛋白的表达，导致 BBB 通透性增高，血液中的蛋白和脂质成分进入血管壁和周围的脑实质，造成血管壁脂质玻璃样变性、脑实质神经细胞的毒性损害等。

一项研究采用动态对比增强 MRI（dynamic contrast-enhanced，DCE-MRI）技术来评价 BBB 渗透性的严重程度和渗透率，研究结果提示 CSVD 患者存在较大程度的渗透容积的降低，支持了 CSVD 患者存在明显的 BBB 破坏的假说。另外，对 CSVD 患者的脑组织病理学检查发现 CSVD 的严重程度与血管外的血浆蛋白［如纤维蛋白原、白蛋白、免疫球蛋白 G（IgG）］有关。一项研究采用 DTI 技术和 DCE-MRI 技术发现，BBB 渗透性提高了高血压和 WMH 的总负担，提示 BBB 渗透性参与了 CSVD 脑损伤的病理生理过程。此外，CSVD 患者存在 BBB 破坏的假说也得到了动物实验的支持和脑脊液分析结果的支持。研究发现，较差的神经功能结局与基线期较高的 WMH 评分和基底节区增加的 BBB 通透性有关，提示 BBB 功能障碍可用来评估 CSVD 的病情进展。然而，也有不同观点，一项研究采用纤维蛋白原、IgG 评价 BBB 功能，发现血浆渗透和局灶性的 BBB 功能破坏在 CSVD 患者中虽然常见，但并不支持与 CSVD 存在显著的相关性。需要未来增加样本、联合动物实验，并根据脑脊液分析结果和神经影像学方法来进一步探索 BBB 破坏的早期生物标志物。

4. 炎症反应 炎症反应学说也是引起 CSVD 发病机制的另一个重要理论，常见的炎症生物学指标有 CRP、TNF、IL-6、纤维蛋白原等。其机制可能与脑缺血可以引起神经炎症因子的释放，激活小胶质细胞 / 巨噬细胞释放蛋白酶和自由基，进而对细胞外基质和神经血管单元产生永久性的损害。有研究发现较高的肿瘤坏死因子 2 型受体和髓过氧化物酶是 CMB 发生的独立危险因素，还发现较高水平的护骨素、ICAM-1、磷脂酶 A2 和降低的髓过氧化物酶是 LA 和静息脑梗死的独立危险因素。近期还研究发现炎症因子还可以预测缺血性脑卒中发生的类型。一项荟萃分析发现，与非卒中患者相比，腔隙性脑梗死患者内皮障碍的指标（Hcy、vWF、E 选择素、P 选择素、ICAM、VCAM）显著增高，炎症指标（CRP、TNF-α、IL-6）显著增高，且在急性腔隙性脑梗死患者中 vWF 显著降低，上述研究支持炎症过程和内皮功能障碍均参与了 CSVD 的病理生理学机制。还有一项研究发现炎症过程激活了单核和巨噬细胞，并在 CSVD 患者的 BBB 通透性破坏中起重要的角色。上述 CSVD 相关的炎症理论可能对阻止 CSVD 的病情进展提供新的治疗策略，具有重要的临床指导意义。

综上所述，对于 CSVD 的发生机制目前尚不清楚，可能与脑慢性缺血 / 低灌注学说、内皮功能障碍学说、血脑屏障破坏学说、炎症反应学说等理论有关（图 11-1）。但应注意到 CSVD 的发病机制比较复杂，涉及多种病因和病理生理学机制，其相互影响和相互作用，不同机制之间存在交叉效应，且尚缺乏具有说服力的反映 CSVD 整个病理改变的动物模型。未来的研究可以分子生物学技术为桥梁，从神经心理学、神经病理学、神经影像学、神经生物学等多个角度，结合临床表现、基因水平、增加随访时间、探索优化的动物模型等多个方面来深入探索 CSVD 的发生机制，相信这将对 CSVD 患者的临床诊治提供更多的理论基础。

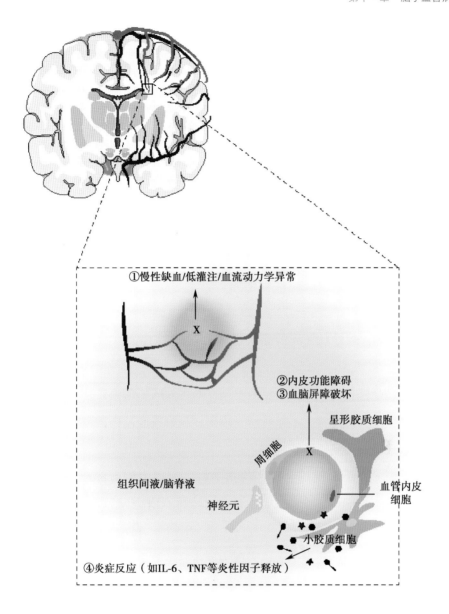

①慢性缺血/低灌注/血流动力学异常

②内皮功能障碍
③血脑屏障破坏

星形胶质细胞

周细胞

组织间液/脑脊液

血管内皮细胞

神经元

小胶质细胞

④炎症反应（如IL-6、TNF等炎性因子释放）

图 11-1　CSVD 的发病机制

【临床表现】

　　脑小血管病是主要累及脑内小动脉、微动脉、毛细血管、微静脉和小静脉的一系列临床、影像、病理综合征，多隐匿起病、缓慢发展，部分可急性发作。脑小血管病临床表现复杂多样，本节将从卒中相关表现、认知功能障碍、运动障碍、情感障碍、泌尿系统症状、眼部症状进行阐述。

（一）缺血性症状

腔隙性脑梗死（lacunar infarction）CSVD 可导致 20%~30% 的急性缺血性卒中，主要以腔隙性脑梗死的形式出现。在急性脑血管病的分类标准中，"脑小血管病"特指急性小动脉闭塞引起的卒中，其名称和意义在不同的分型中有略微的差别，如 TOAST 分型中的"小动脉闭塞性卒中"和中国缺血性卒中分型（Chinese Ischemic Stroke Subclassification，CISS）中的"穿支动脉疾病"，以及动脉粥样硬化 - 小血管疾病 - 心脏来源 - 其他原因（atherosclerosis-small vessel disease-cardiac source-other cause，ASCO）分型中的"小血管病"。腔隙性脑梗死多急性起病，一般无头痛，也无意识障碍。

Fisher 将腔隙性脑梗死的症状归纳为 21 种综合征，临床较为常见的有以下 4 种。

纯运动性轻偏瘫：是最常见的类型，约占 60%。偏瘫累及同侧面部和肢体，瘫痪程度大致均等，不伴有感觉障碍、视野改变及语言障碍。病变部位在内囊、放射冠或脑桥等处。

构音障碍 - 手笨拙综合征：约占 20%，表现为构音障碍、吞咽困难、病变对侧面瘫、手轻度无力及精细运动障碍。病变常位于脑桥基底部或内囊。

纯感觉性卒中：约占 10%，表现为偏身感觉障碍，可伴有感觉异常，病变位于丘脑腹后外侧核。

共济失调性轻偏瘫：表现为轻偏瘫，合并有瘫痪侧肢体共济失调，常下肢重于上肢。病变多位于脑桥基底部、内囊或皮质下白质。

此外，有 3 种特征性临床表现。

内囊 / 脑桥预警综合征：特殊类型的 TIA，24 小时内发作 3 次及以上，最终导致脑梗死。MRI 内囊 / 脑桥亚急性脑梗死，MRA 未见明显异常，部分患者 HR-MRI 提示 MCA/BA 斑块，推测为斑块延伸至穿支动脉口导致。

脑桥预警综合征（pons warning syndrome，PWS）：是卒中预警综合征（stroke warning syndrome，SWS）的一种。既往对 SWS 认识较多的是内囊预警综合征（capsular warning syndrome，CWS），其主要以偏侧运动及感觉障碍刻板样反复发作为特征，是一种不伴有皮质症状的特殊类型 TIA。直到 2008 年，Saposnik 等明确了 PWS 也是 SWS 的一种表现形式，其症状包括运动或感觉障碍反复发作，伴构音障碍或眼肌麻痹。PWS 的发生机制尚不明确，可能与基底动脉底部多个深穿支闭塞有关。患者呈现反复发作的症状可用闭塞动脉远端血流低灌注来解释，而血压降低时，低灌注加重，故症状加重。目前针对 PWS 无标准的治疗方法，建议此类患者应避免低血压，以及血压波动带来的低灌注损伤。

早期神经功能恶化（early neurological deterioration，END）：在穿支动脉梗死中发生率为 20%~30%，多于 2 天内发生，其定义为任何新发的神经功能缺损，起病 7 天内 NIHSS 升高 ≥4 分或 2 分（不同研究定义不同）或意识障碍加重，评分升高 ≥1 分或运动功能评分 ≥1 分。预后差，导致严重残疾。双抗治疗有潜在获益。

（二）出血性症状

自发性颅内出血（spontaneous intracranial hemorrhage）是 CSVD 急性发作的另一表现，是由于细动脉和小动脉破裂出血进入脑实质所致。动脉性出血是由 2 种最常见的散发性老年相关脑 SVD 引起的：动脉硬化和脑淀粉样血管病（CAA）。多在活动中或情绪激动时突然起病，少数在安静状态下发病。患者一般无前驱症状，少数可有头晕、头痛、肢体无力等。发病后症状在数分钟至数小时内达到高峰，可有头痛、呕吐、肢体瘫痪、意识障碍、脑膜刺激征和痫性发作等。临床表现的轻重主要取决于出血量和出血部位。

（三）认知功能障碍

脑小血管病是导致认知障碍的重要原因，脑小血管病相关的认知功能障碍占到血管性痴呆的 36%~67%。脑小血管病认知障碍呈现出典型的皮质-皮质下回路中断的特征，主要表现为信息处理速度、注意力和执行功能的早期受累，而记忆和再认功能相对保留。CSVD 患者是否存在认知功能减退及其严重程度与病灶的类型、部位及严重程度相关。目前认为，WMH 与认知功能减退存在相关性，尤其与信息处理速度下降和执行功能障碍相关，脑微出血病灶的数目是痴呆严重程度的独立预测因素。CMB 的部位与受损的认知域和认知障碍严重程度相关。有研究表明，脑深部 CMB 与记忆力、注意力和执行功能显著相关，其中，位于基底节和丘脑 CMB 患者的记忆力、执行功能和视空间功能的减退尤为突出；而脑叶 CMB 患者的认知功能损害可表现在执行功能、记忆力、信息处理速度方面；同时合并脑叶和深部或幕下的混合性 CMB 与所有的认知域下降相关，尤其与记忆和信息处理速度的下降显著相关。此外，病灶数目与认知障碍程度密切相关，CMB 病灶超过 2 个与全因痴呆、血管性痴呆均相关，且不受病灶位置的影响，主要表现为记忆和信息处理速度的减退。扩大的血管周围间隙（enlarged perivascular space，EPVS）被认为与信息处理速度下降有关，并使血管性痴呆的风险升高了 4 倍多。脑小血管病引起的脑萎缩是出现认知障碍的预测因素，在社区人群的前瞻性队列随访中发现，皮质和皮质下脑萎缩与注意力下降有关。在缺血性卒中或 TIA 患者中，脑萎缩和皮质萎缩也与认知功能减退相关。

（四）运动障碍

脑小血管的步态障碍同时具有帕金森病和额叶型共济失调的特点。脑动脉硬化所致的帕金森综合征具有可急性起病，但隐匿性更常见；无震颤；肌张力增高为折刀样；可有局灶神经功能缺损，以及其他脑血管和周围血管异常与高血压；可有苍白球和黑质血管源性病变。白质高信号可导致运动障碍，表现为步态异常、平衡能力下降、跌倒增加等。此外，脑萎缩，包括灰质和白质萎缩，与整体运动功能下降有关。目前关于腔隙与运动障碍的研究结论不一致，可能与研究对象不同、腔隙部位、数量有关。目前关于血管周围间隙、微出血与运动障碍的研究十分有限，且结论不一。

（五）情感障碍

情感障碍是 CSVD 患者重要的临床特征之一。CSVD 患者存在明显的情感障碍，尤其是抑郁症状，这在最新的一项荟萃分析得到证实。此外，CSVD 患者还存在睡眠障碍，日间功能受损可能是 CSVD 患者睡眠功能受损的原因，在 CSVD 患者中，睡眠情况可作为注意力和执行功能的独立相关因素。目前认为，CSVD 与睡眠障碍相互联系，互为因果。

（六）泌尿系统症状

在 CVSD 被发现的早期，泌尿系统症状未被充分认识，但随着对 CSVD 的认识加深，其泌尿系统损伤相关表现也被逐渐认知。泌尿系统由上尿路（肾、输尿管）和下尿路（膀胱、尿道）组成，上尿路改变主要为慢性肾脏病（chronic kidney disease，CKD），下尿路改变主要包括神经源性膀胱（neurogenic bladder，NB）、尿失禁。CSVD 多表现为下尿路症状，尤其是对膀胱的损害。CSVD 所致 NB、尿失禁约占 CSVD 患者的 26%~58%，其临床表现具体又分为储尿期、排尿期和排尿后症状。

1. 储尿期症状 包括尿频、尿急、夜尿增多、尿失禁、遗尿等，以尿失禁和尿急为主。尿频是泌尿系统疾病最常见的临床症状之一，正常人每天的排尿次数为 5~6 次，每次尿量约 300ml，24 小时排尿 >8 次即为尿频，其原因膀胱敏感性升高和 / 或膀胱容量降低。正常情况下夜尿 0~1 次，当夜尿 ≥2 次即可诊断为夜尿增多。尿急指一种迫不及待排尿的感觉，严重时可造成急迫性尿失禁。尿失禁指尿液自尿道外口不自主流出，根据临床表现，尿失禁一般分为真性尿失禁、充盈性尿失禁、压力性尿失禁和急迫性尿失禁。遗尿指夜间睡眠时出现不自主排尿现象。

2. 排尿期症状 包括排尿困难、膀胱排空不全、尿潴留等。排尿困难指膀胱内尿液排出受阻而引起的一系列症状，表现为排尿等待、尿线变细、排尿中断、射程变短、用力排尿等。膀胱排空不全是排尿困难的结果，而尿潴留是排尿困难的最终结果，表现为膀胱内潴留大量尿液而导致下腹部膨隆、胀痛，分为急性和慢性尿潴留两类。

3. 排尿后症状 包括尿后滴沥等。尿后滴沥指排尿后仍有尿意，无正常膀胱排空后的舒畅感，即尿不尽。

CSVD 患者在临床上以储尿期症状为主，而储尿期症状的轻重可利用膀胱过度活动症状评分（Overactive Bladder Symptom Score，OABSS）予以评估。CSVD 患者的储尿期症状主要表现为急迫性尿失禁，即伴随尿急或紧随其后出现不自主漏尿，偶见充盈性尿失禁。随着病程进展，患者的尿路功能逐渐受到影响，包括肾功能的逐渐降低，甚至严重至肾衰竭（尿毒症期），而肾衰竭是神经源性患者死亡的一个主要原因。

（七）眼部症状

部分 CSVD 患者可有眼部症状，表现为视物不清、视物模糊、一过性黑矇等。由于脑小血管直径多在 $50\sim400\mu m$，视网膜血管的直径约 $50\sim200\mu m$，且视网膜微血管系统和脑小血管具有相似的胚胎起源、解剖学、生理学特性，因此视网膜在未来可以为 CSVD 提供更好的可视化微血管改变的途径。研究显示，局部动脉缩窄和视网膜出血与 WMH 呈相关性；视网膜中央动脉缩窄，静脉直径的增宽和动静脉比例的下降与腔隙性脑梗死的发生有关；半卵圆中心和海马区 EPVS 的增多与动脉缩窄、静脉直径的增宽存在相关性；存在视网膜病变、局部动脉缩窄和 / 或动静脉交叉征者出现大脑深部 CMB 的概率增加 3 倍。

【辅助检查】

（一）脑小血管病的主要影像学表现

1. 脑白质高信号（white matter hyperintensity，WMH） 是最常见的 CSVD 相关的脑实质改变，与老龄、高血压等血管病危险因素有密切的关系，但其临床症状隐匿，如认知功能改变、情绪异常等，甚至没有明显的临床表现，因而其识别主要依赖影像学发现。

脑白质高信号实际上是一个基于 MRI 的概念。CSVD 主要涉及皮质下小血管病变，因而皮质下白质是最常见的受累区域。在 20 世纪 80 年代，CT 被用作主要的头部影像学检测手段，而 MRI 的临床应用尚在起步阶段，Hachinski 等人注意到 CSVD 患者头颅 CT 上深部和脑室旁对称性片状低密度影，并将其命名为脑白质稀疏。但头颅 CT 对于显示软组织病变的灵敏度有限，远不及 MRI 的分辨率和灵敏度。当 MRI 被广泛用于临床之后，CSVD 相关的脑白质病变通用名称则被其相应的磁共振征象所替代，即"脑白质高信号"，下文将详细讲述。

在 MRI 上，CSVD 脑白质病变特征性表现为双侧皮质下对称 T_2 高信号、T_1 等或稍低信号（高于脑脊液信号），液体抑制反转恢复序列（fluid attenuated inversion recovery，FLAIR）序列上表现为高信号，即"脑白质高信号（WMH）"的由来（图 11-2）。由于其他一些疾病也可以导致脑白质病变，如多发性硬化、脑白质营养不良等，为了区分其他病因，STRIVE 合作组建议使用"假定血管源性脑白质高信号（white matter hyperintensity of presumed vascular origin）"特指 CSVD 相关的脑白质病变，为了便于行文，下文中仍使用 WMH 简称。另一点需要注意的是，CSVD 不仅累及白质，也可以累及深部灰质核团和脑干。但目前公认的是，WMH 仍仅指代脑白质病变，除非特殊声明包含深部灰质核团和脑干，或使用"皮质下高信号"来指代包含有后者的病变。

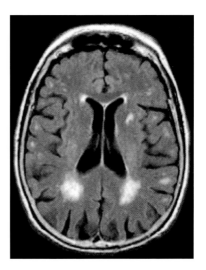

图 11-2　脑白质高信号在磁共振 FLAIR 序列的表现

WMH 有多种不同的转归。并非所有 WMH 都会进展，与 WMH 进展密切相关的最重要的预测因子为基线的 WMH 负荷。基线时 WMH 病变越重，尤其是广泛的 WMH，进展越快；而基线时仅为点状的 WMH 则鲜有进展。在既往的社区正常的老龄人群中，大概有 18% 有脑血管病危险因素的人群会出现 WMH 的进展。严重的脑白质病变也可以出现类似腔隙的液化改变，目前机制不明，可能是组织的液化坏死。WMH 病灶除去继续加重或者保持稳定外，一小部分病灶可以消失，提示可能存在与其他 WMH 不同的病理机制，其原因或许与良好地控制脑血管病危险因素有关。

脑影像学技术正在不断发展，对 WMH 的影像研究也不再局限于结构影像学，对其机制的探索也可以不仅仅依赖于病理解剖或者动物模型研究，各种功能影像学研究已经逐步实现了对 WMH 微观层面机制的探索。使用这些技术，可以帮助我们更好地识别看似有同样结构学改变的 WMH 背后是否存在不同的机制。

（1）弥散张量成像（diffusion tensor imaging，DTI）是一种可以在三个维度测量弥散的新型成像技术，通过典型的测量指标，即平均弥散系数（mean diffusivity，MD）和各向异性分数（fractional anisotropy，FA），可以检测白质纤维的完整性，以及轴索的损伤程度。多项研究发现，DTI 指标和缺血性脑小血管病（新发皮质下小梗死、血管源性白质高信号）患者的认知功能之间存在显著的相关性，主要是执行认知功能，包括认知加工速度、注意力等，而且也有研究观察到，DTI 指标在预测认知功能方面要优于常规 MRI 指标。

（2）血氧水平依赖（BOLD）的功能磁共振成像（fMRI）可以通过 T_2 信号的改变，来定位激活的脑组织。有研究发现，缺血性脑小血管病可能和 fMRI 下脑组织的激活状态呈负相关，如白质高信号体积与 fMRI 激活呈显著负相关。但也有研究报道相反的结果。目前，fMRI 激活与脑小血管病之间的关系尚待研究。

（3）磁化传递 MRI（magnetization transfer MRI）可以反映白质组织内的损伤，如与大蛋白分子改变相关的炎症反应、脱髓鞘等。如动脉自旋标记（arterial spin labeling）是一种对脑血流量（cerebral blood flow，CBF）进行定量测量的一种磁共振技术。与 TCD 和 CTP 相比，ASL 具有更高的空间分辨率，且不需要注射外源性对比剂，可测量 CBF 的绝对值，具有较高的空间特异性。有研究应用 ASL 技术发现脑小血管病影像学特征和 CBF 之间具有相关性，而且应用 ASL 技术还可以检测白质高信号的可能起源。

（4）磁共振动态增强（dynamic contrast-enhanced MRI，DCE-MRI）通

过连续采集钆对比剂注射后的动态 T_1 图像，定量或者半定量计算血脑屏障渗透性，来评估血脑屏障的完整性。研究表明，DCE-MRI 技术测量的血脑屏障渗透率与脑小血管病的功能预后相关，但需要更多的研究来证实。

2. 腔隙性脑梗死（lacunar infarction，LI）　是指大脑半球或脑干深部的小穿通动脉由于各种原因发生闭塞，导致供血区脑组织发生缺血性坏死，从而出现相应神经功能缺损的一类临床综合征。缺血、坏死和液化的脑组织由吞噬细胞移走形成小的空腔，故称腔隙性脑梗死。通常受损的动脉直径在 400~900μm，梗死灶的直径 3~15mm。

腔隙性脑梗死常用的影像学检查方法为 CT 和 MRI。急性深部腔隙性脑梗死在 CT 和 MRI 上均可以显示。CT 可见小的单个或多个圆形、卵圆形低密度病灶，边界清晰，无占位效应。然而 CT 检查存在着一定的局限性。急性期的腔隙性脑梗死灶由于密度降低不明显，不易被察觉到。同时，由于颅底骨性组织丰富，脑桥、延髓附近的腔隙性脑梗死灶很容易被忽略。同时 CT 检查无法评估梗死灶的发生时间，只能通过前次 CT 影像中是否有该病灶来反推腔隙性脑梗死灶的发生时间，给诊断带来了一定困难。

与 CT 相比，MRI 可清晰显示腔隙性脑梗死病灶。MRI 的灵敏度则显著高于 CT。既往研究提示，对于急性缺血病灶的诊断，CT 和 MRI 的灵敏度分别为 16% 和 83%；特异度分别为 98% 和 96%。腔隙性脑梗死在 MRI 表现为圆形或卵圆形、充满液体的腔洞，目前通常认为病灶直径在 20mm 以下的为腔隙性脑梗死灶，但应综合轴位与冠状位结果。当梗死灶纵向分布时，仅通过轴位影像判断可低估病灶实际大小。腔隙性脑梗死呈 T_1WI 低信号、T_2WI 高信号，与脑脊液信号相同。急性期时 T_2 FLAIR 上表现为腔洞中心高信号，DWI 高信号提示弥散受限，伴 ADC 值下降。慢性期时，DWI 呈低信号，T_2 FLAIR 上表现为中心脑脊液样低信号，周边绕以高信号环，常常代表胶质增生（图 11-3）。

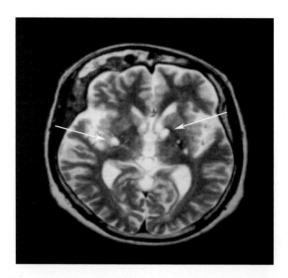

图 11-3　腔隙性脑梗死（箭头）在磁共振 T_2WI 序列的表现

　　在磁共振影像中，DWI 为最敏感的序列，在腔隙性脑梗死发生 30 分钟即可显示病灶。在发病的前几个小时内，病灶仅在 DWI 和 ADC 上可见，T_2、T_2 FLAIR 均不可见。随后，DWI 序列、T_2 及 T_2 FLAIR 均可见高信号病灶。DWI 上的信号可持续 14 天，而在 T_2、T_2 FLAIR 上信号则可以持久存在。依据这一差异，可以区分腔隙性脑梗死病灶是新发还是陈旧。但 DWI 常常会夸大腔隙性脑梗死灶的尺寸。Koch 等对 75 例患者分别进行了基线 DWI，以及间隔至少 1 个月的随访，发现急性期 DWI 比复查时 T_2/T_2 FLAIR 的梗死灶增大 40%。值得注意的是，在临床过程中，如果患者并未在脑梗死的急性发作期完善 DWI 检查，且临床并无明确症状或体征，则很难从头颅 MRI FLAIR 序列的点状高信号中区分出腔隙性脑梗死。因而，STRIVE 专家组建议使用"近期发生的皮质下小梗死（recent small subcortical infarct）"这一概念指代近几周内发生的有明确证据的（临床或影像学）、直径小于 20mm 的梗死灶，以进一步减少"腔隙性脑梗死"这一概念所造成的混淆。

　　3. 中枢神经系统表面铁沉积症（superficial siderosis of the central nervous system，SS-CNS） 是一种罕见的由蛛网膜下腔慢性出血造成的含铁血黄素在脑和脊髓表面沉积和引起的中枢神经系统退行性变，临床主要表现为以感音神经性耳聋、小脑性共济失调和锥体束损伤为主的三联征。其中，脑皮质表面铁沉积（cortical superficial siderosis，CSS）属于 SS-CNS 的局限型，指因血红蛋白降解产物沉积于脑皮质表面或蛛网膜下腔，以大脑半球凸面受累为特征，在 MRI 梯度回波 T_2（GRE T_2*）序列表现为脑回状低信号。常见的造成 CSS 的原因是淀粉样血管病（cerebral amyloid angiopathy，CAA）。

CSS 相比 SS-CNS 主要位于幕上半球的脑皮质，在一项 CAA 患者的影像学研究中发现 CSS 最常见累及部位为顶叶、额叶，其次是颞叶、枕叶。CSS 为大脑皮质凸面的慢性含铁血黄素线样沉积，在 T_2 梯度回波成像表现为"脑回样"低信号，累及一个或多个脑沟，同时在 T_1 加权像相应部位表现为有或没有的线状高信号影，FLAIR 上没有高信号。其病理学基础是细胞内与细胞外的含铁血黄素沉积引起 T_2 值缩短所致，高场强的 MRI 设备或者梯度回波 T_2 序列比较敏感。另外，磁敏感加权成像（SWI）对含铁血黄素的检出非常敏感，比 T_2 梯度回波成像敏感 3~6 倍，SWI 序列显示 CSS 患者的含铁血黄素沉积范围比 T_2 梯度回波成像范围明显增大，有利于显示面性出血灶。CSS 病灶一般没有强化。

SS-CNS 相对罕见，而 CSS 属于 SS-CNS 的局限型，目前主要作为诊断 CAA 的影像学标准之一，同时也是 CAA 病理过程中的重要环节，与该类患者的认知能力下降等症状可能相关。尽管对本病的认知不断加深，但对于本病的治疗仍存在诸多问题，关于 CSS，以及与 CAA 的相关性研究仍需要开展前瞻性大样本随机对照试验进行证实。希望随着影像学技术的发展，能够早期诊断 CSS，为此类患者早期治疗赢得时间，同时为 CAA 患者的治疗方案提供新的临床思路。

4. 扩大的脑血管周围间隙（perivascular spaces，PVS） 脑血管周围间隙是指脑实质内小动脉和小静脉周围被软脑膜围绕形成的细小间隙，又称菲-罗（Virchow-Robin）间隙，是神经系统的正常解剖结构，具有引流脑内间质液的功能，与脑内代谢物清除、脑内免疫反应有关，被认为是脑内的淋巴系统。PVS 直径约 0.3mm，在常规 MRI 上不可见，当 PVS 直径 >0.66mm 时，在普通 MRI 上才能被看到，目前把普通 MRI 上可观察到的 PVS 称为扩大的 PVS（enlarged perivascular spaces，EPVS）。目前认为，EPVS 是脑小血管病的影像学表现之一，与多种神经系统疾病密切相关。

MRI 是观察人颅内 EPVS 的主要影像技术，EPVS 在 MRI 的 T_1WI 序列为低信号、T_2WI 序列为高信号、FLAIR 为低信号、弥散加权成像为低信号，与脑脊液在 MRI 上的信号相似，但信号强度稍低于脑脊液，无对比剂增强效应，无占位效应，其走行与穿通血管一致，根据血管与切面的不同在 MRI 上可呈现为圆形、椭圆形或条状（图 11-4）。EPVS 在 MRI 上主要与腔隙相鉴别，后者主要是腔隙性脑梗死演变而来，所以其多位于基底节区的上 2/3，形状多呈楔形，直径多为 3~15mm，FLAIR 可见其周边围绕白质高信号环；而 EPVS 多对称分布，通常直径 <2mm，多出现在基底节区的下 1/3，在 FLAIR 序列上其周边无白质高信号环。根据 EPVS 的发生部位，主要分为三种类型：Ⅰ型为基底节型，EPVS 随着豆纹动脉走行经前穿质进入基底节区，此型最常见；Ⅱ型为白质型，EPVS 随着皮质动脉走行进入大脑半球白质并延续至皮质下白质；Ⅲ型为中脑型，EPVS 随着大脑后动脉的穿通支走行进

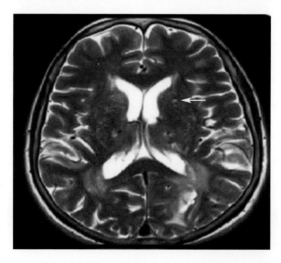

图 11-4　扩大的血管周围间隙（箭头）在磁共振上的表现

入中脑，此型较前两种类型少见。不同部位的 EPVS 解剖结构有所不同，其生理功能及对人体的影响有待于进一步的研究。

EPVS 是脑小血管病的重要影像学表现，其发病机制尚不完全明确，不同位置 EPVS 的解剖结构和发病机制不完全相同。目前认为基底节区 EPVS 主要与高血压相关，脑白质区 EPVS 与 Aβ 的沉积密切相关。EPVS 与多种神经系统疾病相关，但是尚缺乏大样本的临床研究，目前对于 EPVS 与脑结构、功能改变的关系尚需进一步研究。

5. 脑微出血（cerebral microbleed，CMB） 是 CSVD 的一种亚型，是微小的脑血管病变所导致的微量血液渗漏，以小血管周围含铁血黄素沉积为主要特征的一种亚临床损害。CMB 并不代表急慢性脑出血，只是提示血液退化产物或是一种具有出血倾向的病理状态。既往，CMB 常被认为是一种无明确临床症状和神经系统体征的病理状态。然而，近年来大量研究表明，作为一种脑小血管病变的标志，CMB 的出现与出血性、缺血性脑血管病的治疗、转归及预后密切相关，特别是其与血管性认知障碍的关系已经成为人们研究的焦点。

大量研究显示，CMB 主要集中在双侧脑皮质、皮质及白质交界区域、基底节区、丘脑、脑干、小脑等小血管及侧支循环丰富的部位。通常认为深层基底节区及丘脑的 CMB 与慢性高血密切相关，而 CAA 则被认为是引起原发性脑叶出血的重要原因。CMB 在 GRE T_2* WI 加权序列和其他对磁化效应敏感的序列表现为以下特点：①小圆形或卵圆形、边界清楚、均质性、信号缺失灶；②直径 2~5mm，最大不超过 10mm；③至少一半的病灶周围有脑组织环绕；④GRE T_2* WI 序列上存在图像浮散效应；⑤相应部位的 T_1、T_2 加权序列上没有显示出高信号；⑥与其他容易混淆的情况相鉴别，如钙化、铁沉积、骨、血管流空影，以及海绵状血管瘤等；⑦排除头颅外伤、弥漫性轴索损伤（图 11-5）。

CMB 作为脑小血管病的重要病理分型及影像学标志，是症状性脑卒中发生的独立危险因素。随着 MRI 新技术的发展和应用，其检出率得到大

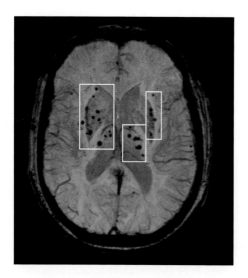

图 11-5　脑微出血（矩形内）
在 SWI 上的表现

幅提高，越来越受到人们的重视。CMB 的发生主要与高血压、CAA、血管炎症因子、颈动脉支架置入等因素有关。CMB 不是无症状性的，它与认知功能下降的进展过程密切相关，更重要的是在缺血性脑卒中（IS）患者合并 CMB 时，应用抗血小板、抗凝，以及溶栓等药物治疗可增加出血转化的风险。未来仍需要开展前瞻性的大样本双盲随机对照研究，以期为脑血管疾病及血管性认知障碍的早预防、早诊断、早治疗，以及个体化干预开辟新途径。

6. 脑微梗死　是指组织病理学镜下显示为边界清晰的细胞凋亡或组织坏死的微观区域，而肉眼不可见的脑组织损伤，其病理表现与已知的缺血性梗死相一致。脑微梗死是脑部尸检中的常见发现，特别是在痴呆症患者和其他脑血管疾病患者中。脑微梗死会对大脑结构连接造成破坏，并与 AD 以外的痴呆症相关，说明脑微梗死在脑血管病和认知障碍之间有重要机制关联。

MRI 弥散加权成像可以检测全脑近期的脑微梗死，由于信号增强效应，DWI 可以检测到非常小的、直径 1~2mm 的梗死，是病理定义为脑微梗死病变大小的上限。虽然 DWI 提供了全脑覆盖，但微梗死检测的时间分辨率低，DWI 高信号会在几天到 2 周内衰减。尽管有这些明显的时间和空间限制，但对于小血管疾病，如 CAA 和 CADASIL，DWI 对急性小梗死灶的检出率仍然很高。在近期脑出血（<3 个月）的患者中，有 23%~41% 的患者报告了偶然发现的 DWI 高信号小病灶。另外，在 15% 的近期合并脑出血的 CAA 患者、6% 的缺血性中风患者、14% 的颈动脉内膜切除术后的患者和 1%~4% 的认知障碍或痴呆患者中也发现了这些 DWI 高信号小病灶。相比之下，普通人

群中偶然发现 DWI 高信号小病灶的概率很低。纵向研究显示，DWI 高信号的微梗死病灶可以演变成一个小的腔隙，或不伴腔隙的 T_2 高信号，或者随访过程中病灶消失。DWI 显示病灶的大小取决于场强和弥散加权成像序列的具体参数。

在常规场强（1.5T 或 3.0T）下，大多数微梗死病灶的大小（平均直径 0.2~1.0mm）均低于 MRI 的空间分辨率下限（约 $1.0mm^3$）。小于 1mm 的病变仅在病变信号强到足以被检测到的情况下才可见。因此，MRI 需要提高空间分辨率才能发现单个微小梗死灶，并将其与其他微小病变区分开来，7T 高场强 MRI 对于提高微小梗死检出具有明显优势。高分辨率结构 MRI 对脑微梗死的检测在确定这些小的缺血性病变的病因和预后方面向前迈进了一大步。使用高场强 7T MRI 的放射学 - 组织病理学相关性研究的证据表明，在结构 MRI 扫描上可以辨别出皮质内 1~2mm 大小的持续性脑梗死，而不是仅在亚急性期或急性期可见，并有尸检病理证实其高度特异性，MRI 检测到的 27 个病灶中有 26 个在相应的组织切片上被证实为脑微梗死。上述的研究专注于检测大脑皮质内的脑微梗死，而在脑白质中，脑微梗死与其他病变如白质高信号、腔隙性脑梗死和血管周围间隙扩大等较难区分。因此，比较合理的限定是 MRI 上的点状皮质下病变如果没有早期 DWI 高信号的证据，不能归类为脑微梗死。一项应用 7T 高分辨 MRI 的研究显示在同一天进行的 3T MRI 扫描中也能显示 27% 的病变，除了场强之外，检测的灵敏度还取决于检查过程中使用的扫描方案。为了在结构磁共振上可靠地检测皮质微梗死，推荐的扫描序列包括高分辨率（≤1mm×1mm×1mm 体素大小）、三维（3D T_1WI、3D T_2WI 或 3D FLAIR）磁共振成像，以及 GRE-T_2*W 或者 SWI 序列，以排除脑微出血等。

根据以往研究的结果，推荐 DWI 和高分辨结构 MRI 上用于脑微梗死检测的 MRI 序列和视觉分级标准如下。

（1）DWI 诊断急性脑微梗死（发作性小的 DWI 病灶）应满足以下标准：①DWI 高信号，相应区域 ADC 为等信号或低信号（排除 T_2 透过效应）；

②GRE-T$_2$*WI 或 SWI 显示为等信号或高信号；③位于脑实质内；④最大径小于 5mm。

（2）结构 MRI 诊断持续性皮质微梗死应满足以下标准：①T$_2$WI 高信号，T$_2$ FLAIR 上伴或不伴中心低信号；②T$_1$WI 低信号；③GRE-T$_2$*WI 或 SWI 等信号；④位于皮质内，最大径小于 4mm；⑤区别于扩大的血管周围间隙；⑥至少见于矢状面、横断面或冠状面中的两个平面。

皮质微梗死的主要鉴别诊断是直接延伸到皮质带的紧邻皮质区域的血管周围间隙扩大、软脑膜血管（尤其是颞叶）、解剖变异（如脑回弯曲度）和皮质微出血（磁敏感序列可鉴别）。需要注意的是附近有较大梗死灶（同一脑回相距 <1cm）的微梗死不应认作是独立的微梗死。

以上检测脑微梗死的方法都不能获得全脑的微梗死负荷，不同亚型的脑微梗死需要通过不同的方式检测，是否具有关联和一致的病因解释尚待验证，有必要做进一步的跨模态研究。

此外，脑微梗死的识别和定义还缺乏指南共识，MRI 对脑微梗死的诊断和分级标准需要进一步完善。MRI 与组织病理学检查的进一步对比研究，有助于建立 MRI 上提出的脑微梗死检测标准的灵敏度、特异度和观察者可靠性，进一步建立持续皮质下微梗死的 MRI 检测方法，绘制脑微梗死的地形分布。

7. 脑萎缩　CSVD 相关的脑萎缩指的是与脑创伤或梗死等特定的局灶性损伤无关的脑体积减小、脑沟增宽和脑室的扩大，可以表现为全脑或者局部脑萎缩，呈对称性或不对称性分布，也可以表现为特定组织的脑萎缩（如白质）。CSVD 相关的脑萎缩的神经病理基础包括神经元丢失、皮质下血管损伤伴有白质变性和萎缩、动脉硬化、静脉胶原增生，以及继发性神经退行性改变。

以往研究指出脑萎缩是 CSVD 临床严重程度和进展的一个关键标志，CSVD 全脑萎缩与认知能力下降和残疾密切相关，而灰质萎缩是症状性 CSVD 全脑萎缩的主要原因。CSVD 的病灶负荷与脑萎缩之间明显相关，包括全脑萎缩、胼胝体萎缩、深部萎缩、脑干萎缩等。在不同 CSVD 类型中，白质高信号病灶与脑萎缩的关系研究最多，一致的观点认为 WMH 的病灶负荷与脑萎缩明显相关，主要与灰质萎缩相关，基于体素的形态学研究发现部分脑区（如额颞叶局部脑区）皮质厚度与 WMH 负荷呈负相关，也有少数区域脑体积或皮质厚度与 WMH 呈正相关。对于腔隙与脑萎缩的相关性研究，多数认为二者存在相关性，也有少数研究认为尚存争议。而脑微出血的研究未发现微出血病灶与脑萎缩之间存在明显的相关性。

（二）脑小血管病的实验室检查

1. 与内皮功能障碍相关的实验室检查

（1）血栓调节蛋白：又称凝血酶调节蛋白，在内皮细胞表面产生并表达，可通过结合凝血酶介导蛋白 C 的活化，活化的蛋白 C 又可通过蛋白裂解抑制凝血因子 Va 和Ⅷa。内皮细胞表面血栓调节蛋白的丢失可导致促凝血表型。

（2）血管性血友病因子（von Willebrand factor，vWF）：主要存在于内皮细胞怀布尔 - 帕拉德小体（Weibel-Palade body），但在一定程度上也存在于血小板（α- 颗粒）。它可将活化的血小板连接到内皮下的胶原，并在血液中，可与因子Ⅷ形成非共价复合物。

血栓调节蛋白和 vWF 的释放被认为是内皮细胞活化的特异性标志。有研究显示，与对照组相比，在非急性腔隙性脑梗死患者中，这些分子的表达水平更高。

（3）组织因子：是一种蛋白质，位于血管外的成纤维细胞和血管平滑肌细胞中。当内皮损伤时，内皮细胞产生组织因子并释放到血液中。组织因子与因子Ⅶa 的接触，启动外源性凝血途径，导致复合物的形成，激活因子 X 和Ⅸ。组织因子途径抑制物（tissue factor pathway inhibitor，TFPI）主要存在于内皮细胞中。与组织因子 - Ⅶa- Xa 复合物中的激活因子 Xa 结合，从而限制凝血酶的形成。有研究发现可溶性组织因子水平升高与脑白质损伤程度有关。此外，孤立性腔隙性脑梗死患者的 TFPI 水平高于健康对照组。

（4）选择素：是在激活的血管内皮细胞（E- 选择素和 P- 选择素）、活化血小板（P- 选择素）和白细胞（L- 选择素）上表达的跨膜糖蛋白。这些分子从循环血液中吸引白细胞，并促进白细胞沿着内皮细胞滚动。白细胞通过 ICAM-1 和 VCAM-1 的作用黏附在内皮细胞上。ICAM-1 同时表达于内皮细胞和白细胞。研究显示，与对照组相比，孤立性腔隙性脑梗死和脑白质损伤患者的 ICAM-1 水平升高。

（5）不对称二甲基精氨酸（asymmetric dimethylarginine，ADMA）：是一种内源性内皮型一氧化氮合酶（eNOS）抑制剂，它与 L- 精氨酸作为酶的底物竞争。ADMA 水平升高已被发现与卒中风险增加相关。ADMA 也与脑白质损伤严重程度相关。

（6）细胞间黏附分子 -1（intercellular cell adhesion molecule-1，ICAM-1）：ICAM-1 主要介导白细胞的黏附和迁移，ICAM-1 在静息的血管内皮细胞上表达水平较低，通过与血管内皮细胞表面上的特异性受体结合而发挥其生物学作用，其水平升高可反映内皮性炎症反应状态。Han 发现 ICAM-1 水平上升与白质高信号评分（Fazekas 分级）有关。澳大利亚的一项纵向研究发现在社区人群中 ICAM-1 水平与白质高信号进展有关。

（7）蛋白尿（albuminuria）：蛋白尿被认为是系统性内皮功能障碍的敏感标志物，肾脏微血管病变导致的肾小球毛细血管渗漏是其病因。Umemura 发现高血压患者中蛋白尿与微出血有关。一项纵向研究中发现在老年男性中有蛋白尿者相较于无蛋白尿者更易出现认知功能下降，Wada 等指出，尿蛋白的水平与脑小血管病的发病和进展有关，提示脑和肾组织中存在共同的微血管病变，因此蛋白尿有望成为早期筛查脑血管病变的标志物。

2. 高同型半胱氨酸血症　同型半胱氨酸水平在脑小血管病中已被证实，特别是在脑白质高信号中。在控制内皮细胞标志物 ICAM-1 和血栓调节蛋白后，高同型半胱氨酸血症与脑小血管病之间的相关性不再显著，表明高同型半胱氨酸血症对脑小血管病的作用是通过内皮损伤介导的。

高同型半胱氨酸血症诱导的内皮功能障碍有多种机制，如 NO 抑制、类前列腺素调节、内皮源性超极化因子抑制、血管紧张素Ⅱ受体 1 激活、内皮素 -1 诱导和氧化应激。

3. 炎症相关

（1）C 反应蛋白（C-reactive protein，CRP）：在鹿特丹研究中，较高的 CRP 水平与脑白质损伤的发生和进展有关，尤其是与明显的病变进展相关。同样，在另一项研究中发现，较高的 CRP 水平与脑白质损伤的发生相关。

（2）白细胞介素 -6（interleukin-6，IL-6）：IL-6 与脑小血管病的关系更为密切。IL-6 水平的升高与无症状性脑梗死和脑白质损伤有关，这表明大脑的小动脉易受 IL-6 介导的炎症损伤。

（3）基质金属蛋白酶（matrix metalloproteinase，MMP）：MMP 是一种由巨噬细胞或小胶质细胞释放的蛋白酶，具有重建血管壁的作用。腔隙性脑梗死发生后，炎性级联损伤反应启动，产生一些炎性细胞因子如 TNF-α 和 IL-1β，促进基质金属蛋白酶的生成，基质金属蛋白酶对血脑屏障的破坏有重要作用。Romero 在一项社区研究中发现老年人 MMP-9 水平升高与大面积白质高信号有关。Corbin 测量了急性缺血性卒中患者发病后 4 小时和 9 小时外周血的 MMP-2 和 MMP-9 水平，发现 MMP-2 水平与白质高信号严重程度有关。MMP-2 和 MMP-9 基因表型也被证明与孤立腔隙性脑梗死有关。

（4）脂蛋白相关磷脂酶 A2（lipoprotein-associated phospholipase A2，Lp-PLA2）：Lp-PLA2 是磷脂酶超家族亚型之一，由血管内皮中巨噬细胞、肥大细胞等分泌，是冠心病和缺血性卒中的独立危险因素，Lp-PLA2 具有促进动脉粥样硬化、内皮凋亡、内皮功能异常、刺激黏附因子和细胞因子产生的作用。高水平 Lp-PLA2 增加卒中复发风险。Wright 等发现在社区人群中高水平Lp-PLA2 与白质高信号严重程度有关。

4. 凝血 / 纤溶标志物

（1）纤维蛋白原（fibrinogen）：纤维蛋白原是肝细胞合成的具有凝血功

能的蛋白质，在凝血酶作用下转为纤维蛋白原单体，在其他凝血因子的作用下最终形成血凝块。纤维蛋白原在腔隙性脑梗死发生后急性期无明显升高，慢性期有显著升高，与其他卒中亚型相比，腔隙性脑梗死患者纤维蛋白原升高的程度较低。一项日本研究发现与健康人群相比，脑小血管患者的纤维蛋白原更高，纤维蛋白原水平与白质高信号独立相关，纤维蛋白原升高与缺血性脑卒中患者脑微出血风险升高有关。

（2）纤溶酶原激活物抑制物 -1（plasminogen activator inhibitor type 1，PAI-1）：PAI 是纤溶酶原激活的抑制物，它由血管内皮合成，也存在于血小板中，凝血酶刺激血小板释放 PAI-1，使循环血中 PAI-1 水平快速上升，是纤溶过程的重要调节物。Knottnerus 发现低水平 PAI-1 与腔隙性脑梗死患者中的白质高信号有关。van Overbeek 对 127 位首发腔隙性脑梗死患者随访两年后发现，头颅磁共振显示白质高信号进展的患者外周血 PAI-1 水平更低。而在高血压人群中，高水平 PAI-1 与多发无症状脑梗死有关。

（3）D- 二聚体（D-dimer）：D- 二聚体是纤维蛋白的降解产物，外周血 D- 二聚体水平升高通常提示高凝状态。关于 D- 二聚体的研究有些争议之处，腔隙性脑梗死发生后，D- 二聚体水平在急性期和慢性期均升高，但其升高水平在急性期和慢性期均低于其他卒中亚型，高水平 D- 二聚体与卒中不良预后有关，临床测量卒中早期 D- 二聚体水平可帮助预测卒中亚型和临床结局。一项社区队列研究发现 D- 二聚体水平升高与无症状腔隙性脑梗有关。D- 二聚体水平升高在健康人群中与脑总容积降低有关。

5. RNA 分子标志物　有研究表明，使用 PAX 基因管构建的差异表达基因谱，对腔隙性脑梗死和非腔隙性脑梗死患者血液抽提的 RNA 进行分析，发现 41 个 RNA 表达存在差异，为 RNA 分子标志物用于小血管病的诊断提供了依据，但由于样本量小，还需要大规模研究来证实。

6. 易感基因　全基因组研究发现，在 WMH 患者和非 WMH 患者的基因谱中，有 241 个基因存在 1.2 倍的差异，这些基因主要涉及炎症、氧化、脂质和糖类代谢相关通路，这些基因有可能是脑小血管病的易感基因，但仍然需要后续的研究来进一步证实。

（三）量表评估

1. 认知量表评估　认知功能的下降是脑小血管病的重要临床表现，认知功能的评估包括记忆、注意力执行功能、视空间结构功能、语言功能、行为症状的评估。

（1）筛查量表

1）简易精神状况检查（Mini-mental State Examination，MMSE）：Folstein 等于 1975 年设计了该量表。MMSE 是全世界最经典的认知筛查量表，包括定向、记忆、注意 / 计算力、语言和图形复制，满分 30 分。

2）蒙特利尔认知评估（Montreal Cognitive Assessment，MoCA）：为 2005 年设计的认知筛查量表，汉化版本众多，近年来应用广泛。增加了 MMSE 所没有的执行功能项目，记忆项目增加了线索回忆和再认，条目的难度也有所增加，满分 30 分。

3）血管性痴呆评估量表（Vascular Dementia Assessment Scale cognitive subscale，VaDAS-cog）：是在阿尔茨海默病评估量表认知部分的基础上建立的一种量表，侧重注意 / 执行功能等总体认知功能的评测，对脑小血管相关认知功能障碍具有较好的评估作用，尤其是脑白质病变具有更好的识别能力。

（2）记忆功能

1）霍普金斯言语学习测验 - 修订版（Hopkins Verbal Learning Test-Revised，HVLT-R）：由属于 3 个不同范畴的 12 个词构成单词表，学习 3 次，通过延迟回忆和再认，评估言语学习和记忆功能。共有 6 个不同平行版本。

2）加利福尼亚言语学习测验 -2（California Verbal Learning Test-Ⅱ，CVLT-Ⅱ）：由属于 4 个不同范畴的 16 个词构成单词表，学习 5 次，然后学习 1 个干扰词表，通过短时自由回忆和线索回忆，和长时自由回忆和线索回忆、再认，评估言语学习和记忆功能。

3）瑞氏听觉言语学习测验（Rey Auditory Verbal Learning Test）：15个不相关的词构成单词表，学习5次，然后学习干扰词表，通过瞬时回忆、延迟回忆、再认，评估言语学习和记忆功能。存在数种修订版本。

4）自由与线索选择性回忆测验（Free and Cued Selective Reminding Test，FCSRT）：被推荐用于评价海马型遗忘，操作相对复杂。共16个词，包括4个不同范畴，每个范畴选取4个词构成1张卡片。学习后，依次完成短时自由回忆和线索回忆，随后进行延迟自由回忆和线索回忆。最终通过不同记忆指标评估记忆功能。

5）逻辑记忆（Logical Memory，LM）测验：LM是韦氏记忆量表的一个分测验，常单独作为轻度认知功能损害和阿尔茨海默病的检测工具。通过学习主试诵读的小故事，然后瞬时回忆、延迟回忆和再认，评估听觉记忆。

6）视觉再生测验：为韦氏记忆量表的一个分测验，通过复制、短时回忆、延迟回忆和再认图形，反映视觉记忆功能。

7）本顿视觉保持测验（Benton Visual Retention Test）：评估视觉回忆、视知觉和视觉构建能力。通过展示图形10秒或5秒后直接回忆、直接临摹、延迟回忆等方法评估，有3个平行版本。

（3）注意力执行功能

1）连线测验：包括连线A和连线B两个版本，前者要求连接数字1~25，后者要求连接数字和英文字母。用以评估注意、执行功能。由于识别字母困难，国内常常用汉字替代字母，或者使用彩色连线测验。

2）数字符号编码测验：要求复制与数字匹配的符号，是韦氏成人智力测验的分测验，用以评估注意功能。还可以通过回忆数字配对的符号、自由回忆符号检测记忆功能。

3）语义流畅性：在规定时间说出某个范畴的词，通常动物、蔬菜等。反映执行功能和语言功能。

4）数字广度：包括顺背和倒背，即按照相关或相反的顺序背出数字，反映注意和工作记忆功能。

5）简单反应时和选择反应时：分别对单一刺激或多种刺激中某种刺激做出反应，用以评估注意功能。

6）符号数字模式转换测验：规定时间内复制与符号匹配的数字，用以评估注意功能。

7）Stroop 色词测验：版本众多，主要反映执行功能。Victoria 版简化为 24 项目，分别命名彩色点、中性词和颜色名称的词的颜色。

（4）视空间结构功能

1）瑞氏复杂图形（Rey-Osterrieth Complex Figure，ROCF）：是历史悠久的常见的图形回忆测验。包括图形复制、短时回忆和延迟回忆，后来的版本增加了再认。有多种替代版本和评分系统。因为图形和评分复杂，临床上实施有一定难度。

2）画钟试验（Clock Drawing Test，CDT）：是一种不需要特殊材料、可以在床边进行的简短测验，有 8 种形式，其中要求受试模仿已画好的钟，可以反映受试者的非语言的空间结构能力，而在空白纸上画钟则反映了受试者的执行能力。

3）积木试验（Block Test）：采用简易的四块红白方块积木，让受试根据提供的 6 种图案卡片完成圆形的拼装，能较好测定视空间功能。

（5）语言功能

1）波士顿命名测验：命名黑白线条图，原版 60 项，有多种简化版本，用以评估视觉命名功能。

2）语义流畅性：见注意力执行功能。

3）受控口语词汇联想测验：即语音流畅性，在规定时间说出以某一字母开头的词。反映执行功能、语言功能。

4）单词判断测验：是一种简单的词汇判断测验，判断 60 组词与非词。

5）汉语失语成套测验（Aphasia Battery in Chinese）：汉语失语症的评定方法之一，由会话、理解、复述、命名、阅读、书写、结构与视空间、运用和计算、失语症总结 10 大项组成。

（6）行为症状量表：主要采取失执行综合征行为问卷进行评估，是评价行为改变的结构化问卷。包括活动减少、启动困难、精神运动不稳定、淡漠、激越、欣快、刻板行为、环境依赖、病觉缺失、虚构、社会行为障碍，以及性、进食障碍等 12 个方面。

2. 精神情绪评估　随着 CSVD 的进展，也可能导致情感障碍。目前，情感障碍可通过相关的问卷进行评估。

（1）汉密尔顿抑郁量表（Hamilton Depression Scale，HAMD）：是临床上应用最广的评价抑郁状态的量表。由经过培训的两名评定者对患者进行 HAMD 联合检查，一般采用交谈与观察的方式，检查结束后，两名评定者分别独立评分。在治疗前后进行评分，可以评价病情的严重程度及治疗效果。

（2）汉密尔顿焦虑量表（Hamilton Anxiety Scale，HAMD）：是临床上应用最广的评价焦虑状态的量表，测评方式同汉密尔顿抑郁量表。

（3）神经精神问卷（Neuropsychiatric Inventory，NPI）：是针对痴呆患者所呈现的精神病理改变而设计的，分为记录表和临床医生登记评定量表。

（4）流调用抑郁自评量表（CES-D）：广泛应用于流行病学调查，以筛查出有抑郁症状的对象，也可用于临床检查评定抑郁症状的严重程度。该量表更关注个体的情绪体验，较少涉及躯体症状。

3. 睡眠评估　主要采用匹兹堡睡眠质量指数（Pittsburgh Sleep Quality Index，PSQI）评估夜间睡眠质量，采用 Epworth 嗜睡量表（Epworth Sleepiness Scale，ESS）评估白天嗜睡程度。同时采用多导睡眠监测（polysomnography，PSG）来评估患者有无睡眠呼吸暂停低通气综合征（sleep apnea hypopnea syndrome，SAHS）等。

4. 步态评估　半定量步态评价包括 Fugl Meyer 评定量表、简易机体功能评估量表（SPPB）、国际运动障碍病协会帕金森病统一评分量表第Ⅲ部分（MDS-UPDRS Ⅲ）、Tinetti 试验。定量步态与运动评价主要为 6 米步行试验，其次还可以采用三维步态评估手段评估足底压力、速度、角度、步态空间等。

5. 二便功能评估　针对脑小血管病相关的二便功能障碍，建议采用罗马Ⅲ便秘诊断标准、便秘临床评分量表（Cleveland Clinic Score，CCS）、国际前列腺症状评分表（International Prostate Symptom Score，IPSS）、膀胱过度活动症状评分（Overactive Bladder Symptom Score，OABSS）。

6. 日常和总体功能评估　常用的有日常生活能力评分（Activities of Daily Living，ADL）和欧洲五维健康量表（EQ-5D）。ADL 包括基本日常生活能力评定（basic ADL）和工具性日常生活能力评定（instrumental ADL），主要评估人们在家庭（或医疗机构内）和社区中最基本的能力。EQ-5D 作为一种多维健康相关生存治疗测量法在全世界范围得到广泛使用。

（四）其他

1. 自主神经功能与血流动力学评估　自主神经功能可以采用心率变异性、应激状态测量和 24 小时动态心电图进行评估。血流动力学可以采用卧立位血压、血管自主调节（治理倾斜实验结合 TCD）和血管反应性（通过吸入 CO_2 任务态 fMRI）来进行评估。

2. 微生物菌群评估　可分别采集粪便标本评估肠道菌群，采集龈下菌斑评估口腔菌群。

3. 眼底评估　可采用光学相干断层扫描血管成像（OCTA）来评估视网膜微血管血流密度及灌注。

【诊断与鉴别诊断】

（一）定位与定性诊断

脑小血管病临床表现复杂，诊断比较困难，容易造成诊断和治疗上的混乱。其临床诊断目前尚无统一标准，缺乏特异性实验室诊断指标，影像学标志物的正常参考范围也未达成共识。因此，对于 CSVD 所致的缺血性或出血性卒中，一般遵循缺血性或出血性卒中指南标准，并结合临床及影像学表现、实验室指标综合评估。

（二）诊断流程

1. 是否为脑小血管病　脑小血管病的诊断主要通过影像学诊断和基因诊断。结合患者的脑小血管病的危险因素和家族史，以及相关临床表现，在排除了其他疾病的情况下，可以考虑诊断为脑小血管。

（1）影像学表现：如上述，STRIVE 研究提出头颅 MRI 上出现近期皮质下小梗死，血管源性腔隙、血管源性脑白质高信号、血管周围间隙、脑微出血和脑萎缩是脑小血管病的特征，据此还确定了相应的诊断标准，其定义及评估标准如下。

1）最近的小皮质下梗死：在 MRI 上表现为 T_1 低信号、T_2 和 DWI 高信号灶，后期部分演变为腔隙灶，也可变为脑白质病变或消失。

2）血管源性腔隙：腔隙呈脑脊液样信号特征（全部序列均为水信号），多位于皮质 - 皮质下、底节区、丘脑、脑干和小脑，直径在 3~15mm，与既往在一个小动脉穿支区域内发生的急性小皮质下梗死或出血一致。

3）血管源性白质高信号：白质异常信号可表现为 T_1 等信号或偏低信号、FLAIR、T_2 上的高信号，无流空现象（信号不同于 CSF）。除非明确说明，皮质下灰质或脑干病变不包括在该类别中。如果还包括深灰质和脑干高信号，则总称应为皮质下高信号。

4）血管周围间隙：充满液体的间隙形态遵循血管通过灰质或白质时的典型路线。间隙在所有序列上的信号强度类似于 CSF。当平行于血管路线成像时，它们呈现线性，而垂直于血管路线成像时，其直径通常小于 3mm 的圆形或卵形。

5）脑微出血：在 T_2^* 加权 MRI 或其他磁敏感序列的黑色信号病灶（通常直径为 2~5mm，有时可达 10mm），圆形或卵圆形。其检出率与序列参数及判别标准有关。

6）脑萎缩：与特定可见的局灶性损伤（如外伤或梗死）无关的脑体积减小。

该研究规范了国际上对腔隙、脑白质高信号、血管周围间隙等影像改变诊断标准上的不一致性，统一了脑小血管病影像改变诊断的混乱局面。但是，存在腔隙、脑白质高信号或血管周围间隙等影像标志不等于诊断脑小血管病。单一的影像学标志的诊断特异度较低，多个影像学标志同时存在能极大提高诊断的准确性。可通过 CSVD 影像学总负荷评分，综合性评估 4 个 CSVD 最典型的影像学特点——腔隙、WMH、CMB 和 PVS，从而对 CSVD 的总体影响作出评价。

（2）生物标志物：生物标志物可以对疾病的病理生理过程、诊断、预后和监测治疗提供新的视角。如上述，分子生物标志物异常表达在 CSVD 发病机制中起着重要的角色，也是当前研究的热点。根据可能的发病机制，生物标志物主要包括以下几种：①内皮细胞损伤标志物，如同型半胱氨酸（Hcy）、细胞间黏附分子 -1（ICAM-1）、非对称性二甲基精氨酸（ADMA）、肿瘤坏死因子（TNF）、白介素 -6、C 反应蛋白（CRP）、内皮祖细胞（EPC）、基质金属蛋白酶（MMP）、血管细胞黏附分子 1（VCAM-1）、纤溶酶原激活物（t-PA）、血管性血友病因子（vWF）等；②BBB 破坏标志物，如脑脊液白蛋白、基质金属蛋白酶；③淀粉样变性，如血清淀粉样蛋白 P 组分；④炎性标志物，如全身性炎症指标包括 CRP、白介素 6、单核细胞趋化蛋白 -1、TNF-α、TNF2 型受体、护骨素、纤维蛋白原，以及血管性炎症因子包括 ICAM-1、CD40 配体、P- 选择素、磷脂酶 A2、Hcy、血管内皮生长因子等。其中，评价 BBB 完整性最传统直接的方式是通过测量脑脊液 CSF 中不同组分的变化，当完整性欠缺时，一些与内皮细胞损伤及 BBB 破坏的生物标志物表达将上调，如 ICAM-1、组织金属蛋白酶抑制物 -1（tissue inhibitors of metalloproteinase，TIMP-1）、MMP 等。

2. 病因诊断与鉴别诊断

（1）淀粉样血管病相关评价：CAA 以 β 淀粉样蛋白进行性沉积在大脑皮质和远端软脑膜血管壁，从而继发血管病变为特征性病理改变的中枢神经系统疾病。散发性 CAA 常见于老年人与阿尔茨海默病患者，与高血压、动脉粥样硬化、其他器官淀粉样变无明显相关性。近年的研究发现一些颅内

血管 β 淀粉样蛋白沉积的患者同时存在血管炎症，称为脑淀粉样血管病相关炎症。此类患者 *APOE ε4/ ε4* 基因表达率较单纯 CAA 患者明显升高，提示 *APOE ε4/ ε4* 基因在 β 淀粉样蛋白的免疫反应中可能起着重要促进作用。CAA 的主要影像学表现为以脑叶出血、脑叶皮质及皮质下分布为主的微出血灶、皮质表面含铁血黄素沉积等。依据修订的 Boston 标准，T_2* 梯度回波序列和 SWI 序列有助于 CAA 的诊断，且根据《脑血管病影像规范化应用中国指南》，怀疑脑小血管病的患者须常规行 MRI 平扫和 SWI 序列扫描，SWI 序列可提高 CAA 的检出率。

（2）血管炎相关评价：依据 Chapel Hill 共识会议提出的血管炎的命名与分类，分为大血管炎、中血管炎、小血管炎、变异性血管炎、单器官血管炎等。初步的实验室检查有助于判断血管炎类型和器官受累程度，包括全血细胞计数和分类、肝肾功能、红细胞沉降率、C 反应蛋白、血清冷球蛋白、尿沉渣分析、脑脊液常规和生化检查；特异性化验包括抗中性粒细胞胞质抗体（antineutrophil cytoplasmic antibody，ANCA）、抗核抗体（antinuclear antibody，ANA）、补体、免疫电泳；同时完善感染相关检查，如支原体聚合酶链式反应（polymerase chain reaction，PCR）和血清学检验、抗链球菌溶血素 O 试验、梅毒检测、病毒性肝炎血清学检查、人类免疫缺陷病毒检测等。

累及颅内小血管的血管炎包括中枢神经系统原发性血管炎、韦氏肉芽肿病（Wegener granulomatosis）、结缔组织病血管炎、白塞综合征等。炎性脑小血管病是一种临床综合征，多急性发作，渐进加重，表现为反复卒中事件发作、认知下降和精神症状的脑病综合征，以及脑炎综合征。临床工作中，须给予完善红细胞沉降率（血沉）、C 反应蛋白、感染性疾病筛查、肿瘤筛查、药物及毒物检测，同时完善脑脊液相关检查。炎性脑小血管病脑脊液的典型改变为无菌性脑膜炎改变。影像学表现为单一或多发性脑梗死，也可表现为脑出血、蛛网膜下腔出血、脑白质病变等，病变符合血管分布特点，病灶存在时间及空间多发性，即新旧病灶共存、多发性血管病变。

（3）单基因脑小血管病相关检查：基因突变是脑小血管病的重要病因之一，也是导致卒中、痴呆的主要原因。单基因相关疾病由单个基因突变所致。发病年龄小、无经典血管危险因素的小血管病患者应高度怀疑单基因疾病，同时对家族史进行系统的询问调查，通过检索典型病例了解相关的神经系统及非神经系统症状与体征。单基因脑小血管病包括 CADASIL、CARASIL、*COL4A1* 和 *COL4A2* 基因小血管病、线粒体脑肌病伴高乳酸血症和卒中样发作（MELAS）、法布里病、RVCL 等。其突变基因、基因遗传方式、临床特征等如下（表 11-1）。

表 11-1　单基因脑小血管病

病名	基因遗传方式	起病年龄	临床症状	影像特点
CADASIL	*NOTCH3* 常染色体显性遗传	30~50 岁	反复卒中、TIA、偏头痛，认知功能障碍	对称性弥漫白质高信号，累及颞极、外囊是 CADASI 特征性表现。伴腔隙、微出血
CARASIL	*HTRA1* 常染色体隐性遗传	20~30 岁	反复发作卒中、TIA，认知功能障碍，伴脱发及腰椎间盘疾病、驼背等骨科疾病	对称弥漫白质高信号
MELAS	*MT-TL1* 线粒体遗传	5~15 岁高发通常小于 45 岁	卒中样发作，抽搐，伴运动不耐受、认知功能减退、轻度肌萎缩。可伴神经性耳聋、心肌病、房室传导阻滞，糖尿病，白内障，身材矮小等	累及皮质及皮质下白质的长 T_2 信号，病变分布不符合大血管供应范围。可呈层状坏死，"花边征"

病名	基因遗传方式	起病年龄	临床症状	影像特点
法布里病	*GLA* X 连锁	儿童起病	四肢末端感觉异常及严重的神经性疼痛，无汗症及黏膜血管角化瘤。大小血管易同时受累，可出现椎-基底动脉扩张延长。伴角膜浑浊，晶状体后白内障	卒中，白质病变，椎-基底动脉扩张延长
COL4A1 相关疾病	*COL4A1* 常染色体	任何年龄	反复发作卒中或 TIA，视网膜小动脉迂曲，白内障	脑出血，白质脑病，可伴脑穿通畸形
RVCL	*TREX1* 常染色体显性遗传	20~40 岁	反复发作 TIA 或卒中、头痛、偏头痛，视网膜血管病变，行为异常，认知功能障碍，肾功能异常	脑萎缩，白质脑病，增强可见强化，易被误诊为肿瘤

　　单基因脑小血管病多以青年卒中、认知障碍起病，影像学可表现为弥漫性脑白质病变、腔隙灶。CADASIL 以皮质下腔隙灶和颞极片状融合性白质高信号为影像学特征表现，CARASIL 亦可见弥漫性白质高信号及底节区、脑干腔隙灶，不同之处在于白质病变较均匀，融合成块者少。RVCL 在 MRI 上存在两种病损模式，一种是偏侧室周及深部白质高信号，另一种是增强 MRI 见颅内占位效应的假瘤样改变。法布里病影像学主要表现为 MRI 弥漫性脑白质高信号，儿童期即可出现，随年龄逐渐加重，丘脑枕对称性病变是其特征性表现。后循环梗死、基底动脉扩张延长综合征在该病也较常见。同时，明确的遗传病史，符合孟德尔遗传规律或线粒体疾病遗传规律是重要的诊断依据。单基因脑小血管病通常累及多个系统，如视网膜、肾脏、骨

骼、皮肤，表现为皮肤角化性血管瘤、网状青斑、骨骼畸形、脱发等。根据2020年欧洲神经病学学会发布的单基因脑小血管病诊断和治疗的共识声明，CADASIL诊断可通过皮肤活检和电子显微镜观察颗粒状嗜锇物质沉积明确，对于未知的 *NOTCH3* 基因突变，可通过皮肤活检进行电子显微镜检查和/或 *NOTCH3* 基因胞外段免疫染色进行诊断。

单基因脑小血管病诊断较困难，最终明确诊断需要依靠病理及基因诊断。因此临床信息采集尤为重要。病史采集应包括缺血性及出血性卒中、认知情况、情感心境、运动功能等。一些伴随症状具有重要的提示意义。偏头痛症状常见于CADASIL、CARASIL、*COL4A1* 相关脑小血管病和RVCL；视觉障碍、视网膜或角膜受累常见于RVCL、法布里病等；脱发、骨骼畸形、肌痉挛、雷诺现象等提示CARASIL、RAVCL、*COL4A1* 相关脑小血管病等。建议完善序列齐全的MRI检查，把握具有诊断意义的影像学特征性表现。采集家族史时，应关注一级亲属是否罹患卒中、是否存在进行性认知功能减退，家族中是否存在婴儿期偏深瘫痪等神经系统受累表现。此外，除常规的神经系统相关辅助检查外，眼科检查、尿液化验等也具有一定指导意义。

（4）成人脑白质营养不良：是脑白质病谱系中重要的类型之一，也是脑小血管病重要的鉴别诊断之一。该病多为遗传性疾病，婴幼儿或儿童期发病多见，临床多表现为脑白质受累相关性脑病、认知功能减退、精神发育迟滞、发育倒退、喂养困难、局灶性神经系统症状和体征，以及周围神经或全身多系统受累。成人起病型相对少见，多为进展性病程，临床可表现为运动障碍、视力异常、听力受损、共济失调、记忆力减退、精神行为异常和注意力缺陷等。成人患者一般较儿童患者进展缓慢。由于临床表现缺乏特异性，需要借助MRI进一步明确诊断。该病影像学典型特点为对称性脑白质病变，由于不同病因、病程进展程度，MRI异常信号可有变化。与单基因脑小血管病不同的是，后者多为多灶性、非对称性白质受累，尤其是在疾病早期。此外，脑白质受累模式也具有一定的诊断意义。但特定的脑白质营养不良可能存在多种受累模式，即同一位患者在病程中出现一种以上受累模式。因此，脑组织、皮肤、肌肉、周围神经病理学检查是脑白质营养不良的准确诊断必不可少的措施。皮肤、肌肉，以及周围神经病理常常能够发现遗传代谢性脑白质病的特征性改变，而且易于重复获取。近年来，随着分子遗传学的发展，多数脑白质营养不良能得到确诊并发现致病基因。虽然基因检测能更多地帮助认识疾病的复杂性，但仍需要更多的临床积累和基因研究帮助正确辨别致病基因、风险基因及保护基因。

【治疗】

（一）治疗前评估

1. 影像学评估　磁共振影像包括基础序列 3D T_1、3D T_2、3D FLAIR、SWI、DWI、MRA，以及 ASL、DTI、fMRI 序列。有条件可完成 2D- 相位对比（phase contrast，PC）MRI、4D-flow（选做），以及 DCE-MRI、USPIO-MRI（选做）。

2. 认知量表评估

（1）综合量表：MMSE、MoCA、VaDAS-cog。

（2）记忆：听觉词语学习测验、韦氏记忆量表、逻辑记忆测验等。

（3）注意力执行功能：连线测验、数字符号测验、词语分类流畅性测验、数字广度测验、色词干扰测验等。

（4）视空间结构功能：如瑞氏复杂图形测验、画钟试验、积木试验等。

（5）语言功能：波士顿命名测试、词语流畅性测验及汉语失语成套测验等。

3. 精神情绪评估　情绪情感问卷包括 HAMD、HDMD 量表。神经精神问卷包括 NPI、CES-D 评估。

4. 日常和总体功能评估　日常生活能力评分（ADL）、欧洲五维健康量表（EQ-5D）。

5. 步态评估　包括量表评估如简明运动、一字步、6 米步行，以及复杂评估如定量化三维步态评价、足底压力分析等。

6. 二便评估　量表评估包括罗马Ⅲ诊断、CCS、OABSS、IPSS 量表。有创评估方式包括直肠肛管动力检查、尿流动力学检查。

7. 睡眠评估　量表评估包括匹兹堡睡眠质量评分和 Epworth 嗜睡量表。睡眠多导图检查（PSG）亦可用于脑小血管病的睡眠评估。

8. 眼底评估　包括视力、视野、眼底、眼压，以及 OCTA（光学相干断层扫描血管成像）检查。

9. 自主神经评估　量表评估包括自我压力感受量表以评估应激和压力。包括心率变异性检测和 24 小时动态心电图。

10. 脑血流动力学与动脉僵硬度评估　脑血流动力学包括直立倾斜实验［单独与结合 TCD、结合呼气末二氧化碳（ETCO$_2$）监测］；神经血管耦联（任务态 TCD）动脉僵硬度评估包括脉搏波传导速度等。

（二）治疗方式选择

目前 CSVD 的治疗仍然十分有限，大部分都处于研究阶段，且没有特异性的治疗措施。根据 CSVD 是否为卒中的急性期分为急性期治疗和非急性期治疗。

1. 急性期治疗

（1）超急性的溶栓治疗、取栓治疗：虽然有研究提示，CSVD 影像学改变与溶栓后出血有关，如脑白质病变及微出血是溶栓后脑出血的预测因素。但是，尚无研究探讨小血管本身的病变引起的梗死是否适用于溶栓治疗。

（2）急性期的抗栓治疗：值得一提的是，根据氯吡格雷用于急性非致残性缺血性脑血管病事件高危人群的疗效（Clopidogrel in High-risk Patients with Acute Non-disabling Cerebrovascular Events，CHANCE）研究结果，轻型卒中和高危 TIA 的双抗治疗（阿司匹林 + 氯吡格雷）已被纳入国内外卒中的急性期治疗指南。但 CSVD 引起的卒中并不等同于"小卒中"（轻型卒中），因为出血风险增加等因素，合并 CSVD 可能会降低急性轻型卒中强化抗血小板治疗的临床净获益比例。

2. 非急性期治疗

（1）抗栓治疗：皮质下小卒中二级预防研究 3（Secondary Prevention of Small Subcortical Strokes 3，SPS3）研究结果显示，腔隙性脑梗死患者使用双抗 3 个月以上将导致出血风险增加及死亡率升高，因此需谨慎对腔隙性脑梗死患者使用长期双抗治疗。针对 CSVD 的单抗研究较少，有队列研究及小样本临床试验提示，其他抗血小板药物如西洛他唑可能具有减少痴呆发生率或减缓脑白质病变进展的作用。

（2）血管危险因素的防控：虽然 Fisher 的早期病理学研究提示，CSVD 患者小动脉壁的脂质玻璃样变及纤维素样坏死是由于长期高血压导致，多项临床研究亦显示了 CSVD 与高血压之间密不可分的关系，如中国国家卒中登记（China National Stroke Registry，CNSR）研究提示，高血压病史与小动脉闭塞性卒中的复发显著相关，但目前的临床研究尚未证实 CSVD 与高血压之间的因果关系。既往的临床研究中，降压对 CSVD 的疗效并不一致。有些研究提及降压治疗对减少脑白质病变继续进展效果非常微弱或者没有效果，但这些研究入组的并非特异的 CSVD 患者，仅结局评价包括脑白质病变进展。SPS3 与小血管病血压治疗（Blood Pressure Treatment in Small Vessel Disease，PRESERVE）两项研究均以腔隙性脑梗死或腔隙性脑梗死合并脑白质病变为入组标准，均对比常规降压与强效降压之间的差异。SPS3 结果提示强效降压安全，有潜在降低卒中复发的趋势（HR=0.81，95%CI 0.64~1.03，P=0.08），但对改善腔隙性脑梗死后认知功能无益；PRESERVE 研究提示，强效降压并不会降低严重脑白质病变患者脑血流量。在收缩压干预试验（Systolic Blood Pressure Intervention Trial，SPRINT）认知研究部分入组的 462 例无糖尿病或卒中病史的高血压患者中，与标准降压组相比，强化降压组患者的脑白质病变体积进展更慢，但脑容积下降幅度更大；与之相似，强化与标准降压预防老年人功能衰退（Intensive versus Standard Ambulatory Blood Pressure Lowering to Prevent Functional DeclINe In The ElderlY，INFINITY）研究在 2019 年美国心脏病学会大会公布的初步结果也提示，在有脑白质病变的高血压患者中，强化降压组相对于标准降压组脑白质病变体积增幅更小，且两组患者的跌倒和晕厥症状差异无统计学意义。这些研究的异质性较大，入组标准和结局评估均有差异，随机对照研究很少。未来的临床研究需要更好地筛选 CSVD 患者，探索降压的时机、疗程、目标血压，同时使用多维度的结局评价。

（3）其他二级预防治疗：他汀类药物对 CSVD 的治疗效果有一定争议，强化降低胆固醇预防卒中（Stroke Prevention by Aggressive Reduction in Cholesterol Levels，SPARCL）研究结果提示，阿托伐他汀（80mg/d）或许可以降低卒中患者小动脉闭塞性卒中的复发率，但其他研究结果显示他汀类对延缓脑白质病变进展并无显著效果。缺血性卒中高危出血患者心血管事件的预防（Prevention of Cardiovascular Events in Ischemic Stroke Patients with High Risk of Cerebral Hemorrhage，PICASSO）研究提示，高出血风险的缺血性脑血管病患者（其中 60% 为 CSVD）在使用单抗（阿司匹林或西洛他唑）时加用普罗布考可能减少心血管事件发生率。

维生素补剂，如维生素 B_{12}、叶酸也可能是未来 CSVD 治疗研究的方向。维生素预防卒中（VITAmins TO Prevent Stroke，VITATOPS）研究 MRI 亚组的一项事后分析提示，补充维生素 B_{12} 与脑白质体积进展减小显著相关。

由此可以看出，由于上文提及的 CSVD 诊断困难和标准的不统一，临床试验面临较大困难，主要体现在患者的选择和入组方式及预后评价体系的制订。专门针对 CSVD 的随机对照临床研究非常有限，主要以发生过腔隙性脑梗死为 CSVD 的入组标准，如 SPS3 研究。但如前所述，腔隙性脑梗死与 CSVD 并不完全等同。

无论是以 OCSP 腔隙综合征为入组标准还是以"排除法"进行病因诊断的 TOAST 等分型筛选 CSVD 患者，都不能很好地反映 CSVD 真正的靶点，不仅将一部分大血管病因的患者混在其中，甚至也很有可能将不同病理生理学机制导致的 CSVD 患者混为一谈，这些原因也许可以部分解释为什么目前很少有 CSVD 的随机对照临床试验发现显著的疗效。其次，单以卒中的复发作为临床结局也存在一定问题。

目前认为，CSVD 是一个全脑性且有动态变化的疾病，卒中仅为整个疾病谱中的一个临床表现。除卒中外，CSVD 病程可以缓慢而隐匿，或呈阶梯式加重，如认知障碍、步态异常等，以卒中复发作为预后评价体系并不能完全体现整个疾病的进展。

（三）治疗管理

脑小血管病目前标准治疗尚未明确。应针对危险因素和认知障碍等进行随访监督治疗，以求患者获得更好的临床结局。

【预后评估与随访管理】

脑小血管病是一种与年龄增长相关的进展性血管病理性改变，受环境和遗传因素的影响，其在影像学上可以发生不同类型不同程度的改变，并表现出认知障碍、步态异常、情绪障碍等不同神经功能受损的临床表现。研究表明，影像学动态改变与临床症状的发展及脑小血管病的预后密切相关。因此，综合评估影像学及临床症状的改变，对评估脑小血管病的预后至关重要，在此基础上坚持合理有效的随访，将有利于寻找脑小血管病的高危人群及精准治疗靶点。

（一）预后评估

1. 病因评估　不同病因对脑小血管病的预后可能不同。脑小血管病的病因按照遗传因素分类，可大致分为散发性和遗传性脑小血管病，具体的脑小血管病病因分类请参考上述相关内容。可以结合临床症状、影像学特征性表现及基因检查来明确病因。

2. 危险因素评估　脑小血管病的危险因素可参考传统的脑血管病危险因素，如高血压、高龄、糖尿病、吸烟、酗酒、高胆固醇血症、卒中或 TIA 史等，其中高血压是脑小血管病最重要的可控制的危险因素。动态评估、监测和干预上述血管危险因素对于脑小血管病的预后可能具有提示意义。

3. 临床症状评估　脑小血管病的临床症状可以表现为急性卒中综合征，也可以表现为认知障碍、情感障碍、睡眠障碍、二便障碍等脑功能受损表现。综合评估脑小血管病的临床症状，对其功能预后具有指导意义。

4. 影像学评估

（1）影像学分型及严重程度评估：影像学分型的严重程度与脑小血管病的预后相关，通过脑小血管病影像学总负荷对每种影像学分型的严重程度进行量化，可以较好地评估其与脑小血管病的预后相关性。

（2）非常规影像成像评估：新兴的脑影像技术对于脑小血管病的预后评估也将会发挥重要作用，包括弥散张量成像、功能磁共振、动脉自旋标记、动态对比增强磁共振。

5. 其他评估　脑小血管病的一些非特异性的临床表现，如自主神经功能紊乱、视力下降、菌群失衡等，可通过心率变异性、应激状态测量、24小时动态心电图、直立倾斜试验、OCTA、粪便和龈下菌斑的细菌性检测来进行相关评估。

（二）随访管理

脑小血管病是一种慢性进展性疾病，因此需要长期、动态、高质量地随访，建议对脑小血管病患者每年进行一次随访。通过定期的随访，可及时根据患者的新发症状、疾病进展等调整相应的治疗方案，从而最大程度地延缓疾病进展、促进功能康复、提升生存质量等。随访内容除上述评估内容外，还应包括药物服用情况、新发临床症状或临床事件、脑血管检测情况、血压监测情况、血脂血糖等常规化验情况等。通过多空间、多维度的综合评估，对于了解脑小血管病的自然发展病程、发现脑小血管病的致病机制及治疗靶点、改善脑小血管病患者的功能预后提供重要的临床证据支持（图11-6）。

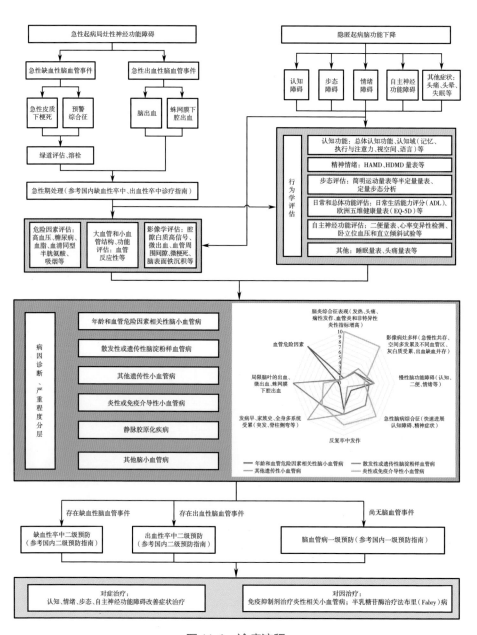

图 11-6 诊疗流程

王伊龙 陈玮琪 郭 蕾 刘玥彤

推荐阅读 ● ● ◉

［1］中华医学会神经病学分会，中华医学会神经病学分会脑血管病学组 . 中国脑小血管病诊治共识［J］. 中华神经科杂志，2015，48（10）：838-844.

［2］PANTONI L. Cerebral small vessel disease：From pathogenesis and clinical characteristics to therapeutic challenges［J］. Lancet Neurol，2010，9（7）：689-701.

［3］WARDLAW J M，SMITH C，DICHGANS M. Mechanisms of sporadic cerebral small vessel disease：Insights from neuroimaging［J］. Lancet Neurol，2013，12（5）：483-497.

［4］脑小血管病诊治专家共识组 . 脑小血管病的诊治专家共识［J］. 中华内科杂志，2013，52（10）：893-896.

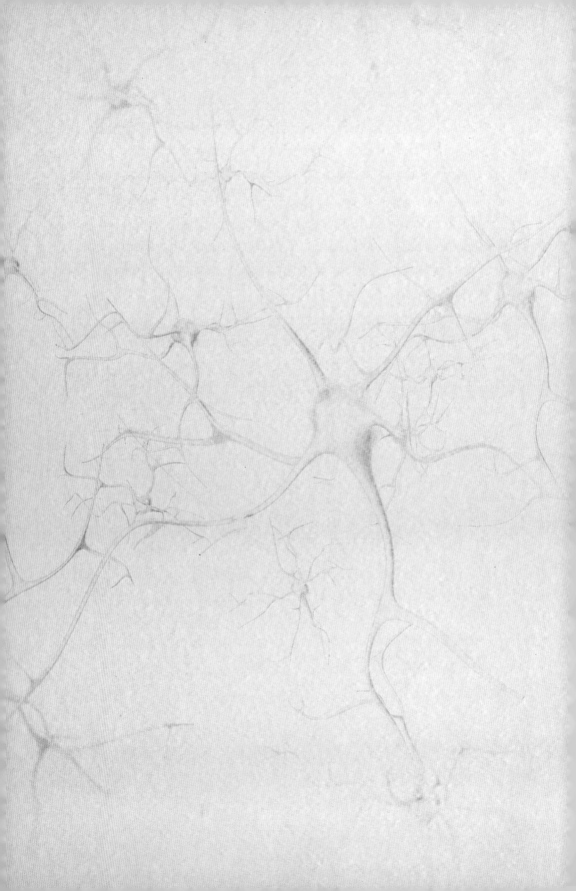

12

少见病因卒中是指有明确的病因，但不是由大动脉粥样硬化、心源性栓塞或小动脉闭塞等常见病因导致的缺血性卒中。栓塞灶大小不一，多位于皮质或皮质下。通常较少伴有其他常见类型卒中相关的血管性危险因素。

该类型患者数量仅占所有缺血性卒中的 2%~6%，并且种类繁多，发病机制复杂。在不同的年龄阶段，其分布差异较大。特别是在青少年或青年卒中病因中，少见原因则占了相当大比例（20%~40%）。

根据病因与发病机制的不同，少见病因卒中的病因可具体分为：炎性或非炎性血管壁病变（如动脉夹层、血管炎、放射性血管病等）；少见心脏结构病变（如心房黏液瘤、卵圆孔未闭、心瓣膜病等）；血液系统异常（如易栓症、恶性肿瘤等）；罕见来源栓子栓塞（如脂肪栓子、气栓、寄生虫虫卵、脓栓等）等。这些病因在临床诊疗过程中相对较为可见，因此熟悉少见病因卒中的诊疗思路、筛查手段及治疗策略尤为重要。

针对那些缺乏高血压、糖尿病、高脂血症等传统动脉粥样硬化危险因素及心律失常、冠状动脉性心脏病等常见心源性病因的患者，应进一步完善长程心电监测、经胸超声心动图、头颅增强 MRI、颅内外血管壁高分辨常规和 / 或增强磁共振成像、自身抗体谱、肿瘤标志物等相关检查以明确病因诊断。在 2023 年发表的《中国脑血管病临床管理指南（第 2 版）》的缺血性脑血管病临床管理部分，对原因不明的卒中的诊断流程进行了总结，笔者在此基础上对少见病因卒中的诊断及辅助检查进行了梳理（图 12-1），为临床实践中的诊疗工作提供了基本思路。在实际临床生活中，临床医生需要结合患者的基本信息、临床表现、影像学特点，选择适合的辅助检查手段，给予个性化的治疗策略。表 12-1 列举了少见病因卒中的相对常见病因、临床表现及检查手段。本章节将重点就血管炎、动脉夹层、卵圆孔未闭、恶性肿瘤及各种来源的栓子引起的卒中进行详细阐述。

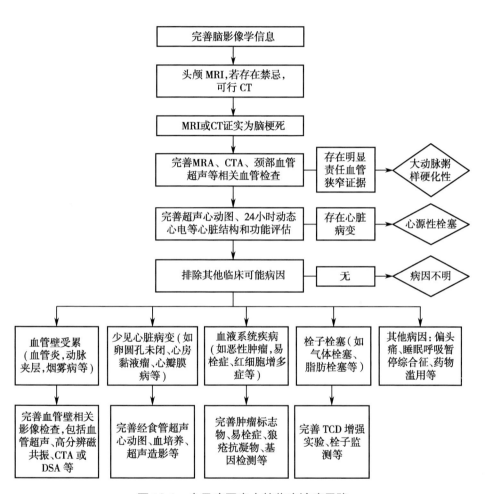

图 12-1　少见病因卒中的临床诊疗思路

表 12-1　少见病因卒中的临床常见病因、临床线索、检查手段及治疗方案

病因	临床线索	主要检查手段	治疗方案
卵圆孔未闭	临床栓塞事件多次复发；瓦尔萨尔瓦（Valsalva）动作后发作；长途旅行、手术后或静止下发生临床事件；发病前肺栓塞病史；缺乏传统的血管危险因素；同时发生体循环和肺循环栓塞；反常栓塞风险（RoPE）评分≥6分	经胸超声心动图；经食管超声心动图；经颅多普勒发泡试验及微栓子监测；声学造影	若无手术禁忌证且符合手术适应证，可选择卵圆孔封堵术；采用抗血小板药物治疗或抗凝药物治疗作为二级预防方案
心房黏液瘤	中青年患者；病灶多位于皮质；新旧病灶不一；无房颤或血管狭窄证据	经胸或经食管超声心动图	可选择外科手术治疗切除心房黏液瘤；术后采用抗凝治疗或溶栓治疗
感染性心内膜炎	发热，胸闷，心悸等心脏症状；影像学可见颅内多发梗死灶，可合并其他脏器梗死	经胸超声心动图或经食管超声心动图；血培养明确病原菌	早期进行抗感染治疗；若无禁忌证，可选择外科手术治疗；可根据患者病情酌情选择抗凝治疗方案；一般不推荐溶栓治疗

续表

病因	临床线索	主要检查手段	治疗方案
伴皮质下梗死和白质脑病的常染色体显性遗传性脑动脉病（CADASIL）	偏头痛、反复发作的卒中事件、进行性认知功能改变	头颅 MRI 可见广泛性脑白质异常及多发腔隙性损伤；血管平滑肌细胞活检发现颗粒样嗜锇物质的沉积；基因检测证实 NOTCH3 基因错义突变	目前无根治方案，多为对症治疗
伴皮质下梗死和白质脑病的常染色体隐性遗传性脑动脉病（CARASIL）	脱发、复发性缺血性脑血管病、骨骼系统（颈椎或腰椎间盘）退行性变及进行性认知水平下降	头颅影像学检查可见多发腔隙性脑梗死，脑室周围可见白质高信号；组织病理检查；基因检测证实 HTRA1 基因突变	目前正在探索相关治疗方案
血管夹层	头颈痛；头部创伤或按摩史；突然转变头位	DSA；CTA；MRA；颅内外血管壁高分辨常规和/或增强磁共振成像等血管或管壁成像	可采用静脉溶栓治疗或抗血小板治疗；对于药物治疗无效的患者可根据其临床表现及血管情况选择血管内治疗、支架介入治疗；部分未破裂夹层可选择保守治疗
烟雾病	血管影像学检查提示双侧颈内动脉末端、前循环动脉起始段的狭窄或闭塞，伴有颅底异常血管网	DSA 是金标准	颅内外血管重建是治烟雾病的主要治疗方案；也可根据临床与影像表现选择抗血小板治疗

续表

病因	临床线索	主要检查手段	治疗方案
血管炎	头痛；发热；认知功能障碍；癫痫；免疫相关疾病	实验室相关化验检查：狼疮抗凝物、自身抗体谱、CRP、ESR 等；腰椎穿刺术及脑脊液检查；血管造影；增强磁共振血管成像；颅内外血管壁高分辨常规和/或增强磁共振成像；组织活检为金标准	激素治疗；免疫抑制剂
纤维肌发育不良	青年女性居多，早期常无明显的临床体征，可闻及颈部血管杂音	脑血管造影为诊断金标准，以串珠样血管改变最为多见	目前尚无特殊治疗方案，可选择抗凝或抗血小板治疗；对于存在血管狭窄的患者，可选择支架置入术；对于存在动脉瘤的患者，可行动脉瘤栓塞术
颈动脉蹼	多见于前循环梗死的青年卒中患者	颈部血管超声、CTA、MRA、DSA、声学造影等血管检查，其中 CTA 为首选方法	目前尚无标准治疗方案，可选择药物治疗（抗凝或抗血小板）及手术治疗（颈动脉内膜切除术、颈动脉支架置入术）
恶性肿瘤	肿瘤病史或家族史；影像学可见新旧病灶散在分布，可同时累及多个血管供应区域	目前针对肿瘤相关卒中尚无推荐的检查策略，可完善头颅增强 MRI 明确病灶情况；PET/CT 寻找原发病灶	目前尚无特殊治疗方案

第一节　头颈部夹层动脉病

【概述】

（一）定义

头颈部动脉夹层指头颈部的颅外颈动脉、颅外椎动脉及颅内动脉血管壁的完整性受到破坏，血液进入动脉壁的内膜与中膜之间或中膜与外膜之间，在动脉壁间形成壁内血肿。

（二）流行病学

颈部动脉夹层约占所有缺血性卒中病因的 2%，但在青年卒中患者中约占 20%。大部分动脉夹层患者年龄在 30~50 岁，男性比例略高于女性。流行病学调查发现动脉夹层的发生率为（2.6~2.9）/10 万。自发性椎动脉夹层年发病率为（1~1.5）/10 万，约为颈动脉夹层的 1/3。椎动脉颅外段夹层更常见，占头颈部动脉夹层的 15%，而椎动脉颅内段夹层只占 5%。

（三）病理学与发病机制

动脉血管壁由内膜、中膜和外膜 3 层结构构成，动脉夹层通常由内膜撕裂，发展为血管壁内血肿（假腔）。壁内血肿一般位于血管中层，但也有少数会向内膜或外膜延伸，形成内膜下夹层或外膜下夹层。内膜下夹层通常引起管腔狭窄，而外膜下夹层可能会引起动脉扩张（假性动脉瘤）。外弹力层缺失和外膜薄弱引起头颈部动脉外膜下夹层和随后的蛛网膜下腔出血（SAH）。头颈部动脉夹层患者中约有 1/5 会发生 SAH，而超过一半的颅内椎动脉夹层会发生 SAH。

夹层可以由医源性或者由严重外伤引起，但大部分是自发性的，且发病机制并不明确。当患者存在导致血管壁胶原纤维、弹性纤维异常的疾病或存在其他基础易感性，在外界因素的作用下，动脉管壁正常的结构分离，可产生夹层。常见的与动脉夹层相关的先天性或后天性疾病有：纤维肌发育不良（FMD）、遗传性结缔组织病、可逆性脑血管收缩综合征、囊性动脉中层坏死、颈动脉迂曲、感染性血管炎等，其中纤维肌发育不良最常见。此外，一些诱发因素可能与夹层的发生有关，比如突然的头颈部活动、咳嗽、呕吐、打喷嚏、分娩、颈部按摩、脊柱推拿、各类运动项目等，由于牵扯作用导致动脉损伤。

【临床表现】

颅外颈动脉和椎动脉夹层占所有颈部动脉夹层的 80%~90%。颈内动脉颅外段夹层常发生于颈动脉分叉后 2cm 以远，可延伸至颅底。椎动脉夹层常见发病部位为椎动脉椎间孔段和 C_2 椎间孔至枕骨大孔段之间，并可以累及颅内段。

颅内动脉夹层在儿童和青少年发病多于成年人，儿童颅内动脉夹层常常累及前循环，而成年人则后循环夹层常见。颅内动脉最常累及的部位为颈内动脉的床突上段和大脑中动脉主干。颅内椎动脉夹层的好发部位是 V4 段，可延伸至基底动脉，大约 20% 的椎动脉夹层同时累及颅外和颅内段。夹层的临床表现主要取决于受累的血管。

（一）颈动脉系统夹层

颅外颈动脉夹层的主要特点是单侧头面部或颈部疼痛伴局部缺血症状（脑或者视网膜），约 1/3 的病例有不全霍纳（Horner）征。疼痛通常为单侧，也可以扩散为双侧疼痛。部分霍纳征是由于颈内动脉壁上的交感神经丛受累所致，上睑下垂和瞳孔缩小最常见，而面部出汗功能通常保留。少部分颈内动脉夹层患者可出现颅神经麻痹，最常累及的颅神经是舌下神经，其次是舌咽神经、迷走神经、副神经和三叉神经。缺血症状大部分发生于疼痛后一周之内，1/4 的患者会有一过性单眼盲。颈内动脉颅内段或大脑中动脉夹层的缺血症状多发生在数分钟或数小时内，半数患者可有不同程度的意识障碍，约 20% 的患者会继发 SAH。

（二）椎 - 基底动脉系统夹层

典型头痛表现为单侧、枕部疼痛，性质为跳痛或压榨性痛。椎动脉颅外段夹层大部分会有缺血症状，可以出现孤立的延髓外侧体征，也可以同时合并其他脑干、大脑后动脉供血区或者上颈髓损害的体征。半数以上的颅内椎动脉夹层患者会发生SAH。基底动脉夹层很罕见，可以孤立发生，也可以同时合并椎动脉夹层，典型表现为进行性加重的脑干体征，也可以表现为头痛和缓慢进展的局灶神经功能缺损体征，部分合并SAH或夹层动脉瘤。

【辅助检查】

（一）颈部血管超声

颈部血管超声与TCD结合可以提供最可靠的系统性超声评价。受累血管血流信号减弱或消失，眶上血管逆向血流，或者颈内动脉的双向血流均提示夹层所致的远端闭塞或者中重度狭窄。直接的超声显像可以看到颈内动脉血流逐渐变细，部分病例可以看到真腔、假腔，以及腔内活瓣（图12-2）。TCD可以发现夹层处血流异常及远端的管腔狭窄或者闭塞。

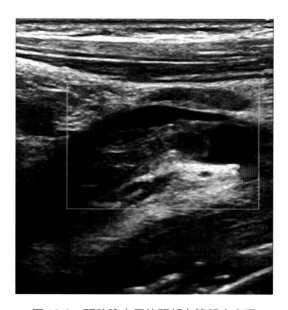

图 12-2　颈动脉夹层的颈部血管超声表现

左侧颈内动脉增宽，血栓形成（致管腔近闭塞，狭窄率约99%），血栓形成原因首先考虑颈动脉夹层合并真假腔血栓形成。

(二)头颅磁共振

颅外颈动脉夹层和椎动脉夹层的典型表现比较容易发现，而颅内动脉夹层常常不典型。夹层通常在磁共振上表现为流空信号减少或缺失、新月征，伴有内膜下血肿导致的血管狭窄。在 T_1 和 T_2 上血肿的信号取决于夹层形成的时间。由于 MRI 可显示壁间血肿，可检测出常规血管造影发现不了的颈动脉夹层，尤其是当管腔重度狭窄或闭塞时，如图 12-3 所示，由于血肿明显，MRA 仅表现为血管狭窄，未发现血管夹层典型的影像学改变。高分辨率 MRI 对血管壁显示得更为清晰，可以将血管和周围组织区分开，更有利于鉴别血管内血栓和血管壁内血肿。

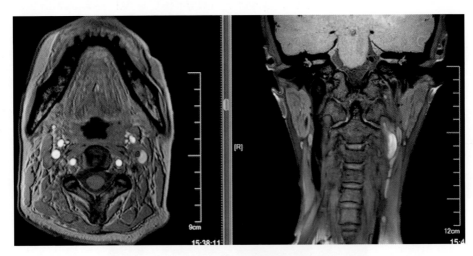

图 12-3　左侧颈内动脉颅外段高分辨率 MRI 表现

左侧颈内动脉起始处至岩骨段异常信号：壁间血肿致管腔严重狭窄可能大。

(三)CTA

有研究表明，MRI/MRA 和 CT/CTA 诊断头颈部血管夹层时有着相似的灵敏度和特异度。CTA 可能适合对外伤患者夹层的研究。

(四)血管造影

数字减影血管造影（DSA）可以发现夹层相关的一些异常征象，包括内膜瓣、腔内血栓、火焰状血管闭塞、双腔、串珠样血管狭窄、血管不规则变细（鼠尾征、线样征）、夹层动脉瘤形成等，其中双腔和内膜瓣是夹层的特异性表现。颅内夹层的造影表现没有特异性，只是有一些提示夹层的改变，例如不规则或者扇形狭窄、串珠样改变或完全血管闭塞。DSA目前主要在上述方法仍不能明确诊断及需要行血管内治疗时应用。

【诊断】

颈内动脉夹层三联征包括霍纳（Horner）综合征（瞳孔缩小、上睑下垂及眼球轻度内陷，但不出现面部无汗症状）、颈部疼痛、同侧缺血症状导致的神经功能缺损。三联征大约在1/3的患者中出现，但一旦表现，则高度提示夹层的发生。

颅外段夹层需要结合患者发病年龄、是否存在脑血管病危险因素、发病前是否存在颈部机械刺激诱因等，以及影像学检查综合诊断。临床上对于具有以下条件的TIA、缺血性卒中患者应考虑动脉夹层：①中青年患者；②发病前通常有头颈部伴有不同程度牵拉、按摩或过度运动等诱因；③可伴有一侧不同程度头、面、颈部疼痛；④可伴有霍纳征、第Ⅳ~Ⅻ对颅神经功能障碍等症状；⑤颅脑CT/MRI显示有不同程度的多发性脑梗死、分水岭梗死；⑥临床未发现确切来源的栓塞因素或由动脉粥样硬化引起的动脉狭窄证据者，诊断的关键依赖CTA、MRA、DSA或HR-MRI。

对于颅内动脉夹层，发病前通常无机械因素等诱因，病史、临床表现，以及影像学检查，特别是HR-MRI和DSA，是明确诊断的重要手段。颅内动脉夹层的影像诊断标准包括：①主干血管的梭形或不规则瘤样扩张；②长丝状、不规则的狭窄，包括双腔、壁内血肿、内膜瓣、形态学快速改变、局灶性狭窄和扩张（串珠样改变）在内的一种或多种表现；③伴有梭形或不规则状动脉瘤样扩张或长丝状不规则狭窄的非分支血管闭塞再通。

【治疗】

（一）静脉溶栓治疗

阿替普酶静脉溶栓是治疗急性缺血性卒中的有效手段。理论上讲，静脉溶栓治疗存在使血管壁间血肿扩大的风险，但是目前所有急性缺血性卒中静脉溶栓治疗试验中均未排除头颈部动脉夹层的患者，且有证据表明，夹层所致的急性缺血性卒中的溶栓有效性和安全性与其他原因所致急性缺血性卒中相似。一项对静脉溶栓的患者研究发现，头颈部动脉夹层患者溶栓后脑出血发生率为 6.9%，而其他缺血性卒中为 6.4%，差异无统计学意义。

《2019 AHA/ASA 急性缺血性卒中早期管理指南》对这部分患者静脉溶栓治疗的意见为：已知或怀疑急性缺血性卒中与颅外颈动脉夹层有关者，在 4.5 小时的时间窗内静脉应用阿替普酶是安全的（Ⅱa 级推荐，C 级证据）；已知或怀疑急性缺血性卒中与颅内动脉夹层有关者，静脉应用阿替普酶的有效性和出血风险尚不确定（Ⅱb 级推荐，C 级证据）。

（二）抗栓治疗

抗栓治疗是头颈部动脉夹层预防和治疗脑缺血症状的重要措施，包括抗血小板和抗凝治疗。颈部血管夹层卒中研究（CADISS）显示抗凝与抗血小板治疗对颈动脉和椎动脉夹层患者 3 个月和 1 年同侧卒中或全因死亡、严重出血均无显著差异。两项对头颈部动脉夹层患者的荟萃分析也表明，抗凝治疗和抗血小板治疗在预防终点事件发生方面差异无统计学意义。然而，最近的一项随机对照研究并未证实阿司匹林在预防颈部动脉夹层终点事件方面非劣于口服维生素 K 拮抗剂。因此，对于夹层患者最佳的抗栓方案选择仍有待于进一步研究。有专家推荐，当颈部动脉夹层伴大面积脑梗死、神经功能残疾程度严重（NIHSS 评分 ≥ 15 分）、有使用抗凝禁忌时，倾向使用抗血小板药物；当夹层动脉出现重度狭窄、存在不稳定血栓、管腔内血栓或假性动脉瘤时，倾向使用抗凝治疗。

抗栓治疗的最佳疗程目前尚不明确，定期检查血管壁的修复情况可以用于指导抗栓治疗的时间。多数颈部动脉夹层在抗栓治疗后 3~6 个月可达到形态学上的修复。因此，应该在抗栓治疗后 3~6 个月复查血管影像，根据结果决定后续治疗方案。《2019 AHA/ASA 急性缺血性卒中早期管理指南》建议对有颅外颈动脉或椎动脉夹层的急性缺血性卒中患者行抗血小板或抗凝治疗 3~6 个月（Ⅱb 级推荐，B 级证据），但未提及对颅内动脉夹层抗栓治疗的推荐意见。

（三）血管内介入治疗

血管内治疗可以通过球囊血管成形术、球囊扩张加支架置入重建真腔，以消除假腔，恢复真腔血流，降低动脉到动脉栓塞的风险。一项回顾性研究比较动脉夹层引起的串联病变和动脉粥样硬化引起的串联病变患者的结局，发现两组 90 天良好功能预后比例及安全性终点均无显著差异。另一项研究表明机械取栓显著改善了颈动脉夹层所致串联病变患者的预后。对于颅内动脉夹层致血管闭塞导致的缺血性卒中患者，急诊支架置入可能是合理的，但是目前仍缺乏其与抗栓治疗对比的随机对照研究。考虑到头颈部动脉夹层后极低的卒中复发风险，以及半数以上患者抗栓治疗后夹层可以自行修复，目前多数学者认为，血管置入术仅用于抗栓治疗后仍出现卒中复发的患者。夹层动脉瘤的治疗可以根据动脉瘤的形态选择血流导向装置或弹簧圈栓塞治疗。

《2019 AHA/ASA 急性缺血性卒中早期管理指南》建议：对于有颅外颈动脉或椎动脉夹层的急性缺血性卒中患者，尽管接受药物治疗但仍有明确的复发性脑缺血事件，血管内治疗（支架置入术）的效果尚不明确（Ⅱb 级推荐，C 级证据）。

【病程与预后】

头颈部动脉夹层患者多数预后较好，遗留明显神经功能缺损的患者只占 5%~10%，死亡率低于 5%。外伤后夹层、颈内动脉或基底动脉夹层、合并有动脉闭塞的患者神经功能恢复相对较差。夹层导致的缺血性卒中复发风险很低，通常发生在夹层发生后的 1~2 周内，2 周后再发卒中的风险非常低（每年 0.4%）。与缺血事件复发风险增加主要的相关因素有：多个动脉夹层、高血压病史和夹层动脉瘤形成。一般而言，诊断夹层后需要对其血管愈合情况进行 6 个月的随访和复查。

【北京天坛医院头颈部动脉夹层诊治流程】

北京天坛医院针对头颈部夹层的诊疗流程见图 12-4，包括了急性期和二级预防管理。

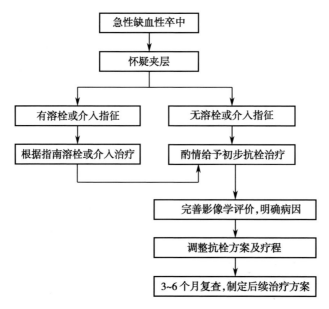

图 12-4　北京天坛医院头颈部动脉夹层的诊治流程

第二节　中枢神经系统炎性血管病

炎性血管病作为卒中的少见病因之一，近年来被逐渐关注，主要包括两大类疾病：原发性中枢神经系统血管炎和继发性中枢神经系统血管炎。继发性的病因包括感染、免疫及代谢等，主要有巨细胞性动脉炎、贝赫切特综合征等系统性血管炎、β 淀粉样蛋白相关动脉炎、感染相关血管炎等。这一类疾病发病率低，诊断较为困难，目前治疗主要以类固醇激素和免疫抑制剂治疗为主，预后欠佳。本节将主要介绍原发性中枢神经系统血管炎和巨细胞性动脉炎。

一、原发性中枢神经系统血管炎
【概述】

原发性中枢神经系统血管炎（primary central nervous system vasculitis，PCNSV）是一种少见的局限于脑实质、脊髓和软脑膜中小动脉及静脉的免疫炎性疾病。迄今为止，PCNSV 在自然人群中的发病率和患病率尚不明确，文献报道的发病率约 2.4/10 000 000，发病年龄中位数约为 50 岁，女性患者比例稍高。

【临床表现】

PCNSV 临床表现常与受累血管大小、血管炎病理分型有关，常无特异性症状和体征。多缓慢起病，少数可急性起病，病程长短不一，可有复发缓解或进行性加重。该病最常见的临床表现为头痛（约 50%~60%），其次是认知功能改变和持续性神经功能缺损或卒中的相关表现，也是 2/3 以上患者的首发症状。该病特点是主要累及神经系统，全身受累症状较少见。患者可出现发热、体重减轻，这时需要与系统性血管炎相鉴别，PCNSV 患者红细胞沉降率多正常或轻度升高。

【辅助检查】

PCNSV 患者血清学、脑脊液检查，以及神经影像学检查的结果通常不具有特异性，但其能为鉴别诊断提供依据，若脑脊液检查和头颅 MRI 检查的结果均为阴性，诊断为 PCNSV 的可能性较小。

1. 实验室检查 大部分 PCNSV 患者血清学检查结果是正常的，少数可见红细胞沉降率（ESR）、C 反应蛋白（CRP）轻度升高。但若 ESR、CRP 明显升高或同时伴有抗中性粒细胞胞质抗体（ANCA）、抗心磷脂抗体（ACL）、狼疮抗凝物等指标明显升高，须考虑感染或系统性血管炎。

2. 脑脊液检查 主要用于排除感染性病变。多数 PCNSV 患者颅内压是正常的，多表现为无菌性脑膜炎，白细胞计数轻度升高，脑脊液蛋白水平增高（>100mg/dl）。部分患者有慢性脑膜炎的表现，脑脊液中淋巴细胞增多（通常 <150 个 /ml）。

3. 影像学检查

（1）CT 检查：PCNSV 患者 CT 检查可显示不同程度的异常低密度信号，约 12% 伴有颅内出血，可见脑实质、蛛网膜下腔或脑室高密度影；部分患者存在深部脑白质钙化。但 CT 灵敏度较低，现临床常用 MRI 检查。

（2）MRI 检查：MRI 检查是目前最为敏感的影像学检查方法，约 90% 以上的患者有阳性表现，应用不同的序列成像方法更容易发现异常表现。常见的异常征象有累及皮质和皮质下的多发梗死，可呈中等大小血管或其分支的供血区梗死，亦可表现为小动脉型梗死，常见部位有皮质下白质、深部灰质、深部白质、皮质呈 T_2、FLAIR 高信号，进行性融合的白质病变常被误诊为脱髓鞘疾病。DWI 多发高信号，见于 PCNSV 急性期。脑实质多发微出血灶。血管周围间隙扩大伴强化。单发或多发块状强化病灶，可伴水肿，易被误诊为肿瘤。部分患者软脑膜有强化。脊髓 MRI 检查多表现为胸段脊髓受累，可见多发小片状均匀强化。

（3）颅内血管检查：包括 CTA、MRA、DSA 等，PCNSV 累及颅内大、中动脉时，上述检查的阳性结果可为 PCNSV 提供诊断依据，但该类检查不具有特异性，灵敏度不高。

（4）组织活检：脑和脑膜组织活检是诊断小血管受累的 PCNSV 的金标准，典型病例改变特征为原发的血管透壁性损害及血管破坏性炎性反应。常见有肉芽肿性血管炎、淋巴细胞性血管炎、坏死性血管炎、β 淀粉样蛋白相关脑血管炎等。

【诊断】

临床诊断以脑组织活检为金标准，目前仍广泛沿用 Calabrese 和 Mallek 的 1988 年诊断标准。2009 年 Birnbaum 和 Hellmann 等在此基础上提出了补充诊断标准，用于排除可逆性脑血管收缩综合征。

1. 诊断标准　应满足以下所有条件：

（1）患者存在神经功能缺损的症状或体征或病史，通过多种方法评价后仍不能用其他病变解释。

（2）影像学和组织学标准：存在影像和 / 或病理证实的中枢神经系统血管炎。

（3）排除标准：无任何证据显示有系统性血管炎，或有任何证据提示血管炎为继发性，如梅毒性血管炎、自身免疫性血管炎。

2. 补充标准

（1）确诊的 PCNSV：通过脑组织活检确诊的 PCNSV（金标准）。

（2）很可能的 PCNSV：影像学及脑脊液检查符合 PCNSV 表现，但缺乏活检结果。

【治疗】

目前，尚无针对原发性中枢神经系统血管炎药物治疗的临床随机对照研究。因此，关于该病的治疗主要来源于其他血管炎的治疗策略及队列研究结果。糖皮质激素是治疗 PCNSV 的主要手段，但部分患者的治疗反应欠佳。目前专家共识推荐，急性期重症患者的一线治疗可给予甲泼尼龙冲击治疗（1g/d，静脉滴注 3~5 天），后改为泼尼松 1mg/（kg·d）口服逐渐减量，可联合环磷酰胺（100mg/d 口服，或每月 1 次、1g/ 次静脉使用），连续使用 3个月；轻症患者可直接口服泼尼松，并根据疗效决定是否合用免疫抑制剂。若在减量过程中症状加重，可将激素剂量加回至之前的有效剂量，待症状稳定后再次减量。治疗过程中，应关注激素治疗的副作用：感染风险、骨质疏松、痤疮等。联用环磷酰胺时，应每 2 周检查 1 次全血细胞计数，并注意预防肺孢子虫病感染。若患者对上述治疗反应不佳，应考虑改用其他治疗方案。二线治疗药物包括吗替麦考酚酯、硫唑嘌呤等免疫抑制剂。

对 PCNSV 的早期诊断及尽早启动激素、免疫抑制治疗可明显改善预后，MRI 可以监测该病的活动性，初始治疗后每 4~6 周复查 MRI，药物减量期间应每 3~4 个月复查 MRI 以评估有无疾病进展，临床出现新症状或新病灶往往提示疾病处于活动期。

二、巨细胞性动脉炎

【概述】

（一）定义与流行病学

巨细胞性动脉炎（giant cell arteritis，GCA）是一种累及大中动脉的炎性疾病，常累及颈外动脉的颅外分支。受累动脉壁的炎症反应可能导致头痛、头皮压痛、下颌和舌部疼痛，以及视力障碍，亦可出现全身或其他部位症状。根据基于欧洲人群研究报道，50岁以上人群的发病率为（7~29）/10万，北欧血统的人群发病率稍高。50岁以下个体患病率较低，该病发病率随着年龄的增长而增加，平均发病年龄约为70岁。女性发病率较男性高。该病与风湿性多肌痛密切相关。GCA最严重的并发症是永久性的视力丧失，因此及时识别症状并对疑似GCA的患者尽早进行治疗是极其必要的。

（二）病因与发病机制

GCA病因尚不明确。老年患者发病率增高，有研究发现GCA患者未受累的颞动脉壁内弹力层钙化增多，动脉壁细胞老化或局部钙化可能与GCA炎症发生相关。病理上GCA出现全层动脉壁炎症，有单核炎性细胞浸润和内弹力层断裂。炎症局部IL-6，IL-1等促炎细胞因子表达增高，聚集的辅助T细胞有克隆增生现象，提示识别可能的自身抗原，并分泌IL-2，Ⅱ型干扰素等细胞因子促进血管壁炎症的发展。

【临床表现】

GCA往往在数周至数月内隐匿发病，约有20%的患者急性或亚急性发病。疾病初期主要表现为新发头痛、头皮压痛、下颌疼痛，全身症状表现为发热、疲乏、厌食、体重减轻、肌肉酸痛，伴视力下降。头痛是该病最为突出的症状，呈持续性，突然发作，多位于颞区附近，在没有治疗的情况下可有短暂的缓解，但多数会逐渐加重，其特征是通常不同于以前经历的任何其他形式的头痛，亦可表现为头皮触痛感，部分患者有全身性疼痛。约15%的GCA患者会出现眼部并发症，部分是由于供应视神经乳头的睫状后短动脉受累引起的缺血性视神经病变，其余主要是由视网膜中央动脉受累引起的失明。视力丧失可能是部分性或完全性的，单侧或双侧，该症状出现后不可逆转。患者失明前可能出现由于运动引起的短暂视觉模糊、一过性黑矇或复视。部分患者可出现眼外肌麻痹，可能是因为部分或完全性动眼神经或外展神经麻痹所致，根本原因可能是脑干或颅神经缺血所致。GCA的其他缺血性并发症包括短暂性脑缺血发作和卒中，与血栓形成、微栓塞或内膜增生和远端血栓形成有关。大多数患者在尸检时会发现椎动脉炎症，但临床上的椎 - 基底动脉供血不足表现并不常见。部分患者合并主动脉炎，以胸主动脉受累最常见，但其与随后发生的主动脉瘤之间的关系尚不明确。进行颞动脉触诊时，患者有压痛感，局部有串珠样硬块，伴 / 不伴搏动减少或消失。

【辅助检查】

GCA 患者血清学检查的结果通常不具有特异性，但其能为鉴别诊断提供依据。该病诊断的金标准主要依靠病理组织活检，临床上较常用的是颞动脉活检。影像学检查无特异性征象，主要以血管壁炎性改变为主。

1. 实验室检查 炎症的急性期血清标志物通常显著升高，血常规提示可能存在正色素性正细胞性贫血和血小板增多症，生化提示白蛋白水平降低。类风湿因子、抗核抗体和其他自身抗体检查可能呈阳性。红细胞沉降率是诊断 GCA 急性期的主要指标，但约 1/4 的患者可能是正常的。CRP 升高也提示疾病活动。

2. 颞动脉活检 该项检查是病理诊断的金标准。GCA 的病理改变呈斑块状分布，血管内层出现纤维增生，巨细胞分散在血管中层和内层的交界处。阳性结果支持 GCA 的诊断，但阴性结果不能除外该病。

3. 颞动脉超声 该检查成本低、无创，检查易于配合，简便。超声检查特征性结果为颞动脉连续或阶段性管壁增厚，低回声环形征。但征象亦可能见于动脉粥样硬化人群，故灵敏度不高，需要加以鉴别。

【诊断】

目前，GCA 的诊断主要依据美国风湿病学会（American College of Rheum-atology，ACR）1990 年的 GCA 分类标准，需要至少存在以下 3 项或 3 项以上：

1. 年龄 >50 岁。

2. 新发头痛。

3. 红细胞沉降率升高（>50mm/h，Westergren 法）。

4. 颞动脉触诊存在异常。

5. 组织活检结果支持 GCA。

【治疗】

糖皮质激素是目前治疗巨细胞性动脉炎的主要方法，症状通常会在治疗一周内明显减轻，若患者对治疗反应欠佳，应考虑其他诊断可能。糖皮质激素治疗方案不尽相同，英国风湿病学会指南建议泼尼松龙 40~60mg/d 口服，维持 3~4 周，直至 GCA 的临床症状消失，且无并发症出现，随后每 2 周减量 10~20mg；继而每 2~4 周减量 2.5~10mg；最后，每 1~2 个月减量 1mg 直至停止。不同地区的类固醇剂量和减量方案存在差异，但关键原则是根据对治疗的反应情况来调整剂量。若患者出现视觉并发症，则在开始口服类固醇激素前给予甲泼尼龙 500~1000mg 静脉注射 3 天冲击治疗。既往研究，建议对 GCA 患者口服使用阿司匹林 75mg，能降低缺血性脑血管并发症的发生率。同时，给予患者质子泵抑制剂保护胃黏膜，钙剂等对症支持治疗，以预防激素的副作用发生。对于治疗难治性或复发性 GCA，可合并应用免疫抑制剂如托珠单抗治疗，但使用期间要关注药物的不良反应。

第三节　卵圆孔未闭

【概述】

卵圆孔是胚胎时期存在于房间隔上的生理性孔道，多数患者在出生后可逐渐闭合，形成永久性通道，少数患者因卵圆孔未完全融合而形成缺损，称为卵圆孔未闭（patent foramen ovale，PFO）。PFO 与隐源性卒中关系密切。研究发现，成年人发生 PFO 的概率为 25%，而在我国青年卒中人群中的检出率则更高，因此不明原因型卒中患者则应考虑 PFO 存在可能。PFO 相关卒中的发病机制包括反常栓塞、房间隔瘤、心律失常等，其中反常栓塞被广泛接受。

【临床表现】

根据专家指推荐，不明原因型卒中患者，若存在以下临床表现或既往病例时，应高度怀疑 PFO 可能。

1. 反复栓塞病史。

2. 既往有深静脉血栓形成或肺栓塞病史。

3. 头颅 CT 或 MRI 提示多发病灶散在分布，体积较小；或一侧皮质区域梗死；以后循环供血区域为主。

4. 存在睡眠呼吸暂停综合征。

5. 在久坐、长途旅行或静止状态下发病。

6. 存在不明原因性偏头痛或先兆性偏头痛。

7. 反常栓塞风险（Risk of Paradoxical Embolism，RoPE）评分在临床中常被用于判定 PFO 导致缺血性卒中发生的概率。RoPE 评分标准为：无高血压、糖尿病、卒中史或 TIA 病史、无吸烟史者各计 1 分，皮质梗死计 1 分，年龄在 18~29 岁计 5 分，30~39 岁计 4 分，40~49 岁计 3 分，50~59 岁计 2 分，60~69 岁计 1 分，大于 69 岁则计 0 分。RoPE 评分高于 6 分则应高度怀疑 PFO 的存在。

【辅助检查】

1. 超声心动图　PFO 的超声诊断主要依赖于超声心动图，包括经食管超声心动图及经胸超声心动图。经胸超声心动图存在简单、便利、无创等优势，但其灵敏度受患者体型及肺部含气量的限制，对 PFO 的检出率很低。经食管超声心动图是 PFO 诊断的金标准，可清晰地观察心脏各区域及瓣膜的结构及血液分流情况。对于高度怀疑 PFO，但是经胸超声心动图未发现异常的患者，应进一步完善经食管超声心动图。超声心动图声学造影也被认为是 PFO 检测的敏感性手段，在临床上广泛应用。

2. 经颅多普勒超声（TCD）发泡试验　经颅多普勒超声发泡试验又称为增强试验，主要原理是利用 TCD 在静息状态或瓦尔萨尔瓦动作下观察在大脑中动脉处有无气泡及其个数的多少，而探究有无右向左分流的存在。若观察到 10 个以上的气泡存在，则应高度怀疑 PFO 可能。尽管并不能区分是心脏还是肺内存在右向左分流，考虑到 TCD 发泡试验的灵敏度可高达 90% 以上，TCD 实验仍作为 PFO 筛查的首选方法，与经食管超声心动图相互补充。

3. 其他　心脏 MRI 可观察有无心脏结构病变，双源 CT 冠状动脉成像可清晰观察卵圆孔的结构，但这两项检查费用较高，在临床生活中一般不常用。

【治疗】

2017 年发布的《卵圆孔未闭预防性封堵术中国专家指南》，对于 PFO 合并短暂性脑缺血发作（TIA）及不明原因型卒中患者，若为临床初次发作，一般推荐阿司匹林［3~5mg/（kg·d）］或氯吡格雷（75mg/d）抗栓治疗。若在规范性药物治疗下，患者仍出现复发卒中或脑血管病相关事件，则推荐卵圆孔封堵术进行治疗。2021 年发布的《卵圆孔未闭相关卒中预防中国专家指南》指出，年龄在 16~60 岁，出现血栓栓塞性脑梗死伴 PFO 患者，若未发现其他卒中发病机制，或 PFO 伴房间隔膨出瘤，或中量至大量右向左分流，或卵圆孔直径≥2mm，建议行经导管封堵术（Ⅰ类，A 级）。若患者拒绝手术或存在手术的禁忌证，则可考虑抗血小板/抗凝治疗。然而，目前暂无证据证明新型抗凝药物对于 PFO 合并卒中的推荐意见。

第四节　恶性肿瘤

【概述】

癌症/恶性肿瘤是少见病因卒中的一个重要且相对常见的病因。1865 年 Trousseau 首次报道了恶性肿瘤与动静脉血栓的关联，因此将恶性肿瘤并发的各种血栓栓塞事件统称为 Trousseau 综合征，恶性肿瘤引起的卒中事件称为恶性肿瘤相关性脑梗死。

在一项分析 1997—2006 年的美国国家住院患者数据库的研究中发现，约 10% 缺血性卒中患者合并有癌症。在不明原因性缺血性卒中的患者中合并癌症的比例接近 10%，但在一些亚洲人群中这种比例可能高达 20%。活动期的癌症是缺血性卒中的风险因素。多项前瞻性研究发现，癌症患者，特别是在新诊断癌症后的 6 个月，以及存在远隔转移的癌症患者，缺血性卒中及其他动脉血栓栓塞事件的风险增加，尤其以乳腺癌、直肠癌、泌尿系肿瘤或脑部肿瘤的患者多见。癌症患者的缺血性卒中当中约有一半被诊断为不明原因栓塞型，这一比例远高于非癌症患者。

与癌症相关的缺血性卒中的发病机制较为复杂。有研究指出可能与炎症、缺氧反应、转录调节，以及癌症发生发展相关基因表达有关。也有研究提出可能与癌症介导的高凝状态、非细菌性血栓性心内膜炎有关。

1. 肿瘤本身影响　肿瘤过度增长可压迫颅内血管，引起血管狭窄，可导致缺血性脑血管事件的发生。此外，软脑膜癌等恶性肿瘤可发生颅内转移，肿瘤细胞在血管周围生长，导致血管痉挛，这也是恶性肿瘤相关卒中发生的原因之一。肿瘤栓塞也是癌症患者卒中的原因。

2. 血液高凝状态　恶性肿瘤引起的血液高凝状态被认为与缺血性卒中的发生显著相关。血液高凝状态可与以下因素相关：①血管内皮损伤；②血小板活化；③肿瘤细胞促进凝血因子释放；④肿瘤细胞释放黏蛋白，促进微血栓形成；⑤患者进食差，血液浓缩导致高凝状态。

3. 非细菌性血管性心内膜炎（NBTE）　即无传染性、无细菌感染的心瓣膜疾病，是恶性肿瘤相关卒中最常见的病因之一。NBTE 患者心瓣膜可见无菌性的血小板 - 凝血酶赘生物，这些赘生物可随血流进入左心房或左心室，可进入肺动脉引起肺栓塞，也可阻塞脑血管导致卒中。

4. 感染　感染事件的出现，不仅因为肿瘤患者本身抵抗力差，放射治疗、化学药物治疗导致的免疫抑制及手术治疗等治疗手段也会导致感染的发生。若胃癌、肺癌等实体性肿瘤出现骨髓转移，也可因髓系细胞数量减少而并发感染相关事件。

【临床表现】

有活动期癌症的卒中患者的临床表现具有以下特点。

1. 除了吸烟之外，此类患者与不合并癌症的患者相比具有更少的传统的卒中风险因素。

2. 卒中严重程度更高。

3. 不明原因栓塞型卒中最常见于播散性实体瘤、腺癌。

4. 循环中 D- 二聚体、炎性标志物升高。

5. 30%~70% 的患者同时存在双侧前循环和后循环的栓塞梗死灶。

6. 常合并静脉或动脉栓塞性疾病。

7. 具有较高的卒中复发率、血栓栓塞复发率、早期神经功能恶化比例和死亡率。

【辅助检查】

1. 头颅 MRI 恶性肿瘤卒中患者的影像学多表现为多发新旧不一的梗死病灶，呈播散性分布，单个梗死病灶体积较小，可同时累及前循环及后循环系统，且皮质区域和皮质下区域受累最为多见，其次为小脑梗死。

2. 凝血功能测定 恶性肿瘤可以通过多种机制导致血液高凝状态，表现为 D- 二聚体及纤维蛋白降解产物（FDP）升高，从而导致静脉或动脉血栓事件的发生。有研究表明，D- 二聚体升高是隐匿性肿瘤的预测指标，D- 二聚体水平越高，卒中患者合并肿瘤的可能性越大。

3. 肿瘤标志物 肿瘤标志物是筛查肿瘤存在与否简单的血液指标。有学者认为，CA125 水平可提示肿瘤相关卒中患者发生血栓栓塞相关事件的风险及卒中复发的可能。CA199、CA125、CA153 还是肿瘤相关黏蛋白，也与血液高凝状态存在关联。

4. 其他 经颅多普勒微栓子监测可监测瘤性栓子的存在；经食管超声心动图可筛查非细菌性血栓性心内膜炎及心房黏液瘤的存在；存在右向左分流的患者，建议进行双下肢超声筛查静脉系统血栓，行中央静脉置管术的患者还应进行上肢超声。

【治疗】

目前，支持在癌症相关的卒中患者中应用抗凝治疗或抗血小板治疗的证据均有限。在 NAVIGATE-ESUS 试验中，整个研究人群中有 543 名（7.5%）为癌症患者，但未报告这些癌症是否处于活动期，研究发现利伐沙班和阿司匹林治疗组的卒中复发差异无统计学意义。与癌症相关的卒中患者在经血管内治疗后，获得的血栓标本中富含血小板，表明在此类具有富含血小板血栓的人群里抗血小板治疗可能更有益。此外，恶性肿瘤并不是静脉溶栓的禁忌证，对于发病 4.5 小时内的患者，在其他情况许可的情况下可进行溶栓治疗。

除了抗栓治疗外，治疗潜在的癌症及其他针对性治疗同样重要。有研究发现他汀类药物可降低接受胸部、头部或颈部放射性治疗的癌症患者的卒中风险。

第五节　各种来源的栓子

各种来源栓子包括脂肪、空气、寄生虫虫卵、脓栓等。这些少见栓子可能与患者潜在疾病或医疗操作相关。本节将系统介绍在临床诊疗中，面对栓塞性卒中患者，通过常规检查没有发现常见栓子来源时，应如何进行鉴别与针对性治疗，以及每一类少见来源的栓子引起的栓塞性卒中有哪些危险因素和临床表现。

一、脂肪栓子

脂肪栓子引起的临床综合征称为脂肪栓塞综合征（fat embolism syndrome，FES），是较为罕见的疾病，最常见于骨科创伤后。骨科创伤后脂肪栓塞的风险范围在 1%~30%。脂肪栓塞的神经系统表现的发病时间从创伤后几小时到 48 小时不等，平均为 29 小时。一种理论认为，发生机制可能是由于骨髓脂肪暴露于损伤部位的血管，脂肪滴随即被机械性推入静脉中。另一种理论认为，由于儿茶酚胺和血浆脂肪酶水平的增加，储存的脂肪被移动到血浆中，从而在整个循环中形成脂肪滴。此外，一些非创伤性原因也可导致脂肪栓塞综合征，如胰腺疾病、骨骼或软组织感染、骨髓疾病、血红蛋白病、恶性肿瘤或特殊药物。

脂肪栓塞的神经系统受累表现包括缺血性和出血性卒中、癫痫、惊厥性 / 非惊厥性癫痫持续状态、自主神经损伤、急性脑病和昏迷。

脑部脂肪栓塞是引起缺血性或出血性卒中的罕见原因。影像学检查特点：①颅内出现"星野"外观，即在急性期的早期，DWI 序列上可以看到多个高信号病灶，主要分布在分水岭区或双侧深部灰质核团区域；②影像表现可能是可逆性的；③亚急性期的 DWI 序列可以观察到双侧侧脑室周围和皮质下白质的细胞毒性水肿与弥散受限；④ SWI 序列上可见到弥散性微出血信号；⑤磁共振波谱成像可显示病变内存在脂质峰信号。

脂肪栓塞综合征的诊断标准主要有 Gurd 和 Wilson 标准（表 12-2）、Shonfeld 标准（表 12-3）、Lindeque 标准（表 12-4）。

表 12-2　脂肪栓塞综合征诊断的 Gurd 和 Wilson 标准

主要依据
腋窝或结膜下瘀点
低氧血症（PaO_2 <60mmHg；FiO_2 ≤0.4）
与低氧血症水平不匹配的中枢神经系统抑制
肺水肿
次要依据
心动过速（心率 >110 次 /min）
发热
视网膜栓塞
尿中发现脂肪栓子
痰液中发现脂肪栓子
红细胞沉降率增快
不明原因的红细胞压积降低或血小板升高

表 12-3　脂肪栓塞综合征诊断的 Shonfeld 标准

症状和体征	分数
瘀点	5 分
胸部 X 线改变（弥漫性肺泡浸润）	4 分
低氧血症（PaO_2<9.3kPa）	3 分
发热（>38.8℃）	1 分
心动过速（心率 >120 次 /min）	1 分

注：诊断标准需要达到 5 分及以上。

表 12-4　脂肪栓塞综合征诊断的 Lindeque 标准

持续性低氧血症（PaO_2< 60mmHg）
持续性 CO_2 增高（PCO_2>55mmHg）
持续性呼吸频率增快（>35 次 /min，无论是否在镇静状态）
呼吸功增加、呼吸困难、心动过速、焦虑

大多数临床医生提倡早期治疗长骨骨折以及骨折后尽早行内固定术以预防脂肪栓塞综合征的发生。在发生脂肪栓塞后，支持性治疗的主要目的是维持呼吸和神经功能，一部分危重患者需要血流动力学治疗。既往荟萃分析发现皮质类固醇可能有利于预防脂肪栓塞综合征和缺氧症状，而不会增加感染风险，但对死亡率没有显著影响。目前尚无高级别证据支持皮质类固醇用于预防和治疗脂肪栓塞综合征的有效性。既往研究提示脑脂肪栓塞后应用大剂量他汀类药物可能对改善预后有一定帮助。也有报道对伴有卵圆孔未闭、房间隔动脉瘤的膝关节置换术后并发脑脂肪栓塞患者实施紧急机械取栓治疗，闭塞血管均能开通成功，且患者预后良好。

二、气体栓子

移除静脉导管、神经外科与耳鼻喉科手术、超声造影等过程可能导致气体栓子。气体栓子通过胸部或腹部创伤直接进入动脉系统；或进入静脉系统的气体栓子通过心内异常分流（卵圆孔未闭或房间隔缺损）、肺内分流（如动静脉畸形/动静脉瘘）进入动脉系统；极罕见情况下，静脉系统的气体栓子可通过肺泡毛细血管的不完全过滤到达动脉系统。

当气泡进入动脉系统时，它们可以通过直接阻塞血管引起缺血性梗死，或通过损伤内皮导致炎症介质释放、补体级联激活和原位血栓形成加剧缺血。空气密度低，不同于固体成分栓子，可以逆血流方向而行。多数情况下，由于循环中的压力大于大气压，空气难以进入血液循环。而在高于心脏水平的静脉中，大气压可能高于循环压力，一旦进入空气，空气能够克服重力上升，导致脑静脉闭塞和静脉性梗死，此类梗死病灶不遵循典型动脉分布区。

脑空气栓塞引起的神经系统症状包括精神状态改变、昏迷、卒中样局灶性神经功能缺损症状和癫痫发作。

发生脑空气栓塞时，应尽快确定气体栓子来源，立即清除。患者应处于头低足高位（Trendelenburg 位置）和左侧卧位（Durant 位置）。这种体位有利于将气体栓子截留于右心房和右心室内，最大程度减少气体栓子进入右心室流出道和肺动脉，防止气体栓子向头部流动，并且使左心室血液远离冠状动脉口，尽可能防止气体栓子导致的心肌梗死。需要启动高流量吸氧，减小发生缺血的可能性，并加速气体栓子的尺寸缩小。有条件的情况下建议给予高压氧疗。高压氧舱提供的高压有助于进一步增加纯氧在血浆中的溶解度，提高置换效果。根据患者的症状严重程度，必要时使用心肺复苏进行抢救。在合适的情况下，可以尝试通过中心静脉导管直接抽吸和清除气体栓子。

三、寄生虫相关栓子

既往研究提示，未被免疫系统完全清除的持续感染是卒中病理生理学中慢性炎症的介质之一。但很少有研究关注寄生虫在缺血性卒中发病中的作用，以及对卒中预后的影响。既往一项基于第三次美国国家健康与营养调查的横断面研究发现，慢性弓形虫感染或弓蛔虫感染与卒中发生相关。

能够感染中枢神经系统的寄生虫有绦虫、线虫、旋毛虫、锥虫等。蠕虫或原生的成虫或幼虫进入中枢神经系统，引起脑膜炎、脑炎、脑室炎、脊髓炎、缺血性卒中、脑出血、脑静脉系统血栓形成或脑脓肿，临床表现为头痛、癫痫、肢体无力、认知功能下降、意识障碍或局灶性神经功能缺损。

感染南美锥虫病（恰加斯病）后，约30%的患者会出现慢性心肌病。此类患者容易合并各类血栓栓塞性疾病，20%的患者曾患缺血性卒中。感染布氏锥虫后，患者还可出现心尖动脉瘤、充血性心力衰竭和心律失常，这些也可能是发生栓塞性缺血性卒中的重要危险因素。栓塞性卒中最常见于大脑中动脉，可影响约70%患有恰加斯慢性心肌病的人群。为预防心源性栓塞性卒中，应考虑口服抗凝剂治疗。

当猪带绦虫的囊尾蚴滞留在蛛网膜下腔、脑实质或脑室中，引起局部炎症时，就会发生猪带绦虫中枢神经系统感染。脑囊尾蚴可以在变性前存活数年，刺激周围软脑膜渗出物质沉积的炎症反应，可引起癫痫发作、颅内压升高，以及缺血性或出血性卒中。缺血性卒中通常由囊尾蚴引起的血管壁内炎性细胞浸润，导致的内皮增生与动脉内膜炎导致。磁共振成像可显示皮质或皮质下脑组织、白质、脑池、脑室或脊髓中的 T_2 高信号、均匀增强的囊状、胶质 - 囊状、颗粒状 - 结节状或结节状 - 钙化病变。

治疗脑囊虫病最有效的方法是将吡喹酮与阿苯达唑联合使用。手术切除实质内或脑室内的孤立囊肿是一种治疗选择，但应随后用阿苯达唑和吡喹酮进行行术后治疗。

四、脓性栓子

脓性栓子多见于感染性心内膜炎。感染性心内膜炎是栓塞性卒中的一个重要危险因素。感染性心内膜炎患者发生卒中的危险因素包括抗生素的延迟使用、金黄色葡萄球菌感染、大的瓣膜赘生物和合并免疫抑制状态。

大多数感染性心内膜炎患者的栓塞性卒中表现为具有短暂神经功能缺损的轻型事件，但具有多发栓塞性梗死灶和双侧大脑半球受累的患者临床表现更严重，预后较差。感染性心内膜炎患者的栓塞性卒中也可能是无临床症状的。

筛查脓性栓塞时建议：①行超声心动图检查明确心脏瓣膜是否异常、有无新出现的瓣膜反流，行 MRI+MRA 明确颅内栓塞灶及异常扩张或动脉瘤的存在；②行血液细菌学培养，金黄色葡萄球菌、乙型溶血性链球菌及草绿色链球菌是并发颅内出血的感染性心内膜炎中最常见的病原体。

根据一项纳入 2002—2010 年住院患者样本的美国全国登记数据，静脉溶栓被认为是治疗感染性心内膜炎相关栓塞性卒中的无效、具有潜在危险的方法。这些数据表明，感染性心内膜炎患者溶栓后颅内出血的风险高于无心内膜炎的患者，并且只有很低比例的病例在静脉溶栓后预后良好。一项回顾性研究表明，机械血栓切除术治疗感染性心内膜炎相关栓塞性卒中可以获得良好的结果，但样本量小，难以得出治疗效果相关的明确结论。此外，当静脉注射阿替普酶溶栓后进行血栓切除术，出血的风险仍然很高。

五、少见来源栓子的栓塞性卒中诊疗思路

综上，笔者对少见来源栓子的栓塞性卒中筛查思路进行了总结（图 12-5）。

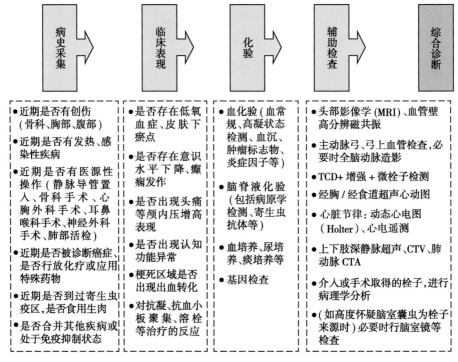

图 12-5　少见来源栓子的栓塞性卒中筛查思路

　　少见来源栓子的栓塞性卒中的发生相对罕见，并且栓子来源众多，目前的报道多为个案、病例系列或少数基于国家登记性研究的横断面调查，下一步开展大规模前瞻性登记研究将有助于我们进一步了解少见来源栓子的栓塞性卒中的真实发病情况与诊疗现状。医源性少见来源栓子的栓塞性卒中重点在于严密监测和积极预防。其他与患者潜在疾病相关的少见来源栓子的栓塞性卒中需要基于病因的针对性治疗，目前缺乏高级别治疗手段的循证医学证据，仍需要进一步探索。

　　随着脑血管介入手术的普及，脑血管介入手术为栓子的病理学诊断带来更多可能，相信在未来的临床实践和临床研究中，我们能对少见来源栓子栓塞型卒中有更深入的认识，帮助这部分患者获得更好的预后。

李子孝　刘慧慧

推荐阅读 ● ● ◉

［1］刘丽萍，陈玮琪，段婉莹，等 . 中国脑血管病临床管理指南（节选版）：缺血性脑血管病临床管理［J］. 中国卒中杂志，2019，14（7）：709-726.

［2］POWERS W J，RABINSTEIN A A，ACKERSON T，et al. Guidelines for the early management of patients with acute ischemic stroke：2019 update to the 2018 guidelines for the early management of acute ischemic stroke：A guideline for healthcare professionals from the American Heart Association/American Stroke Association［J］. Stroke，2019，50（12）：e344-e418.

［3］MARKUS H S，HAYTER E，LEVI C，et al. Antiplatelet treatment compared with anticoagulation treatment for cervical artery dissection（CADISS）：A randomised trial［J］. Lancet Neurol，2015，14（4）：361-367.

［4］ENGELTER S T，TRAENKA C，GENSICKE H，et al. Aspirin versus anticoagulation in cervical artery dissection（TREAT-CAD）：An open-label，randomised，non-inferiority trial［J］. Lancet Neurol，2021，20（5）：341-350.

［5］LAZAREWICZ K，WATSON P. Giant cell arteritis［J］. BMJ，2019，365：l1964.

［6］VILLIGER P M，ADLER S，KUCHEN S，et al. Tocilizumab for induction and maintenance of remission in giant cell arteritis：A phase 2，randomised，double-blind，placebo-controlled trial［J］. Lancet，2016，387（10031）：1921-1927.

［7］STONE J H，KLEARMAN M，COLLINSON N. Trial of tocilizumab in giant cell arteritis［J］. N Engl J Med，2017，377（15）：1494-1495.

［8］KIYUNA F，SATO N，MATSUO R，et al. Association of embolic sources with cause-specific functional outcomes among adults with cryptogenic stroke［J］. JAMA Netw Open，2018，1（5）：e182953.

［9］MARTINEZ-MAJANDER N，NTAIOS G，LIU Y Y，et al. Rivaroxaban versus aspirin for secondary prevention of ischaemic stroke in patients with cancer：A subgroup analysis of the NAVIGATE ESUS randomized trial［J］. Eur J Neurol，2020，27（5）：841-848.

［10］BOULET J，PEÑA J，HULTEN E A，et al. Statin use and risk of vascular events among cancer patients after radiotherapy to the thorax，head，and neck［J］. J Am Heart Assoc，2019，8（13）：e005996.

图书在版编目（CIP）数据

脑血管病 / 王硕，赵性泉，缪中荣主编 . —北京：
人民卫生出版社，2023.11
（北京天坛医院神经医学临床工作手册）
ISBN 978-7-117-35538-4

Ⅰ . ①脑⋯　Ⅱ . ①王⋯　②赵⋯　③缪⋯　Ⅲ . ①脑血管
疾病–诊疗　Ⅳ . ①R743

中国国家版本馆 CIP 数据核字（2023）第 206543 号

人卫智网	www.ipmph.com	医学教育、学术、考试、健康，购书智慧智能综合服务平台
人卫官网	www.pmph.com	人卫官方资讯发布平台

北京天坛医院神经医学临床工作手册
脑 血 管 病
Beijing Tiantan Yiyuan Shenjing Yixue Linchuang Gongzuo Shouce
Naoxueguanbing

主　　编：王　硕　赵性泉　缪中荣
出版发行：人民卫生出版社（中继线 010-59780011）
地　　址：北京市朝阳区潘家园南里 19 号
邮　　编：100021
E - mail：pmph @ pmph.com
购书热线：010-59787592　010-59787584　010-65264830
印　　刷：三河市宏达印刷有限公司
经　　销：新华书店
开　　本：710 × 1000　1/16　印张：25
字　　数：356 千字
版　　次：2023 年 11 月第 1 版
印　　次：2023 年 11 月第 1 次印刷
标准书号：ISBN 978-7-117-35538-4
定　　价：138.00 元

打击盗版举报电话：010-59787491　E-mail：WQ @ pmph.com
质量问题联系电话：010-59787234　E-mail：zhiliang @ pmph.com
数字融合服务电话：4001118166　E-mail：zengzhi @ pmph.com